科学新生活文丛

Fat for Fuel: A Revolutionary Diet to Combat Cancer, Boost Brain Power, and Increase Your Energy

# 脂肪革命：高脂低碳，科学生酮

[美] 约瑟夫·麦克拉（Joseph Mercola） 著

桂 林 译

U0377408

人民邮电出版社

北京

**图书在版编目（CIP）数据**

脂肪革命：高脂低碳，科学生酮 /（美）约瑟夫·
麦克拉（Joseph Mercola）著；桂林译. -- 北京：人
民邮电出版社，2019.5
（科学新生活文丛）
ISBN 978-7-115-50848-5

Ⅰ. ①脂… Ⅱ. ①约… ②桂… Ⅲ. ①甘油三脂－营
养卫生－研究 Ⅳ. ①R151.2

中国版本图书馆CIP数据核字(2019)第051745号

**版 权 声 明**

◆ 著　　　　[美]约瑟夫·麦克拉（Joseph Mercola）

　　译　　　　桂　林

　　责任编辑　刘　朋

　　责任印制　陈　犇

◆ 人民邮电出版社出版发行　　北京市丰台区成寿寺路 11 号
　　邮编　100164　　电子邮件　315@ptpress.com.cn
　　网址　https://www.ptpress.com.cn
　　涿州市般润文化传播有限公司印刷

◆ 开本：700×1000　1/16
　　印张：19　　　　　　　　　　2019 年 5 月第 1 版
　　字数：241 千字　　　　　　　2025 年 3 月河北第 19 次印刷
　　著作权合同登记号　图字：01-2017-7879 号

定价：68.00 元

读者服务热线：(010)81055410　印装质量热线：(010)81055316
反盗版热线：(010)81055315

## 内容提要

近年来越来越多的科学证据显示，以 ω-6 为主的饱和脂肪酸在人体的生命活动中发挥着积极的作用，它可以通过提升线粒体的活性，显著改善新陈代谢，使人体进入营养性酮症状态，从而缓解或者避免过多摄入碳水化合物所带来的各种问题。本书作者约瑟夫·麦克拉博士数十年来一直从事脂肪代谢研究，是该领域的权威科学家。他在本书中分析了传统观念对脂肪的妖魔化认识，指出了过量摄入蛋白质和碳水化合物对人体造成的负担以及潜在的危害，系统地介绍了以脂肪作为人体的主要能量来源的种种益处，并提供了具有实际应用价值的指导意见。

本书原著出版后受到了诸多科学研究机构和科学家的肯定和支持，希望本书能为你正确认识和理解脂肪在人体活动中的积极作用提供参考。

谨以此书献给我的朋友、家人以及那些在

与癌症勇敢抗争中失败的人们。

# 关于本书的评论

几十年来，约瑟夫·麦克拉博士凭借着自己聪慧的头脑和自由的思维，成为了健康领域里一座闪亮的灯塔。他最近撰写的新书《脂肪革命：高脂低碳，科学生酮》（以下简称《脂肪革命》）是一部杰作，这本书以最前沿的研究结果作为依据，其中所提供的信息具有很强的实际应用价值，一旦实施，足以发挥持续减轻体重和增强精力的作用。不仅如此，如果我们能够坚持采用这本书中所推荐的生活方式，将有助于逆转慢性病（例如心脏病、糖尿病）甚至癌症的进程。

克里斯汀·诺斯拉普，医学博士，《纽约时报》畅销书

《女性的身体、智慧以及女神永远不会老》作者

我相信线粒体代谢疗法（MMT）这种观念将来一定会对人类的健康产生重大的影响。我曾经在自己所撰写的书籍中提到过线粒体功能正常的人群不太可能罹患癌症。麦克拉博士基于明确的证据，将线粒体功能紊乱的概念扩展到了慢性病范畴，同时他还为如何实施 MMT 提供了指导方针。对于任何一位有兴趣在不使用有毒药物的情况下维持自身健康状况的人士来说，这本书都值得一读。

托马斯·塞弗里德，博士，《癌症是一种代谢性疾病》作者，

波士顿学院生物学教授

这部杰作为我们提供了一种真正具有革命性意义的饮食计划，它能够帮助数以百万计的人将自己的健康恢复到最佳状态。麦克拉博士在这本书中清晰地解释了对于机体的代谢功能来说线粒体的重要价值，他还通过详尽的实用性建议指导读者如何增强线粒体的活性。通过《脂肪革命》一书，我们可以换一个角度来思考营养和自己的健康状况。

里奥·加兰德，医学博士，《过敏症的解决方案》作者

脂肪革命：高脂低碳，科学生酮

麦克拉博士的新作《脂肪革命》旨在探索如何为机体提供最佳的能量来源，它代表着目前科学界最前沿的研究领域，其中所包含的内容可以彻底改变我们的生活。麦克拉博士在这本书中不仅深入探讨了为什么选择脂肪作为主要的能量来源（能够有效地改善健康状况，增强机体的抗病能力），同时还告知读者如何操作，从而把这些根本性的重要改变引入自己的生活。目前在全世界范围内，人们的健康状况深受各种饮食建议的影响，而这些饮食建议又常常被商业导向所左右。富有同情心的麦克拉博士对这种现状做出反应，依据科学的证据对这些饮食建议进行了批驳，从而使读者有能力重新获得和维持最佳的健康状况。

戴维·普尔穆特，医学博士，美国营养学会会员，获得认证的神经学家，

《纽约时报》畅销书《谷物大脑以及谷物大脑终身计划》作者

在《脂肪革命》一书中，麦克拉博士向我们展示了一段特殊的历史及其背后隐藏的故事，那就是在最近的半个世纪里，高碳水化合物、低脂肪饮食如何导致了如此众多的疾病和死亡。长久以来，我一直坚信一个人的健康状况和寿命在很大程度上是由他们一生中所消耗的脂肪和糖分之间的比例关系所决定的，不过没有几个人能够正确理解并接受这种理论。麦克拉博士对这种理论有深刻的理解，同时他还明白对于健康来说，过量摄入蛋白质会导致另外一系列问题。如果重视自己的健康状况，任何人都应该读一读这本书。

罗恩·罗斯代尔，医学博士

科学已经向我们展示了科学地摄入脂肪有助于减肥。在《脂肪革命》这部开创性的书籍中，约瑟夫·麦克拉博士又向前迈出了关键性的一步，告诉我们利用脂肪作为主要能量来源，可以从线粒体水平调理身体，恢复能量供应，增强幸福感，甚至有助于对抗癌症等疾病。《脂肪革命》一书利用无可挑剔的研究结果以及热情洋溢的讨论，向我们揭示了食物的真相，而这些真相食品工业永远不会告诉我们。本书可以帮助我们驱散那些所谓的健康饮食背后所隐藏的危险，使我们从根源上转变身体状态，从而走上一条健康之路。

马克·海曼，医学博士，《纽约时报》畅销书《吃脂肪减肥》作者，

克利夫兰医学中心功能医学研究所主任

现在的营养学领域比以往任何时候都令人困惑，不过在过去的 10 年里，有一种认识获得了越来越多的证据支持，那就是引导机体学会利用脂肪代替葡萄糖作为主要的能量来源。这种方法具有非常大的潜力，可以支持患者与某些最具毁灭性的慢性疾病进行斗争。麦克拉博士所撰写的《脂肪革命》一书从两个方面成为我无可估量的宝贵资源。首先，我自身就是一名癌症患者，正在努力创造条件与之斗争。另外，我还是一名专业的营养治疗师，《脂肪革命》能够为我和我的患者提供信息，进行教育和指导。

帕特丽夏·戴利，营养治疗师，爱尔兰营养治疗师协会会员，

英国营养和生活方式医学协会会员

具有远见卓识的约瑟夫·麦克拉又撰写了一部书籍——《脂肪革命》，它以事实作为基础，其中富含深刻的见解。毫不夸张地说，这本书不仅可以改变我们的生活，还能够挽救生命。麦克拉博士深悉食物是如何维护或者破坏健康的，因此对于过去那些有关脂肪、饮食以及康复之间的传统观念，他大胆地提出了质疑。与此同时，他还进行了详细说明，帮助读者逐步进行实际操作。通过这部书籍，那些罹患疾病、希望情况有所好转，或者处于健康状态、希望维持下去的人士能够完全掌控自己的健康。

芭芭拉·洛·菲舍尔，美国国家疫苗信息中心的共同创始人之一

麦克拉博士的研究在撰写《脂肪革命》的时候达到了一个高潮。他热衷于通过饮食优化人类的健康状况，而本书中的每一个字每一句话正是这种热情的升华。

特拉维斯·克里斯托弗森，

《被真相颠覆：癌症的代谢理论推翻了医学界最根深蒂固的范例》作者

对于临床医生和他们的患者来说，《脂肪革命》为他们提供了大量的循证信息，具有很强的实用性。本书和营养学领域的传统认识之间存在着巨大差异，每一位医生在接受训练或者执业的过程中，都可以把本书当作关键性的参考资

料，那些非常不愿意求医的人士也是如此。

扎克·布什，医学博士，内分泌学家

在人类思考健康和营养之间的关系时，脂肪恐惧症长期处于主导地位。《脂肪革命》对此进行了重新调查，并向大众郑重宣告这种想法是错误的。在本书中，麦克拉博士向我们展示了在寻求优化健康状况的过程中，放弃那种葡萄糖是最佳能量来源的观念，改用脂肪和酮体这些清洁"燃料"，机体将会获得怎样的好处。对于那些希望通过调整饮食来改善自己的新陈代谢以及细胞功能的人士来说，这本书是一部非常有价值的指南。

迈克尔·施特罗卡，法学博士，工商管理硕士，理科硕士，<br>获得认证的营养学家，注册营养学家，营养专家认证委员会执行主任

2017年，美国有多种慢性病在流行，这些流行病中绝大部分的关键问题都在于细胞处于中毒、营养耗尽以及功能障碍状态。目前的研究结果显示，细胞中与这些疾病关系最为密切的细胞器是线粒体。在《脂肪革命》一书中，约瑟夫·麦克拉为我们提供了一份蓝图，其中以调整饮食为基础，辅以其他几种简单的工具（例如间断禁食、锻炼、光照疗法以及使用某些营养补充剂）。通过这些调整，我们可以提升自身线粒体的健康水平。为了撰写这本书，麦克拉博士亲身验证了他所制定的线粒体代谢疗法，在几个月的时间里反复试验并持续进行血糖水平监测。同时，他还从文献中收集了大量用来证实自己建议的科学研究，这些研究给我留下了深刻的印象。对于那些希望夺回自身健康的控制权以及解决慢性疾病的人士来说，《脂肪革命》是目前能够获得的最具实用性、可以自己实施的指南。

W.李·考登，医学博士，<br>整合医学会科学顾问委员会主席

约瑟夫·麦克拉博士所撰写的《脂肪革命》一书具有里程碑式的意义……新陈代谢的核心由线粒体如何利用营养素所构成，麦克拉博士通过本书告诉读

者，如何通过营养素的选择来优化线粒体的功能。随着越来越多的卫生保健从业人员认识到优化线粒体代谢的重要性，《脂肪革命》一书将会为全人类的健康目标做出极大的贡献，届时通过调整线粒体功能为每个人带来健康方面的好处将会成为主流，我为这本书喝彩。

J. 威廉·拉瓦莱，医学博士

麦克拉博士再一次证明，他正处于自然康复和健康领域的最前沿。在这部非常重要的新书中，他基于医学科学，结合自己对线粒体功能障碍如何导致慢性病越来越深入的理解，为我们提供了一个简便易行的天然康复计划。

詹森·冯，医学博士，肾病学家，《禁食指南大全》作者

现在的医学界正在酝酿一场革命，它围绕着我们对细胞的认识的改变：过去我们认为细胞就是由膜包裹着的一袋水，处于全能 DNA 的控制之下，而现在细胞的概念更多地集中在线粒体的核心作用上。在这场激动人心的革命中，麦克拉博士位于最前沿，他所撰写的《脂肪革命》一书不仅含有相关的理论依据，还为我们提供了很多实用性的建议。通过实施这些建议，我们能够为线粒体提供支持，进一步改善健康状况。我鼓励每个人都阅读这本书，认真考虑是否要遵循他所给出的建议和指导方针。

托马斯·考恩，医学博士

关于类似《脂肪革命》这样的书籍，我们已经等待了太长时间。以大量研究结果作为依据，麦克拉博士向我们展示了机体在运行的时候最希望获得的能量来源是脂肪而不是糖分。在本书中，麦克拉博士还为我们勾勒出在日常生活中可以进行的改变，那就是如何利用脂肪作为机体的"燃料"。堪萨斯大学整合医学部一直在寻找类似的书籍！

珍妮·A. 德里斯科，医学博士，获得认证的营养学家，<br>美国营养学会会员，堪萨斯大学整合医学部主任，<br>堪萨斯大学医学中心分子矫正医学赖尔登特聘教授

脂肪革命：高脂低碳，科学生酮

麦克拉博士是现代医学界中头脑最聪明的人士之一，他所撰写的《脂肪革命》也是一部真正的杰作。我为什么会这样说？这是因为这本书对现状进行了颠覆，向我们揭示了一系列隐藏在背后的真相，从为什么禁食是一种健康的习惯一直到为什么我们需要进入代谢脂肪的状态。在阅读过程中，读者一定会感到震惊，铁元素竟然会对线粒体的健康产生不利的影响。如果有人希望优化自己身体和大脑的健康状况，有条不紊地消除导致慢性病的危险因素，本书是必读的读物。

本·格林菲尔德

对于如何获得和维持健康来说，特别是在目前各种炎症相关性慢性疾病广泛流行的情况下，《脂肪革命》是一本至关重要的读物。这本重要书籍中所包含的原则对于绝大部分人来说是闻所未闻的，现在它会把过去只有少数专业人员才会应用的方法推广到全世界。本书中所概括出来的原则目前改变了数以千计的人的生活，而据我的估计，不久以后这个数值将会变成百万级别。充分的科学证据清楚地显示出，这本书中所提供的工具和策略都是货真价实的，它们就是目前人类疾病状态的解决方案。同时，这本书还会改变我们的思考方式，重新思索到底是什么给我们带来健康，促进机体康复。

丹尼尔·庞帕，脊椎按摩医生

目前卫生保健花费高涨，我们需要承担起保护健康的责任，而不是简单地去治疗疾病。《脂肪革命》正是在这个非常恰当的时刻出现了。本书的作者麦克拉博士作为一名当代的革命者，非常了解机体中哪些功能对于机体和大脑的健康是至关重要的。他通过挖掘众多的研究结果，把有关人体的最新、最重要的知识介绍给我们。在《脂肪革命》一书中，麦克拉博士不仅反复强调我们饮食中脂肪的重要性，而且告诉我们如何使机体最有效地利用脂肪。在追求达到最佳健康状态的总体战略之中，这是最关键的因素。本书值得一口气读完。

艾琳·伊丽莎白，调查记者，《莱姆光下》作者

利用浅显的语言进行大胆的表述，麦克拉博士利用这种方式继续扮演着

美国甚至全世界营养学先驱的角色。《脂肪革命》一书将会教育和鼓励读者，并且赋予他们能力承担起掌管自己健康的责任。在社会进步方面，麦克拉博士秉承利用促进健康的方式代替发展工业的原则，他向我们展示了如何增加健康脂肪的摄入，以及通过其他一些关键性步骤来恢复自身的健康。本书还将会使医学从业人员有所觉悟，激励他们认真对待营养学方面的建议。

查理·布朗，法学博士

《脂肪革命》的价值远远不只是一本书。它不仅告诉我们食用正确种类的脂肪会为机体带来健康益处，而且在如何通过改善新陈代谢增加细胞能量供应来优化健康状况方面为我们提供了深入的见解。我希望这本书能够引发大众的集体思维发生必要的变化，重新思考营养素作为药物的能力。我强烈建议大家阅读本书。

迈克尔·T.默里，自然疗法医生，《自然医学百科全书》共同作者

我曾经在差不多一年的时间里断断续续地选择低碳水化合物的生酮饮食，但减肥毫无效果。在阅读完《脂肪革命》以后，我才明白，与为了成功减肥所需要掌握的知识相比，我之前对生酮饮食的理解仅相当于幼儿园水平。不久之前，我的父亲因为阿尔茨海默症去世，这促使我非常认真地考虑，我将尽自己所能采取一些措施来避免阿尔茨海默症以及其他慢性病。我在前半生里已经阅读过数百部有关营养学的书籍，但是《脂肪革命》是我最喜欢的一本，因为我知道如果不折不扣地遵照执行其中的内容，将会对自己的健康产生巨大的影响。本书是麦克拉博士再一次的卓越贡献！

肯德拉·皮内索尔，博士，自然疗法医生

# 目　录

# 前　言

在过去的 50 年里，我一直以极大的热情学习健康方面的知识，也在不断优化自身的健康状况。在这个过程中，我曾经犯过很多令自己感到痛苦的愚蠢错误，因此，我希望自己的故事能够让读者避免重蹈覆辙。我的经验表明，从别人的错误中吸取教训远比自己摸索容易得多，也没有那么痛苦。

我从 1968 年开始致力于把健身纳入到日常生活之中。肯恩·库珀博士的专著《有氧运动》(Aerobics) 激起了我对健康问题的兴趣，10 年以后，我选择进入医学院求学。可惜的是，在 20 世纪 60 年代末至 70 年代初的那段时间，和当时绝大部分关注健康的人士一样，我也落入了低脂肪高碳水化合物饮食的圈套。在随后的几十年里，这种饮食通过大众传媒迅速得到普及，而现在我知道，在预防慢性疾病、治疗癌症以及优化健康状况的道路上，这种类型的饮食实际上完全是在背道而驰。

我在医学院学习以及家庭医生实习上一共花费了 7 年的时间，在此期间我一直被灌输以药物为基础的传统医学模式，这种医学模式的主要目标是使用药物对疾病的症状进行治疗。实际上，在这 7 年的时间里，我所接受的培训全部集中在如何利用药品和医疗手段来控制疾病症状，丝毫没有涉及如何从常见慢性病的根源上进行治疗。

1995 年，我对医学的理解发生了本质上的飞跃。在五大湖区医学科学院组织的一次会议上，我和其他几十位内科医生一起见到了罗恩·罗斯代尔博士。当时我丝毫没有意识到，未来我将会成为最早一批在罗斯代尔博士聪明才智的启发下，投身到临床代谢生物化学领域的内科医生之一。

罗斯代尔博士的演讲持续了3小时，主要内容为预防差不多所有的慢性退行性疾病，这些疾病在现代社会中十分普遍，其中包括糖尿病、肥胖、心脏病、癌症、关节炎以及神经退行性疾病，我们迫切需要控制过高的胰岛素水平。

当我们意识到自己所面对的是一种基础真理的时候，一部分人会产生相似的经历，那就是出现顿悟。我也是这样，当时我知道，数亿人的健康状况都亟待改变，他们都将会受到罗斯代尔博士理论的影响。

在随后的10年时间里，我选修了许多有关营养学的深造课程，而我在医学院学习的时候，这个科目可以说从来没有接触过。在这个过程中，我利用罗斯代尔博士讲授的基本原则，结合我重新获得的知识，不断精炼自己的知识结构，并且开始把食物当作药物对患者进行治疗。事实上，即使到了现在，大部分医学院校依然不会教授营养学方面最基本的知识。[1]

在过去的执业生涯中，我已经有幸根据这些原则治疗了25000多名患者，他们的绝大部分问题都得到了解决。对我来说，这是一个巨大的回报。要知道在这些患者之中，很多人都曾经在美国某一所最好的医疗机构中接受过顶级医生的治疗，但是没有成功。

这并不是因为我比其他医生聪明，事实不是这样。我们之间的差别在于我一直秉承开放的思想，孜孜不断地追求关于健康的最基本的真相。与其他医生相比，我的优势在于：我很早就做出了决定，要与药物保持一定的距离。这就使我把关注点集中在寻求导致疾病的原因上，而不是通过药物来缓解症状，由此我对机体如何自行恢复有了更好的理解。

尽管我早就知道了限制精制碳水化合物和加工食品的重要性，明白了应该使用更健康的食品对它们进行替换，不过在相当长的时间里，我却没有意识到，我还需要看得更长远一些。当时我对于充分摄取高质量脂肪的重要价值差不多一无所知，更不明白机体重新恢复本能、利用脂肪替代葡萄糖作为人体主要"燃料"来提供能量的意义。

### 由于选错了敌人，在与癌症的斗争中，我们正在走向失败

在知道胰岛素的重要性以后，20年过去了。我发现了一部书籍，它就是特拉维斯·克里斯托弗森所撰写的《被真相颠覆：癌症的代谢理论推翻了医学界

最根深蒂固的范例》。就像第一次聆听罗斯代尔博士演讲一样，这本书使我再一次产生顿悟，我感到其中的理论有很大的潜力，足以从根本上改善数百万人的健康状况。

在这本书中，克里斯托弗森雄辩地列举出证据，证实癌症和差不多所有的慢性病都起源于线粒体代谢过程中所出现的缺陷，其中最具代表性的原因是摄入过多的净碳水化合物而导致胰岛素和瘦素受体抵抗，以及摄入过多的蛋白质而激活 mTOR（参阅第 3 章）代谢信号通路。这些证据的基础正是 1995 年罗斯代尔博士传授给我们的理论。我将在本书稍后的章节中进一步讨论相关话题，不过现在上述这些内容足以使我们知道，线粒体的问题是绝大部分疾病的根源所在。

这种理论完全颠覆了人们对疾病根源的传统看法。在过去的差不多一个世纪里，"癌症作为一种遗传性疾病，是由细胞核中染色体损伤逐步发展起来的"这种观念已经成为一种科学教条，被广泛接受。在 20 世纪中叶，沃森和克里克发现了 DNA 的结构，而在 21 世纪初人们又在逐步完成 DNA 测序，这两项成果强有力地支持了上述这种观点。

1971 年，美国时任总统尼克松签署了《国家癌症法案修正案》，这一事件标志着人类对抗癌症的战争拉开了序幕，而现在令人感到非常悲哀的是，在这场战争中我们正在走向失败。2016 年，美国时任总统奥巴马为了治愈癌症提出了所谓的"登月"（moonshot）计划。尽管拥有 10 亿美元的投资，这个计划也注定会重蹈覆辙。目前，仅就美国来说，每天因为癌症而死亡的人员超过了1600 名。[2] 如果从全球统计角度来观察，癌症这种在通常情况下可以预防的疾病每天所造成的死亡人数将会高达令人惊讶的 21000 名。[3] 在我们的一生中，自身罹患癌症或者知道某位熟人患有癌症的可能性非常大，2011—2013 年的统计数据非常令人震惊。目前，全世界差不多 40% 的人或早或晚都会成为癌症患者。[4] 我之所以会说人们正在输掉这场与癌症的战争，是因为科学家们所遵循的是一条错误的道路。实际上，绝大部分成人所罹患的癌症并不是由 DNA 损伤所导致的，而是缘自有缺陷的新陈代谢。

## 强大的线粒体

线粒体，这种细胞内微小的能量工厂随时都在利用新陈代谢过程，把我们摄入的食物和氧气转化为能量。最初也正是由于线粒体出现异常，机体的机能才陷入混乱状态，使我们容易受到癌症和其他慢性疾病的损害。当机体内的大部分线粒体无法正常工作的时候，维持健康就成为了一件根本不可能完成的事情。知道了这一点，就为我们治疗癌症和其他慢性疾病提供了一种非常有效的方法：既然这些疾病的根源在于线粒体功能紊乱，就可以从纠正这些功能紊乱入手。我们该如何去做？这正是本书要为大家展示的内容，即如何通过仔细地选择营养素以及执行其他的一些策略，使机体重新获得预防和治愈疾病的能力。

我撰写本书所依据的理论可以浓缩为一句话，那就是我们每天所选择的食物会直接影响自身线粒体的健康状况。也就是说，如果我们所选择的食物能够促进线粒体的健康，存在于线粒体内的遗传物质受到损伤的可能性就会降低，也就不会触发那些可能会导致疾病的连锁反应。

另外一个促使我撰写本书的动力是，我的很多朋友和同事，其中包括杰里·波尼提，都是死于癌症。毫不夸张地说，杰里是一个天才，他是世界上再生农业领域中顶尖的专家之一，几年前我曾经为了自己的网站对他进行过专访。

我曾经看过一部电影《星运里的错》，这是一部悲剧，其中毁灭和浪漫并存。它讲述的是两位患有癌症的年轻人（都处于十几岁的花季）在面对即将到来的死亡宿命时坠入爱河的故事。尽管这是一个让人感到悲伤的故事，但是《星运里的错》是我最喜欢的电影之一，它也是促使我撰写本书的因素之一。如果还有读者没有观赏过这部电影，或者没有阅读过同名小说，我强烈建议大家花时间看一看。

我曾经为了撰写本书采访了多位专家。和他们的观点一样，我相信很多类似于杰里这样的过早死亡以及《星运里的错》之中的悲剧都是可以避免的。这是因为超过90%的癌症病例不是可以预防就是能够治愈的。我下定决心要做点什么来阻止由于癌症而失去富有才华的人士，或者由于癌症而使家人或者情侣天人相隔。

在阅读克里斯托弗森的书籍和观赏《星运里的错》的那段时间里，我开始在国家医学图书馆查询最新的研究进展，关注的重点是线粒体的关键性作用以及参与优化线粒体功能的因素，最终我发现了数百篇相关的文献。通过这些文献，结合自己对该领域内几位最受尊敬的权威人士所进行的专访，我对于线粒体有了深入的了解。

米利亚姆·卡拉米安是我的专访对象之一。她拥有教育学和理学硕士学位，是一位临床护理专家、营养学顾问和教育家，还是为癌症患者实施生酮治疗的创始人之一。托马斯·塞弗里德博士被公认为是癌症代谢治疗的先驱之一，而米利亚姆正是托马斯博士的专用营养学顾问。在我开始撰写本书的时候，米利亚姆已经协助数百名患者接受我在本书中为大家所描述的饮食调整计划。根据这些资料，她为本书的撰写提供了宝贵的见解和信息。在我考虑如何把自己所学的知识整合在一起呈现给大家的过程中，她同样扮演了重要的辅助角色。

### 能够恢复正常新陈代谢的饮食计划

我撰写本书的目的是以科学为基础，为大家提供一份简明、合理的说明，帮助大家理解机体如何在生物和分子水平进行工作。与此同时，我还会告诉大家，为了使线粒体茁壮成长，应该选择哪些类型的食物，需要遵循哪些实用性策略，以及如何监督自己的进展。关于所有这些内容，我把它们汇编成一个计划，并将其称为线粒体代谢疗法（Mitochondrial Metabolic Therapy，MMT）。

简而言之，MMT 是对饮食的一种系统性调整，它会帮助机体从以葡萄糖为主要"燃料"转变到由脂肪来提供能量。当我们完成了这种转变的时候，就可以优化线粒体的功能，对线粒体 DNA 发挥保护性作用，避免它们受到损伤而导致一系列疾病。

在最基础的层面，MMT 要求尽可能选择质量最好的食物；在饮食结构方面，要求食物中富含脂肪，蛋白质含量适中，而对碳水化合物的含量进行严格限制。这些饮食要求和典型的美国饮食存在明显的差异，目前典型的美国饮食因为含有大量的精制谷物、糖分以及低质量脂肪而臭名昭著。正如我们将会看到的那样，那些构成 MMT 的食物都是可口的，甚至能够充分满足我们的感官需求，可以产生足够的饱腹感，还绝对会使我们精力充沛。其他绝大部分饮食计划都会伴随着饥饿感和对食物的渴望，而我们一旦接受 MMT，最终可以摆脱任何一种食物被剥夺的感觉。

MMT 所涉及的不仅仅是食物选择，还包括其他与饮食有关的因素，例如应该在什么时候进食。本书中将会提到，定期禁食能够改善线粒体的功能，加速机体从以由葡萄糖提供能量转为由脂肪提供能量。我将在本书的第 10 章中进一步阐述有关禁食的问题。大家可以放心，MMT 并不会要求大家在一整天里都不吃东西，需要禁食的绝大部分时间都处在我们睡眠的过程中。

MMT 适合那些正在面临一种甚至多种严重疾病的患者，这些疾病包括癌症、2 型糖尿病、神经退行性疾病（阿尔茨海默症和其他类型的痴呆症）以及肥胖。当然，那些非常热衷优化自己的健康状况、希望延缓老龄化过程的人士同样可以尝试 MMT。

MMT 在全部内容上，至少在其中的一部分内容上是可以选择的，拥有这种选择权利是一件美妙的事情。也许我们现在还不符合上述进行 MMT 的条件，没有罹患慢性疾病，也不能被列入热衷于优化健康状况的范畴，而在未来我们有可能发现自己在不知不觉中已经满足了 MMT 的条件，或者希望预防某种健康危机。此时知道有这么一种有效的治疗手段，而且这种手段我们自己完全可以控制，这可不是一件小事。

## MMT所涉及的是一门新兴的学科，但是我们从现在开始就能够从中获益

请读者们理解，有关线粒体和新陈代谢的健康问题是一门新兴学科，目前只有少数人员从事该领域的研究，而积极参与研究的内科医生就更少了。但是我坚信，在未来的某个时候，代谢治疗将会被广泛接受，不仅仅是在癌症治疗方面，在其他绝大部分慢性疾病治疗领域，都将成为标准的治疗方案。

我们应该为此感到高兴，因为不必再等待 10~15 年，我们从现在开始就可以从 MMT 中获得好处。利用那些目前已经获取的有关线粒体功能紊乱的知识，我们可以开始改善自己的健康状况，在疼痛和不适出现之前进行预防，减少自己出现严重疾病（例如癌症）的可能性。

我已经充分意识到，本书中所提供的大部分信息现在还没有被主流社会广泛接受，会受到很多批评。但是我认为，我和其他先驱们所坚持的道路将会达到对健康更加包容和全面的理解，未来我们还将会为大家提供证据来证明，对于维持健康状况来说，MMT 是一种更加合理且安全的方法，更容易促进康复。

当我还是医学院学生的时候，就已经经历过类似的境遇。那是在 20 世纪

80 年代初期，当时我建议把改善肠道菌群作为一种手段来治疗溃疡病，而不是使用处方药。在四处推广这种新想法的过程中，所有的指导医生都对我提出了批评，而在几年以后，我的理念被证明是正确的，这种治疗方法也成为了溃疡病的标准疗法。我的这种想法起源于巴里·马歇尔博士，这位勇敢的家庭医生在 25 年以后，也就是 2005 年获得了诺贝尔生理学或医学奖。

类似的情况不止一次。万络是一种抗炎药物，在它获准在美国上市销售的一年之前，我就已经通过自己的时事通讯告知读者们，万络有导致心脏病和中风的风险。从这个方面来讲，我是第一个公开警告这种药物存在风险的人。果然，莫科公司在开始销售 4 年以后就从市场上将其主动召回，不过估计在此之前由于万络而死亡的人数已经达到了 6 万。[5]

在医学发展的历史过程中曾经多次出现这种状况：某种药剂或者医疗干预措施在一段时间内被当作标准的治疗方案，而随后发现这些药剂存在毒性，或者医疗干预措施是完全错误的。

我相信，对于癌症的起源以及治疗来说，那些普遍被认可的假设已经到了该被挑战的时候。我们必须解放思想，重新检查相关证据。在这个过程中，我们首先应该承认科学不是永恒不变的，随着我们逐渐发表更多客观、公平、没有偏见的研究成果，我们对于生物学的理解将会处于快速发展的过程之中。

起初我非常不愿意写一本关于癌症和线粒体功能紊乱的书籍，这是因为书籍所传递的信息会迅速过时。当时我认为这种方式的效率非常低下，远远赶不上我在自己的网站上实时利用互联网传播相关信息。作为一名执业医师，我从 1997 年就开始利用业余时间创建并维护自己的网站，现在它已经成为了世界上访问量最大的健康网站之一，每个月的访问人次达到了 1500 万，而网页浏览量超过了 4000 万次。不过在差不多 10 年前，我的团队就说服了我，使我认识到书籍也有非常重要的价值，它要求作者把各种想法整合成为一种综合性资源，所有材料要通过仔细组合转化为读者容易学习的格式。

即便如此，我依然很担心书籍中所提供的信息在不久之后就需要进行修订，但是很可能要到几年后，我才会有时间对它进行更新。因此，我强烈建议大家通过订阅我的免费实时通讯，来了解这门新兴学科的进展。当然，读者也可以利用其他资源来对自己和家人进行指导，提高卫生保健能力，解决健康方面的相关问题。

我会在网络上持续介绍那些正在研究代谢性疾病的主要研究人员，而在相关研究结果发表以后，我也会积极地对它们进行回顾。我会定期在免费实时通讯中发布补充资料，这样读者就可以在第一时间了解这些新进展，获取经过修改的推荐意见。看到这些信息可以帮助读者们意识到健康问题，使他们不依靠那些可能有毒或者有危险的药物就能够重新恢复健康时，我非常有成就感，我衷心希望读者们也能够从本书中获得相似的益处。

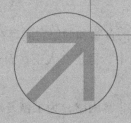

# 第1部分

# 重新认识新陈代谢

# 第1章
# 关于线粒体、自由基以及膳食脂肪的真相

亲爱的读者，当你们拿起这本书浏览的时候，我能够做出两个与你们有关的推测。

- 首先，你们应该已经认识到自己所吃的食物和健康之间存在着关联。
- 其次，在你们自己、家人或者朋友之中，肯定有人正在面对至少一项健康问题。

与此同时，我几乎可以确定，你们应该非常困惑，为了恢复健康，到底应该吃些什么。说句实话，我很清楚你们在这个问题上一定会不知所措，那是因为食品和药品行业在寻求自身利益的过程中，大大地扭曲了食物和健康之间的真实关系。他们故意系统性地误导大众，使人们并不清楚到底什么是健康的，而什么是不健康的。

尽管我起初所接受的培训是成为一名家庭医生，至今我确实也已经治疗了25000多名患者，不过在大部分空闲时间里，我一直在反复思考和完善自己对于真正健康饮食的理解。为此，我不断地阅读相关领域的研究论文，还采访过数位顶级科学家。

在本章中，我将向读者解释几个基本概念，只有掌握了这些概念，大家才能够理解我在以后章节中所规划的饮食计划为什么能够帮助机体恢复健康，避免受到疾病的困扰。本章最初的内容涉及什么是线粒体，随后我将会说明，脂肪根据其具体类型以及代谢过程的不同，既有可能成为我们的朋友，也有可能

变成健康的大敌。我还会解释为什么那些医疗协会、医生、主流媒体以及政府所推荐的营养指南会让我们误入歧途。通过阅读本章的最后一部分内容，我希望读者能够清楚地了解到，线粒体尽管非常微小，却是生理学上的奇迹，好好照顾它们对于维持健康来说至关重要。同时，大家还要明白典型的美式饮食对线粒体有多么大的伤害。

# 邂逅线粒体

也许有些读者记得高中生物学课程曾经谈到过线粒体，也许有些读者还通过网络读过一些关于线粒体疾病的文章，不过你们应该都不确定线粒体到底是什么以及它们发挥什么样的功能。事实上，线粒体对于维持人体健康来说至关重要，如果有的读者对于如何远离或治愈疾病非常感兴趣，就迫切需要掌握一些与线粒体相关的知识。

线粒体是一种非常微小的细胞器（我们可以把这些细胞器想象成微生物），几乎存在于人体内的每一个细胞之中。线粒体有诸多任务，其中最重要的是产生能量，这个过程有赖于营养素和氧的相互结合，机体通过呼吸将氧带入体内，而营养素来自于食物之中的糖类和脂肪。

研究人员估计，每一个成年人细胞内所含有的线粒体总数大约为 $10^{16}$，总重量占体重的 10% 左右。[1] 如果有的读者认为 "$10^{16}$" 这个巨大的数值难以理解，我们就可以换一种思考方式，10 亿个线粒体聚集在一起大约只有一个大头针的针头那么大。

有些细胞内线粒体的数量要多于其他细胞。举例来说，女性的生殖细胞（也称为卵母细胞）中含有成千上万个线粒体，而在成熟的红细胞和皮肤细胞内只有几个甚至完全没有线粒体。绝大部分细胞（其中包括肝细胞）内线粒体的数量为 80~2000，代谢活性越高的细胞（如心脏细胞、脑细胞、肝细胞、肾脏细胞以及肌肉细胞）含有的线粒体越多。因此，我们可以想象一下，拥有强健而功能完善的线粒体对机体的整体健康状况会有多么广泛而强烈的影响。

线粒体持续不断地生成被称为三磷酸腺苷（ATP）的能量分子。也许有人会好奇，线粒体到底能产生多少 ATP？当年我曾经提过这个问题，答案会吓人一跳，机体每天产生的 ATP 差不多有 50 千克。[2]

尼克·莱恩曾经出版过一本讲述线粒体的书籍，根据其中的内容，线粒体这种数量庞大的细胞器每时每刻都在努力工作，如果一个线粒体和太阳一样重，那么它所输出的能量将是太阳的 10000 倍，每一秒钟都是如此。

由此我们应该能够明白，线粒体的功能处于最佳状态是维持新陈代谢良好运行的关键。目前，在如何改善机体健康状况方面，修复功能失常的线粒体为我们提供了一种最简单却最有前途的新策略。对于某些疾病（例如癌症），这种方法还有预防作用。

# 自由基在线粒体产生能量的
# 过程中的重要作用

机体内的每一个细胞都需要持续不断地获得能量供应，这些能量之中的绝大部分都是由线粒体通过一个被称为氧化磷酸化的过程以形成 ATP 的方式产生的，这个过程还涉及两种对维持生命来说不可或缺的生物学功能——呼吸和进食。

癌细胞产生能量的方式与正常细胞截然不同。它们更依赖在线粒体以外代谢葡萄糖来产生能量，这种方式称为糖酵解，能量产生的效率要低于氧化磷酸化。

ATP，我们可以把它看作一种"能量货币"，机体内的每一个生物学过程，从大脑的各种功能到心脏跳动，基本上都由它来驱动。人类心脏的每个细胞中所含有的线粒体数量都超过 5000 个，从而使心脏成为机体内能量最密集的器官。

在氧化磷酸化的整个过程中，线粒体作为东道主，负责主持一系列化学反应。即使对于绝大部分生化专业的学生来说，想要彻底理解这些复杂的化学反应过程都是一个严峻的挑战。这一系列反应称为三羧酸循环和电子传递链，之所以如此命名是因为其中的一部分反应组合在一起形成了一个环，处于不断循环的状态，利用食物中释放的电子与循环中存在的质子相互作用，从而产生能量，而在电子传递链的末端，质子和氧反应生成水。

一定比例的电子会从电子传递链中泄漏出来，形成所谓的活性氧（ROS）。ROS 是氧原子获得一个或多个不成对电子后所形成的分子，其结构特点导致 ROS

非常不稳定。这些高度活跃的原子形成了具有潜在破坏性的自由基。可能有些读者熟悉"自由基"这个词语，甚至有人相信自由基无一例外都是非常危险的，需要补充抗氧化剂来中和它们。我马上就会解释，为什么这样做实际上是没有必要的。

自由基会与其他分子发生反应，从而抵消自身不稳定的电荷，这个过程就是所谓的氧化反应，本质上可以被看作一种"生物锈蚀作用"，导致"滚雪球"效应：当自由基分子从其他分子那里"偷"走电子的时候，其他分子就变成了新的自由基，由此开启一系列生物破坏过程。这个过程导致细胞内的自由基快速聚集，通过脂质过氧化作用降解细胞膜和线粒体膜。当这种情况出现的时候，细胞膜和线粒体膜都会变得脆弱，产生渗漏，甚至彻底瓦解。

自由基还会通过扰乱 DNA 复制过程、干扰 DNA 自身维护以及改变 DNA 结构等方式导致 DNA 受到损伤。根据最新的研究结果，人体内 DNA 每天遭受的自由基攻击次数为 10000~100000 次，差不多每秒钟就有 1 次。[3]

所有这些因素都会导致组织退化，从而增加机体罹患疾病的概率。事实上，有 60 种以上的疾病与自由基有关，其中包括下面这些常见疾病。

- 阿尔茨海默症（老年痴呆症）。
- 动脉粥样硬化和心脏病。
- 癌症。
- 白内障。
- 帕金森病。

由此我们可以想象，自由基会对机体健康产生多么巨大的影响。更令我们吃惊的是，机体内大约 90% 甚至更多的自由基是在线粒体内产生的。

不过，我们也应该认识到一个事实，尽管自由基对机体健康有影响，它自身却不是一种疾病。在正常的生理条件下，自由基还会发挥很多重要的作用。

- 自由基参与调控多项关键的细胞功能，例如褪黑素和一氧化氮的生成以及重要代谢信号传导通路的优化，而这些代谢信号传导通路的功能涉及调控饥饿、储存脂肪以及老化。
- 自由基充当天然的生物信号对环境应激源做出反应，这些应激源包括环境或香烟烟雾之中的毒素和化学物质。
- 促氧化类化疗药物通过自由基发挥抗癌效果。

- 在我们进行锻炼的时候，仅仅由于线粒体增加能量供应就会产生更多的自由基，而在运动的有益效应之中，自由基发挥了一定的作用。

因此，并不是说需要不惜一切代价消除所有自由基。在通常情况下，它们并不是有害的，只有在超量的时候才会损害机体健康。我们可以利用 MMT 使细胞内自由基的产生达到最佳状态，或者减少自由基的数量。这是最重要的一点，我们可以把它看作一种"金发女孩现象"（指金发女孩和三只熊的故事，意思是选择事物时量力而行，不超越极限），我们需要健康的线粒体产生数量"刚刚好"的自由基，既不能太多也不能太少。

事实上，如果我们不分青红皂白地抑制自由基，将会产生无法预测的后果，导致各种并发症。补充抗氧化剂是一种用来减少体内自由基的方法，非常流行，但是它会中和过多的自由基，从而抑制自由基的其他重要功能，很容易出现出乎意料的结果。

过量使用抗氧化剂的不良后果可以用一个例子来说明。肿瘤细胞内的自由基数量增多，会导致肿瘤细胞通过凋亡（也称为自发的程序性细胞死亡）而自我毁灭，但是抗氧化剂将会违背我们的意愿，中和肿瘤细胞线粒体内的自由基。

如果有的读者已经被确诊罹患肿瘤，为了避免肿瘤细胞获得生存优势，需要与负责治疗的医生协商是否应该限制使用抗氧化剂，这些抗氧化剂包括维生素 C、维生素 E、硒元素等，特别是乙酰半胱氨酸。不过，有些肿瘤科医师在治疗肿瘤的时候也会通过静脉注射大剂量的维生素 C 或口服维生素 C 脂质体，这是因为维生素 C 可以转化为过氧化氢，从而杀死大量的肿瘤细胞。如果患者发现自己的主治医生还不知道这些分子生物学知识，也许应该建议他阅读本章内容，使其了解这些重要的生物学知识。

# 不用添加抗氧化剂就能限制
# 自由基生成的饮食

我们怎样做才能够保持活性氧处于适当的平衡状态？很幸运，答案其实非常简单。我们完全不必利用抗氧化剂抑制超量的自由基，最理想的解决方案是限制自由基的生成，只要从一开始就产生更少的自由基就可以了。

这也正是食物选择非常重要的原因，可以选择一份 MMT 专用食谱，其中富含优质脂肪，包括充足的蛋白质，同时减少净碳水化合物的含量（从食物中的碳水化合物总量中减去膳食纤维以后所剩余的量）。我将在本书的第 2 部分中详细介绍这种饮食计划。与通常情况下我们所采用的以碳水化合物为主的饮食相比，这种饮食最主要的好处是能够优化线粒体产生酮体的能力。酮体是一种机体可以利用的"燃料"，同时还能够降低血糖水平，产生非常少的自由基，进而减少自由基的生成。

换言之，我们可以把碳水化合物看作一种比脂肪更加"肮脏"的能量来源。当今美国人的典型饮食结构是低脂肪、高碳水化合物，在这种情况下，机体的主要能量来源是糖。如果我们利用脂肪和酮体代替碳水化合物作为主要的能量来源，线粒体暴露于氧化性损伤的可能性会下降 30%~40%，这也就意味着在由脂肪提供能量的情况下，机体内的线粒体 DNA、细胞膜以及蛋白质能够维持更加强壮、健康以及坚韧的状态。

为了让机体获得将酮体作为主要"燃料"的能力，我们需要把注意力集中在增加优质脂肪的摄入上。同时，为了将血糖维持在较低的水平，我们还需要减少碳水化合物的消耗。这些也正是设计 MMT 所要达到的主要目标。

唯一的问题在于，当我们用脂肪代替碳水化合物的时候需要非常小心，我们所选择的脂肪必须是优质的、完美的、有机的。最重要的是不能选择工业化生产的 ω-6 植物油，其中的理由稍后我会进行解释。

也许有些读者已经意识到，我所推荐的这种高脂食谱与近半个世纪的营养指南以及公共健康信息之间存在着明显的冲突。令我庆幸的是，实际上目前的营养指南以及公共健康信息正在发生变化，尽管这个过程非常缓慢。不过，为了使广大读者能够获取相关知识，真正有勇气和传统的饮食习惯对抗，我们需要回顾一下那些指南曾经流行一时的原因。下面我将简单总结一下在过去的 70多年时间里发生在美国的健康危机，而那些推荐低脂食谱的营养指南是导致这种危机形成的直接因素。

首先让我们回到 20 世纪之初。

# 20世纪早期的美国餐桌

在 19 世纪末期，大多数美国人都是农民，而剩余人口之中的绝大部分也住在农村，依靠农民提供食物。当时只有极少数加工食品能够通过商业途径获得。1898 年，家乐氏公司开发出了玉米片。[4] 在此之前，亨氏、利比以及坎贝尔等公司已经有几十年的罐装食品销售史。1899 年，一种脱臭棉籽油（当年曾经被称为"威臣油"）开始上市销售。[5] 事实上，在那个时期，美国人餐桌上的食物主要来自当地出产的、几乎未经加工的农产品。令人啼笑皆非的是，由于当时的农业还没有开始使用合成肥料以及杀虫剂，这些农产品都可以算是有机食品。

现在人们都非常熟悉装在威臣瓶子里的棉籽油，而它们在出现在美国厨房中之前，只不过是棉花工业在生产过程中所产生的废物，主要用于制造肥皂以及当作灯油。在 20 世纪的前数十年时间里，随着供电越来越普遍，越来越多的人能够支付电力的费用，棉花工业中生产的棉籽油远远超出了需求，寻找新的途径消耗过剩的棉籽油成了当务之急。

棉籽油在自然状态下是浑浊的，并且因为含有棉籽酚而呈红色。棉籽酚是一种天然产生的植物化学成分，具有毒性。厂商不得不开发出一种脱臭处理工艺，经过处理的棉籽油才变得可口，能够食用。[6]《主流科学》曾经在世纪之交发表过一篇文章，完美地概括了将棉籽油从垃圾箱里的废物转变为食物的过程：棉籽油在 1860 年还只是垃圾，到了 1870 年就变成了肥料，1880 年开始喂牛，而在 1890 年又变成了餐桌上的食物以及其他很多东西。[7]

天然状态的棉籽油不仅口味差，它还会带来一系列问题，这是因为与几乎所有的植物油一样，棉籽油属于多不饱和脂肪酸（PUFA）。也就是说，在它的分子结构中，原子之间存在多个双键，从而导致这些原子处于不饱和状态。这些双键容易受到自由基的攻击，从而损伤分子结构。当我们进食过量的 PUFA 以后，它们会逐渐融入细胞膜。由于这些脂肪是不稳定的，细胞也就因此变得容易破碎，出现氧化倾向，从而导致各种类型的健康问题，例如慢性炎症和动脉粥样硬化。

当年，随着美国铁路系统的发展以及制冷设备的出现，要求食物能够耐受长途运输或者在货架上保存数周的时间，而植物油不稳定的结构导致它们容易腐败，因此无法受到食品生产者的青睐。这也正是氢化油在刚刚出现的时候被看作"上帝赐予的礼物"的原因，氢化油消除了容易受到攻击的双键，从而使植物油的结构变得稳定。

1907年，德国化学家埃德温·凯塞找到了总部位于辛辛那提的宝洁公司，他宣称自己开发了一种处理工艺，能够将液态脂肪固化，并且长期储存。宝洁公司购买了这项工艺的美国专利，同时开始进行试验，起初只是为了找到方法，能够制造更便宜且外观更吸引人的肥皂。[8]

不过，在氢化棉籽油被开发出来以后，宝洁公司意识到，这种乳白色的油脂看上去和当时美国最流行的烹饪用油——猪油非常相似。能不能把它作为烹调油来销售呢？1910年，宝洁公司为"植物性白油"——氢化棉籽油申请了一项专利。现在我们知道氢化棉籽油是一种反式脂肪，而在当时它的出现正式开启了烹调用油从动物性油脂向工业化植物油的转变。

宝洁公司在1911年开始销售植物性白油。[9]在向公众推介的时候，宝洁公司把它誉为一种"理想的油脂"：具有引人关注的高纯度，同时还是绝对植物性的。[10]这种营销策略效果显著，仅仅在4年以后，植物性白油的销量就由1912年的1180吨飙升到了2.7万吨。[11]

1909年，平均每个美国人每年消耗的工业化油脂（其中包括人造黄油和植物油）不足4千克。到了1950年，这个数值扩大到了9千克，其中植物油占了2.3千克，而剩余的6.7千克都来自氢化油。[12]各种各样的油脂（包括来自大豆和玉米的油脂）都被氢化处理，以植物性白油、人造奶油的形式进行销售，或者用于制造各种袋装食物、冷冻食物和油炸食物。

在人类历史上，当我们开始消耗更多的ω-6植物油的时候，其他三项技术的发展进一步改变了食物的本性。它们就是合成肥料、食物添加剂以及农药，这里的农药主要指除草剂。

- 合成肥料：人们最初开发合成肥料是为了帮助农民提高几种农产品的产量。土壤中的微生物具有矿化土壤的作用，而使用合成肥料会严重破坏这些微生物的生长，从而导致土壤中的矿物质严重缺乏，无法出产富含营养的作物。

在传统农业中，农民会进行多种作物轮作，这样可以减缓土壤的贫瘠化过程。合成肥料的出现让农民只会专注于种植一两种作物，例如玉米和大豆，而不断增加的植物油供应也导致了对这些原料作物的持续需求，从另一个方向加剧了种植作物过于单一的问题。

- 食物添加剂：20 世纪上半叶，食物添加剂开始被加入到食品供应目录之中。到了 1958 年，大约存在 800 种食物添加剂，没有人意识到它们的安全性，基本上也没有监管。越来越多的顾客投诉出现了与食物和药品相关的症状，最终促使美国国会通过了《食品添加剂修正案》。[13] 这部法案要求食品加工企业在销售自己的产品之前，必须证明自己所使用的添加剂是安全的。

  不过这部法案存在着一个漏洞，那些已经被科学界认定为"一般认为安全"（generally recognized as safe，GRAS）的添加剂以及在 1958 年以前就已经被广泛用于食品加工的添加剂无需获得食品药品监督管理局（FDA）的安全认证，甚至无需向 FDA 备案。时至今日，大约有 10000 种化学物质被广泛用于食品加工，其中至少有 1000 种从来没有经过 FDA 的审查。[14]

  即使 GRAS 榜单以外的添加剂也常常能够免于科学审查，这是因为 FDA 允许企业自行进行相关研究。在不安全的添加剂中，最臭名昭著的莫过于反式脂肪，食品工业抢先宣称它是安全的，但是现在我们知道反式脂肪是炎症的主要诱导因素之一，同时它还和心脏病[15]、胰岛素抵抗[16]、肥胖[17] 以及阿尔茨海默症[18] 密切相关。

  这个例子使我们怀疑，那些位于 GRAS 榜单之上的添加剂就真的安全吗？

- 草甘膦：是有毒的除草剂的主要活性成分，严重威胁着我们机体内线粒体的健康。有一个可怕的消息要告诉大家，从 1974 年到 2016 年，美国的土地中被倾倒了差不多 200 万吨草甘膦[19]，而在同时期的全世界范围内，这个数值接近 1000 万吨，它们几乎无处不在。草甘膦主要通过以下两个途径损伤线粒体。

第一个损伤途径和锰元素有关。锰是一种矿物质，机体需要少量的锰来维护骨骼健康，保持正常的免疫功能，以及中和自由基。在被喷洒过除草剂的植物体内，锰元素以及其他几种重要的矿物质会和草甘膦结合在一起，而人和动物在食用这些植物的时候将无法获取这些矿物质。不仅如此，草甘膦还会和人体内的锰元素结合在一起，从而导致锰的耗竭。这是一个严重的问题，在氧的代谢过程中会产生一种具有潜在破坏性的副产品——过氧化物，而线粒体在将过氧化物转化为水的过程中需要锰元素的参与。这是一个非常关键的过程，能够保护线粒体免受氧化性损伤，而在锰元素缺乏的情况下，这种保护机制将会被严重干扰。

草甘膦还可以通过影响线粒体膜妨碍 ATP 的生成，这是草甘膦的第二个损伤途径。除草剂中含有所谓的惰性溶剂，当它和草甘膦结合在一起的时候，草甘膦的毒性将被放大 2000 倍 [20]，此时膜的通透性增高，使得草甘膦能够直达线粒体的核心。

# 饱和脂肪酸变成了人体健康的大敌

有意思的是，尽管食品制造商宣称精炼植物油是健康的，但在 20 世纪上半叶，美国心脏病发病率急剧上升。当时这些油脂刚刚被引入到食品供应之中，起初并没有人想到去质疑它们在心脏病这种新的流行病中是否发挥作用。相反，饱和脂肪酸这种人们熟悉且曾经被广泛应用的营养物质开始承担导致心脏病的过错，这主要是由一个人偶然且存在明显偏颇的研究所导致的。

我们数十年来一直担心脂肪会致命的根源出现在 1951 年。当时，美国生理学教授安塞·季斯到欧洲调查心脏病的发病原因。他听说意大利那不勒斯地区心血管疾病的发病率很低，因此希望调查当地的饮食习惯。

我们应该记得，整个欧洲在第二次世界大战期间几乎被摧毁，各种基础设施在战争中被破坏，即使在恢复和平以后很多年，饥荒依然存在。这种情况在希腊和意大利持续的时间更长，也更加严重。根据 1951 年的调查，在全部欧洲国家之中，希腊和意大利的人均食物总量最少。因此，安塞·季斯当时进入的是一个局限的、不寻常的环境，而他把这种状态看作存在已久的传统，并据此最终编纂出所谓的"地中海饮食"。

在那不勒斯，季斯注意到当地居民的主要食物是意大利面和普通比萨，配以奶酪以及洒有少许橄榄油的蔬菜，用水果代替甜点，饮用大量葡萄酒，食物中只有极少量的肉类。季斯在记录中写道："只有少数富翁例外……他们每天都吃肉，而不是一两周才吃一次。"

季斯的妻子是一位医学检验师，她进行了一项非正式研究，调查那不勒斯居民血清中的胆固醇水平，结果显示"除了扶轮社的成员以外，当地其他居民的胆固醇水平都非常低"，而扶轮社代表了吃得起肉的阶层。这种不严谨的研究方法使季斯得出了推论："避免进食肉类导致了较低的心脏病发病率。"而当地饮食中普遍存在的奶酪没有引起他的注意，事实上奶酪同样也是饱和脂肪酸的来源之一。这让人有些莫名其妙，不过不久以后出现的事实证明，他非常善于忽略那些不支持自己偏见的证据。[21]

在意大利的调查结束以后，季斯继续寻找能够证明富含饱和脂肪酸的饮食会增大心血管疾病发病率的证据。他先后从 6 个国家收集数据，这些国家都有同一个特点——心脏病发病率较高，并且有进食富含饱和脂肪酸的食物的传统。[22]这个证据引人注目，甚至看上去符合逻辑。举例来说，饮食中饱和脂肪酸含量较高的美国人死于心血管疾病的风险远远高于日本人，而在日本人的饮食中，饱和脂肪酸的含量相对较低。

但是这个证据是被曲解的，季斯排除了其他因素。实际上，日本人进食的食物总量明显少于同时期的美国人，不仅仅是饱和脂肪酸，糖类以及加工食品的消耗量也远低于美国人。与此同时，季斯还剔除了那些不支持自己结论的国家，例如法国。法国的传统饮食中同样含有大量的饱和脂肪酸，但是心血管疾病的致死率非常低（在晚些时候，法国的这种情况被描述为"法兰西悖论"）。季斯先后发表了数篇支持饱和脂肪酸和退行性心脏病之间存在关联的论文，出版了几部畅销书。在不知不觉之中，他的理念受到了关注。

季斯还有一项能力，他非常善于迎合大众和掌权者。1955 年，当美国时任总统艾森豪威尔的心脏病严重发作时，季斯受到了总统的私人医生保罗·达德利·怀特的重视。在第二天举办的新闻发布会上，根据季斯的推荐，怀特奉劝公众通过食用更少的饱和脂肪酸和胆固醇来预防心脏病。[23]

季斯利用自己的关系和影响加入了美国心脏协会（AHA）之中的营养委员会。这个委员会基于季斯的建议，在 1961 年发布了一份报告，劝告那些心脏病发作风险较高的患者削减饱和脂肪酸的摄入量。[24]AHA 在 1948 年开始崛起，当年它曾经接受了宝洁公司 170 万美元的捐赠 [25]，因此 AHA 欠了植物白油的生产者一个很大的人情。想到这一点总会让我们非常不安。

季斯穿着白色实验服的照片登上了 1961 年出版的《时代》杂志封面，被赞誉为 "20 世纪最具影响力的营养学家"。

1970 年，季斯继续发表了他的七国研究 [26]，其中详细说明了在 6 个国家中的原始研究。这篇文章震动了整个世界，目前被其他研究引用的次数超过 100 万。尽管季斯的科学研究只是联想，从来没有证实饱和脂肪酸和心脏病之间的因果关系，但他还是赢得了民意，时至今日我们依然在为此付出代价。

在很大程度上是由于季斯，美国医学会和主流媒体开始劝告大众停止食用那些已经吃了几个世纪的食物，其中包括黄油、猪油以及咸肉，改用面包、意大利面、人造黄油、低脂奶制品以及植物油代替。这种饮食习惯的改变在 20 世纪 70 年代末期被美国政府写入了法典。

## 营养指南是如何摧毁公众健康的

1977 年，美国公布了第一部国家饮食指南，敦促美国公民削减脂肪的摄入量。[27]与当时流行的饮食习惯彻底背离，这部饮食指南建议提高食谱中的谷物含量，减小脂肪的比例，利用工业化处理的植物油代替大多数动物脂肪。

生理学博士佐伊·哈克姆贝发表在《心脏开放获取期刊》上的研究结果显示，所有推荐削减美国公民食谱中脂肪含量的建议都没有任何科学依据。[28] 哈克姆贝博士和她的同事从美国和英国规范委员会那里获取了那些指南执行期间所做的随机对照试验（科学研究的金标准，简称 RCT），并对研究结果进行了检查。她们一共筛选出 6 个与食谱有关的研究，共涉及 2467 名人员，在不同的饮食干预方法之间，全因死亡率*毫无差别，其中单纯与心脏病相关的死亡率也只有一些无足轻重的差异。

正如这篇发表在《心脏开放获取期刊》上的文章所提到的那样，"为 2.76 亿人所制定的推荐意见中的膳食脂肪指导方针并没有 RCT 证据支持"。

尽管缺乏支持的证据，膳食脂肪的指导方针依然被制定得非常极端，它号召美国公民将脂肪消耗量控制在每日热量总摄入量的 30%，其中饱和脂肪酸更是被限制到总热量摄入量的 10% 以下。人类与脂肪之间的战争由此拉开了序幕，一直持续到现在。2015 年 12 月，美国农业部发布了最新的营养指导方针，警惕饱和脂肪酸的措辞依然强硬，仍然建议美国公民"每日由饱和脂肪酸所提供的热量不要超过摄入的总热量的 10%"。[29]

实际上，在这么多年的时间里，正是这些建议推波助澜，加剧了它们原本想要解决的问题的严重性。没有人知道到底有多少人由于遵循低脂饮食的建议而过早死亡，但是据我的估算，这个数值轻易就会达到数百万。

# 低脂饮食试验惨遭失败

从 20 世纪 50 年代安塞·季斯鼓吹低脂饮食开始，美国人近乎忠实地削减动物脂肪的摄入。1980 年美国农业部发布了当年的饮食指导方针，此后美国公众饮食习惯改变的步伐开始加快。随之而来的是食品工业的重组：生产低脂食物；利用有害的反式脂肪酸、经工业化处理的植物油以及精制糖替代原本有益于健康的饱和脂肪酸，例如黄油。在失去黄油所产生的甘美口感以后，食品生产者需要采取某些方式使自己的产品更具吸引力。他们转向不断增加糖的含量，这种情况出现在无数的加工食品之中。

尽管严格遵守了这些根据推测应该"有益于健康"的指导方针，美国公众的健康水平还是出人意料地出现了下滑，在以下几个方面可以很清楚地看到这种趋势。

---

\* 全因死亡率：是指在一段时间内，各种因素所导致的某个人群的死亡人口总数与该人群同期平均人口数之比，反映该时期这个人群因伤病而死亡的危险的大小。——译注

- 糖尿病。根据疾病控制中心的统计，1978 年共有 519 万美国公民被确诊患有糖尿病，而到 2013 年患病人数增加到了 2230 万。仅仅过去了 35 年，这种致命疾病的患病人数就翻了两番。[30]

- 肥胖。根据《国家健康与营养调查》公布的数据，从 1976 至 1980 年，16.4% 的美国成人达到肥胖（BMI 超过 30）或极度肥胖（BMI 超过 35）的标准。而在我撰写本书的时候，根据《美国医学协会杂志》所提供的最新数据，美国成人中肥胖和极度肥胖的总比例达到了 45.6%。[31] 20 世纪 70 年代，每 6 个人之中只有一名肥胖症患者，但是最近差不多每两个成人之中就有一个正在忍受肥胖的折磨。

- 癌症。肥胖是与多种肿瘤相关的主要危险因素。1975 年，每 10 万人中，新确诊癌症患者的数量差不多为 400 位 [32]，而据估计，2016 年这个数值已经升至大约 449[33]，两者之间的差异具有统计学上的意义。

- 心脏病。心脏病同样与肥胖有关。20 世纪 50 年代，心脏病的死亡率达到了顶峰，此后逐渐下降，但是导致这种状况出现的主要原因是医疗手段的进步，而不是公众健康状况的改善。目前美国的心脏病发病率依然处于高位，而且有继续上升的趋势。2010 年，大约 36.9% 的美国人患有不同类型的心血管疾病。根据发表在《循环》(美国心脏协会主办的杂志)上的一项研究，这个数值会持续升高，到 2030 年美国人口中心血管疾病的患病率将超过 40%。[34]

机体通过完全相反的途径代谢糖和脂肪，我们理解了其中的差别以后，想要弄清楚为什么这些有缺陷的指导方针会导致公众健康状况的明显恶化，就可能需要从经济角度上去找原因了。

读者需要记住，人体机能的特点决定了利用脂肪维持运转的效率要远远高于代谢糖。摄入的糖类越多（其中包括非纤维性的碳水化合物，它们也会迅速转化为糖），体内所产生的自由基越多，而当机体主要利用脂肪作为能量来源的时候不会如此。尽管自由基具有某些有益于健康的重要价值，但是当我们过度消耗糖类或者非纤维性碳水化合物的时候，就会破坏自由基的平衡，使其向不利于机体健康的方向倾斜。这种失衡随后会导致一系列组织、蛋白质、细胞膜以及基因的损伤，为炎症和其他类型疾病的发生铺平道路。

这场针对饱和脂肪酸的战争并不是仅仅损害了美国人的生理健康。数十年来，政府、家庭医生以及主流媒体一直在不停地向公众灌输错误观念：想要减肥和保持健康只需要减少进食量，特别是减少食物中饱和脂肪酸的含量，同时增加运动量。而真相是，选择低脂高碳水化合物食物使减肥变得非常困难。

简而言之，在我们进食碳水化合物的时候，胰腺会分泌胰岛素，而血液中的胰岛素越多，就会释放出越多的信号，促进机体储存脂肪。换句话说，美国公众一直都在执行政府于1977年正式编入法典的饮食建议，而它所导致的后果就是体重增加，并且这种趋势将保持下去。

如果有人已经勇敢地遵照美国农业部提供的营养指南，食入了过多的面包、不含脂肪的谷类食品以及脱脂牛奶，而每周只进行少量的运动，那么他原本已经超出正常标准的体重不但不会下降，反而还会增加。这到底是谁的过错？根据所有那些形成营养指南的传统依据，错误完全在于执行的个体。

据推测，之所以会出现这种现象是由于没有严格执行指南或执行错误，这无疑非常令人泄气。我创造 MMT 以及撰写本书的主要目的之一就是要告诉大家，每个人完全有能力减肥，也确实能够改善自身的健康状况。

# 科学告诉了我们什么

当安塞·季斯在 20 世纪 50 年代早期公布了自己的观察结果以后，舆论界及政府公共卫生机构广泛宣传的理念并没有太大的变化，那就是饱和脂肪酸的摄入会使低密度脂蛋白胆固醇的水平升高，最终阻塞动脉，导致心脏病，因此应该避免摄入饱和脂肪酸。

这个建议所存在的问题是，它仅仅基于一个假设，而且这个假设从来没有被证实过。事实上，在过去的数十年里曾经有大量的研究在小心求证饱和脂肪酸和心脏病之间的关联，结果显示这个假设是有缺陷的。

有 6 个大型临床试验曾经用来支持饱和脂肪酸会导致心脏病的假说，但是实际上，在这几个试验中没有一个确切地显示出减少饱和脂肪酸的摄入量会预防心脏病的发生并由此延长寿命，也没有一个显示出限制饱和脂肪酸的摄入会降低总死亡率。

- 发表于 1968 年的奥斯陆研究结果显示，减少食谱中饱和脂肪酸的含量，同时增加多不饱和脂肪酸的含量，并不会影响猝死的发生率。[35]
- 1969 年发表的"洛杉矶退伍军人研究"结果显示，在以肉食为主的人群中与食谱中富含植物油的人群中，心脏病发作及猝死的概率没有明显差别，然而在后者中有更多的非心脏病性死亡，包括癌症导致的死亡。[36]
- 明尼苏达州冠心病调查是由美国国家卫生研究院资助的一项研究，1968 年发表的调查结果显示，选择低饱和脂肪酸、高多不饱和脂肪酸食谱 4 年以上，并不能降低心血管疾病的发生率，也不能减少由心血管疾病导致的死亡人数以及总死亡人数。[37]
- 发表于 1968 年的芬兰精神病院研究结果显示，选择低饱和脂肪酸、高多不饱和脂肪酸食谱的男性能够降低心脏病的发生率，但是在女性群体中没有这种差异。[38]
- 在伦敦豆油试验中，男性研究对象被分为两组，一组选择普通饮食，而另一组选择饱和脂肪酸含量低而豆油含量高的食物，然后比较两组间心脏病发作的概率，结果显示两者并无差异。[39] 该结果发表于 1968 年。
- 美国多重风险因素干预试验调查了 12000 多名研究对象，比较不同饮食习惯群体死亡率的差异。1982 年发表的调查结果显示，选择低饱和脂肪酸、低胆固醇的饮食能够轻微降低冠心病的发生率。这项研究的结果被大肆宣传，但实际上在研究对象中，各种因素所导致的总死亡率是升高的，只不过这个结果很少有人报道。[40]

最近，三个荟萃分析研究（荟萃分析是一种统计学技术，能够汇集相关的独立研究，综合调查结果）共收集了数十万人的数据，结果显示：无论是摄入极少量脂肪还是摄入大量脂肪，心脏病和中风的发生率都没有明显的差别。[41][42][43]

还不止这些，某些研究发现利用工业化生产的 ω-6 植物油代替来自动物的饱和脂肪，与心脏病患者的死亡风险升高有一定的关联。2013 年，一项发表在《英国医学杂志》上的研究 [44] 以 458 名有心脏病史的人士为调查对象，将他们分为两组，其中一组降低食物中饱和脂肪的含量，使其产生的热量低于每日摄入的总热量的 10%，同时增加食物中 ω-6 植物油的比例（来自红花油），使其产生的热量达到每日摄入的总热量的 15%。对照组的调查对象继续选择自己所喜欢的食物，不受干预。在经过 39 个月的观察以后，得到了以下发现。

- 在整个研究阶段，ω-6 亚油酸组由于心脏病而死亡的风险为 17%，高于对照组的 11%。
- 与此同时，ω-6 亚油酸组还有较高的全因死亡率。

2013 年同样发表在《英国医学杂志》上的另一项研究[45] 发现，在心脏病患者的饮食中，利用工业化生产的 ω-6 植物油代替饱和的动物性脂肪，与死亡风险的升高有关。

# 有关饱和脂肪酸的真相

很多人都很困惑，摄入饱和脂肪酸是否伴随着危险？这在一定程度上是由于饱和脂肪酸会对低密度脂蛋白胆固醇产生影响，而这种胆固醇常常被认为是"不好"的胆固醇。当我们听到低密度脂蛋白和高密度脂蛋白的时候，为了理解它们之间的关系，我们就必须知道这两者都属于脂蛋白类，是运载胆固醇的简单蛋白质。

实际上，高密度脂蛋白胆固醇与降低心脏病的发病率有关。因此，当我们评估心脏病风险的时候，总胆固醇水平毫无价值。如果我们的总胆固醇水平升高是由于拥有较多的高密度脂蛋白，则并不会提示发生心脏病的风险升高。相反，这种状态很可能会对心脏病产生预防性的保护作用。

实际上，饱和脂肪酸在升高低密度脂蛋白胆固醇水平的同时，也会升高保护性的高密度脂蛋白胆固醇的水平。而当我们理解了低密度脂蛋白胆固醇可以分为不同类型的时候，就应该明白低密度脂蛋白胆固醇也不一定都是不好的。

- 体积较小且致密的低密度脂蛋白胆固醇。
- 体积较大且蓬松的低密度脂蛋白胆固醇。

研究结果证实，体积较大且蓬松的低密度脂蛋白胆固醇颗粒不会导致心脏病的发生，然而体积较小且致密的低密度脂蛋白胆固醇颗粒很容易被氧化，能够引发心脏病。这是因为体积较小且致密的低密度脂蛋白胆固醇更容易渗透进入机体内的动脉壁，从而导致动脉斑块的形成。人工合成的反式脂肪酸会升高体积较小且致密的低密度脂蛋白胆固醇的水平，而另一方面，饱和脂肪酸升高的是体积较大且蓬松的低密度脂蛋白胆固醇的水平，这种类型的低密度脂蛋白胆固醇是无害的。

如果某人体内这种体积较小且致密的低密度脂蛋白胆固醇水平较高，那么他罹患心脏病的风险将是体内体积较大且蓬松的低密度脂蛋白胆固醇水平较高的人群的 3 倍。[46] 现在还有一个令人难以置信的事实在等着大家，那就是摄入饱和脂肪酸能够将体内体积较小且致密的低密度脂蛋白胆固醇转变为更健康一些的体积较大且蓬松的低密度脂蛋白胆固醇。[47][48] 与此同时，研究结果还显示，进食精制糖以及碳水化合物（诸如面包、百吉饼和苏打水）同样能够升高体内体积较小且致密的低密度脂蛋白胆固醇水平。[49] 我们从中能够发现，精制糖和碳水化合物对机体造成的伤害要远远超过饱和脂肪酸。

基于这些最新的有关饱和脂肪酸的知识，我们可以发现一个具有讽刺意味的事实，饱和脂肪酸实际上是我们维护健康、预防疾病所必需的。实际上，目前我们已经知道，饱和脂肪酸对健康来说非常重要，能够提供诸多好处，其中包括以下这些方面。

- 为构建细胞膜、激素以及类激素物质提供基础材料。
- 参与矿物质（例如钙元素）的吸收。
- 是至关重要的脂溶性维生素（包括维生素 A、D、E 和 K）的载体。
- 参与胡萝卜素向维生素 A 的转化过程。
- 协助降低胆固醇水平（软脂酸和硬脂酸）。
- 充当抗病毒剂（辛酸）。
- 当脂肪被转化为酮体的时候，它是大脑最理想的"燃料"。
- 能够产生饱腹感，提升机体对食物的满意程度，这也就意味着降低了人们对加工食品的需求，而这些加工食品的味道可能很好，但是它们没有什么营养。
- 调整基因调控过程，有助于预防癌症的发生（丁酸）。
- 升高机体内低密度脂蛋白胆固醇的水平，但是这在很大程度上是由于体积较大且蓬松的低密度脂蛋白胆固醇增多，而与心脏病的发病风险升高无关。

- 即使认为所有的低密度脂蛋白胆固醇都是有害的，饱和脂肪酸还能够促进机体内高密度脂蛋白胆固醇水平的提高，由此带来的益处远远超出了低密度脂蛋白胆固醇水平升高所产生的危害。
- 与碳水化合物相比，利用饱和脂肪酸作为线粒体的"燃料"会产生少得多的自由基。

这些研究结果清晰地显示，饱和脂肪酸有益于人体的健康。绝大部分人都应该从根本上增加食谱中健康脂肪的比例，不仅仅是饱和脂肪酸，还应该包括单不饱和脂肪酸（来源于牛油果和某些坚果）以及 ω-3 脂肪酸，同时严格限制精炼植物油以及自然形成的 ω-6 脂肪酸（存在于坚果和种子之中）的含量。

如果你们认为这些内容太多了，那么只要记住下面这句话就足够了：为了最理想的健康状况，吃那些真实的食物。这也就意味着食物中富含大量的饱和脂肪酸，几乎不食用精炼油脂，特别是精炼植物油。在本书的第 2 部分中，我将介绍合理膳食的更多细节。

# 第 2 章
# 为什么需要线粒体代谢疗法（MMT）

在本书的后半部分中，我将阐述自己所开发的营养计划，但这个计划并不适合每一个人。如果有的读者仅仅希望利用巧妙而快速的方法（例如调整食谱中碳水化合物、蛋白质和脂肪的比例，或者用营养丰富的食物取代营养价值较低的食物）来改善自身的总体健康状况或者提升自己的营养水平，则可以阅读我的上一本书《毫不费力地康复》（*Effortless Healing*）。不过，如果你正在面对严重的健康问题，或者目前处于基本健康状态，希望有明显改善，那么本书中所描述的 MMT 正是为你所准备的。

## 我们需要MMT的原因

正如我在前文中已经强调过的那样，功能处于最佳状态的线粒体对于维持机体的整体健康至关重要。几乎我们体内的每一个细胞都拥有线粒体，数目从80 个至 2000 个不等。在我们用来维持生命、保持健康的能量之中，大约 90%都是由这些线粒体产生的。如果我们采用的是典型的美国食谱，一直食用低脂肪、高碳水化合物且经过过度加工的食物，就非常容易出现线粒体功能受损现象，此时将会扰乱正常的代谢信号，进而损伤细胞和线粒体的 DNA。机体在遭受某些损害（例如环境中的辐射）的时候，具有自我修复的能力，但如果线粒体功

29

能受损，这种修复能力也将受损。

为了使我们的机体能够预防和对抗癌症，或者与其他绝大部分重大疾病作战，我们必须为自身的线粒体提供特殊的照顾。而为了使线粒体处于最佳状态，使它们能够被修复和再生，最主要的方法就是尽可能为它们提供最佳的"燃料"。这正是 MMT 的由来。

与试图控制慢性病的症状有所不同，MMT 的目标是从慢性病的根源入手去治愈它。MMT 还试图解决线粒体自身老化——丧失完整性的问题。

## MMT和阿特金斯食谱以及原始饮食之间的差别

我确信 MMT 是最佳的饮食计划，能够优化线粒体的功能。实际上，有些非常流行的食谱在某些方面和 MMT 非常相似，不过它们和 MMT 之间存在着关键性的区别。

其中一种流行食谱是阿特金斯食谱。20 世纪 70 年代，一位真正的营养学先驱罗伯特·阿特金斯博士开始向大众宣传如下观点：我们日常选择的那种含有过多碳水化合物的食谱不利于健康。《阿特金斯博士的饮食革命》是他出版的第一部书籍，共售出 1500 万册，超过 3000 万的美国人在日常生活中会遵循他所倡导的低碳水化合物饮食计划。我特意在此选择"低碳水化合物"一词是因为阿特金斯的忠告更多地集中在削减食物中碳水化合物的含量，而不是如何利用脂肪作为能量来源。

阿特金斯向美国公众介绍了"酮症"（是指在血糖水平降低的情况下，脂肪分解加速，血液中酮类水平升高，超过了组织所能利用的程度时的状态，酮类积聚而发生的代谢性酸中毒称为酮症酸中毒）一词，这种状态与酮症酸中毒有一定的关系，而酮症酸中毒是 1 型糖尿病患者有可能出现的一种具有潜在致命性的情况。正是基于这个原因，阿特金斯博士迅速放弃了强调脂肪是首选能量来源的想法，转而把目标集中在面包、意大利面这些富含碳水化合物的食物上，把它们视为饮食中最主要的反派角色。

阿特金斯博士所提供的食谱已经非常接近理想的饮食计划。他的理念开辟了一片新天地。阿特金斯博士在大众宣传中扮演了非常重要的角色，不过他的饮食计划存在几个主要的缺陷。

首先，阿特金斯食谱将主要目标集中在了减重方面。这个食谱一度非常流行，其中最关键的原因就是，选择它就意味着能够快速达到减肥效果。尽管摆脱超重状态确实在很多方面都能够为健康带来潜在的好处，但就减重自身而言，特别是降低机体内脂肪的比例，只不过是 MMT 所带来的效果之一。我承认，对于大多数人来说，这是一个非常受欢迎的副作用，不过 MMT 的真正目的是在细胞水平将机体的代谢状态恢复正常，从而避免绝大部分常见慢性病的发生，阻止过早老化。和仅仅想穿上紧身牛仔裤相比，这是一个更加雄心勃勃的目标。

其次，阿特金斯食谱中含有过量的蛋白质。在这个食谱开始流行的时候，人们正在热火朝天地与脂肪做斗争，阿特金斯食谱被描述为一种危险的时尚，"酮症"也被认为是异常的、不符合机体要求的代谢状态。尽管阿特金斯博士建议食用绿叶蔬菜，但在他的追随者中还是有很多人过度依赖蛋白质，用蛋白质来代替碳水化合物提供能量，从而导致他们大吃特吃牛排、鸡蛋、奶酪以及咸肉。在第4章中我会论述，高蛋白质饮食的风险甚至超过高碳水化合物食物。目前，普通美国人正在消耗太多的蛋白质，我将利用 MMT 来解决这个问题。

再次，阿特金斯食谱并没有关注食物自身的质量问题。这可能是最重要的问题，阿特金斯博士并没有建议追随者应该避免食用那些低质量的食物，无论是饲养的牛肉、经过巴氏消毒法处理的奶制品还是精炼植物油都被一股脑地塞入了食谱中。在设计食谱的时候，阿特金斯博士非常关注"宏量营养素"。这是一种花哨的说法，是指食物的大类，例如碳水化合物、脂肪或者蛋白质。尽管这种理念对路，但是他没有注意到在这些大类之中每一种单独的食物都有自身的风险，由此也就导致阿特金斯食谱会引发炎症，最终会损害线粒体的健康。与此同时，很多根据阿特金斯食谱制造的代餐棒和代餐奶昔都经过高度加工，完全依赖人工增甜剂改善口感，绝对算不上是真正的健康食物。

最后，阿特金斯食谱有可能无法将新陈代谢转化为以消耗脂肪为主。尽管阿特金斯食谱中碳水化合物的含量很低，但是大部分人在执行这种饮食计划的时候摄入了过量蛋白质，足以阻止新陈代谢向消耗脂肪转化。即使新陈代谢能够向消耗脂肪转化，这个过程也将花费数周甚至数月的时间，至少在其中的一段时间里常常需要小心地检测血液中葡萄糖和酮体的水平，才能确认机体已经真正开始消耗脂肪。在随后的章节中，我将带着大家了解这个转化过程。

还有一种流行食谱是原始饮食，这种食谱所依据的是我们旧石器时代祖先的饮食习惯。这些祖先的食物主要包括蔬菜、水果、坚果、植物的根茎以及肉类。这个食谱清楚地排除了谷物和豆类，但是对于富含碳水化合物的蔬菜、水果以及糖类（例如蜂蜜和椰子糖）并没有特别严格地限制。

原始饮食广受欢迎有充足的理由。它使我们回归根本，使我们在制定食谱的时候再一次把关注点集中在食物的新鲜程度、是否天然以及是否经过加工等问题上。选择那些新鲜的、纯天然的、未经加工的"真正的"食物是我们优化健康状况的第一步，差不多能够解决所有的健康问题。尽管标准的原始饮食可以作为一种有益于健康的饮食方式，比标准的美国食谱先进了许多，但它同样具有某些弱点（或者说是缺陷），从而使它不够理想。

首先，过度强调蛋白质。蛋白质被当作一种健康的选择，可以用来自由地代替碳水化合物。在原始饮食中，蛋白质所占的比例为38%，而脂肪为39%。[1]实际上，如果以改善健康状况为目标，那么原始饮食中含有太多的蛋白质，而脂肪含量不足。我们从随后的章节中就能够获知，当蛋白质的比例接近10%的时候，酮症才能作为一种营养状态发挥最理想的作用。某些人群，特别是处于生育期的人员以及从事竞技运动的运动员可以将食物中的蛋白质比例适当提高。但是，如果为了使机体的生理状态达到最佳，那么不应该长时间提高食物中蛋白质的比例。

其次，对于海产品的态度不够谨慎。原始饮食食谱中包括定期补充大量的鱼类和其他种类的海产品。从二十二碳六烯酸（DHA）的角度考虑，这样做看上去是合乎情理的。DHA是鱼类食物中含有的一种 ω-3 脂肪酸。目前已经非常明确，对于我们的健康来说，DHA是最重要的营养元素之一。不过我们同时还需要注意一项非常重要的警告，作为工业污染的后果之一，目前已经很难找到没有受到有毒物质污染的海产品。这些有毒物质多种多样，其中包括汞、多氯联苯以及二噁英。基于这个原因，我仅仅推荐那些富含有益于健康的脂肪酸、暴露于有毒污染物程度最低的海产品。我将在第 5 章中提供一些具体的建议，告知大家如何发现符合要求的海产品，以及如何避免在购买的时候上当受骗。

最后，含有过多的淀粉类和糖类食物（净碳水化合物）。原始饮食食谱中有两类非常受欢迎的食物——甘薯和水果，尽管它们都是纯天然食品，不过依然会升高血糖水平，从而触发胰岛素反应，特别是当我们正在试图将能量来源由糖类转向脂肪的时候。而当我们已经处于"脂肪适应"状态（也就是说机体优先选择脂肪而不是碳水化合物作为主要"燃料"）的时候，这很可能就不再是一个问题。MMT 的中心目标之一是降低血糖水平，由此降低胰岛素水平，最终结果就是解决胰岛素抵抗问题。

　　在很多方面，MMT 都可以看作对原始饮食所进行的重大改进。MMT 以天然的非谷物类食物为基础，强调以高质量脂肪为支柱，要求非纤维类碳水化合物的摄入量维持在每日 50 克以下，即使是天然的糖类（如大枣）也要避免食用（甜味剂除外，稍后我将讲到这一点）。

　　现在的问题非常明显。一方面，线粒体对于机体的总体健康来说至关重要，它们制造 ATP，控制细胞凋亡（程序性细胞死亡）、细胞自噬以及线粒体自噬。在慢性病的形成过程中，机体内不健康的细胞或线粒体会发挥促进作用，而细胞凋亡、细胞自噬以及线粒体自噬能够在这些作用发挥之前将这些不健康的细胞或线粒体清除。另一方面，线粒体是产生活性氧的"黄金地段"，具有双层膜结构，无论是内膜还是外膜都非常脆弱，容易被自由基损伤。

　　因此，问题的关键是，为了优化健康状况和延长寿命，如何尽可能高效地制造 ATP 并回避进食所带来的问题（在食物代谢的时候会产生过多的自由基）。

　　好消息是，与糖类相比，利用酮体作为能量来源会明显减少自由基的生成。酮体比糖类分解得更加充分，因此，它们所导致的氧化损伤要小得多。这就是以分解脂肪为关键点的饮食计划（例如 MMT）威力惊人的主要原因之一。

　　务必注意的是，在机体将血糖维持在低水平的时候，对减少氧化损伤暴露的影响最大。弗赛里德博士在创建血糖–血酮指数（GKI）的时候证明了这一点。[2]也正是由于这个原因，血糖监测是 MMT 不可或缺的组成部分，我将在第 6 章和第 7 章中就此问题进行讨论。

# MMT能够带来的附加效益

除了能够为机体提供更清洁的能量来源以及自然而然地限制活性氧生成以外，MMT 还可以提供大量的生理学效益。我相信，当读者对它们做出客观评价的时候，也会发现遵循 MMT 的指导有利于健康，是最佳选择。MMT 能够提供如下好处。

## 头脑清晰

离开了健康的脂肪，人类的大脑将无法正常运作。在人类的大脑中，脂肪的含量高达 60%。食用健康的脂肪，由此构建出能够进行正常生物应答的细胞膜是大脑功能达到最佳的关键。相比之下，过度摄取糖类和谷物最终会导致神经损伤甚至损毁，这在一定程度上是因为过度摄入糖类和谷物会阻断胰岛素的作用，使其无法调控正常的细胞活动。[3]

糖类和阿尔茨海默症之间的联系在 2005 年被首次披露出来，这种疾病还一度被称为 3 型糖尿病。之前的研究结果显示，患有糖尿病的患者罹患阿尔茨海默症的风险会增加两倍。利用 MMT，我们很容易向由脂肪提供能量过渡，而在我们能够将脂肪作为能量代谢的主要物质的时候，那些含有大量净碳水化合物的食物差不多应该从我们的食谱中剔除出去。此时大脑的清醒程度会明显提高，这完全是情理之中的事。对于现在的我们来说，MMT 可以改善大脑功能，而坚持下去，它还能够降低出现痴呆的风险。

离开了由 MMT 维持的清醒头脑，我根本不可能这么快就完成了本书的写作。事实上，在开始尝试 MMT 以后，我亲身体会到自己的创造性和认知力得到了显著提升，我不得不依赖谷歌云笔记（这是一种用于记笔记的应用软件，我们可以在计算机或移动设备上便捷地使用）来随时捕获自己的想法和灵感，并用一种可以搜索的方式将其储存下来。

## 从对食物的渴望中解脱出来

加工过的食品都含有化学添加剂、额外补充的糖分、精炼油脂以及碳水化合物，非常容易上瘾。在那些跨越几十年的研究中，许多都显示出这种现象并不是偶然事件。[4][5] 食品制造企业一直在雇用科学家团队，谋划改善那些掺假食品和加工食品的口感，尽可能诱导消费者的进食冲动，从而使我们在机体并不需要营养物质的时候持续不断地去寻求更多的食物。

当机体利用糖类作为主要能量来源的时候，仅仅几小时没有补充糖类就会激活某些代谢通路，降低血糖水平，诱导出现进食冲动，从而使人们就像轮子上的仓鼠一样，处于饥饿—进食冲动—昏昏欲睡的循环之中。

相比之下，脂肪天然具有饱腹感，这也就意味着食用脂肪会有吃得很饱的感觉，满足机体对食物的渴望。如果机体已经切换到通过分解脂肪提供能量的状态，就可以利用自身储备的脂肪来产生成能量 [6]，而当我们的机体以糖类作为主要"燃料"的时候，几乎无法利用这部分能量。由此导致的结果是，如果机体已经适应了利用脂肪作为"燃料"，我们就会发现自己能够行走很长时间而不会想起食物，更没有必要去应对进食的冲动。

有一点需要提醒大家：当读者发现自己非常渴望食用脂肪的时候，最可能的原因是你们还没有摄入足够的脂肪。这是我非常喜欢"脂肪炸弹"的原因之一。"脂肪炸弹"是一种简单、美味而又便于携带的食物，主要由椰子油或者其他的健康脂肪组成，差不多含有两茶匙的油脂。

## MMT还是一种抗癌策略

近年来，科学家们逐渐认识到，导致癌症的罪魁祸首并不是基因突变。现在我们已经知道，在癌症的形成过程中，最先发生的是线粒体损伤。

我在前面已经提到过，存在功能障碍的线粒体会产生活性氧，继而导致DNA 突变，因此，DNA 突变可以说是呼吸功能异常的后果。而活性氧能够继续损伤线粒体，从而进一步恶化呼吸功能，形成一个恶性循环。

关于线粒体和癌症之间的这个关系图，人类花费了数十年的时间才将其拼凑在一起。1924年，奥托·瓦博格博士发现了一个现象，那就是癌细胞和健康细胞的能量代谢途径存在着本质上的差异。这种现象现在称为瓦博格效应，而瓦博格博士在1931年获得了诺贝尔生理学或医学奖。瓦博格效应告诉我们，癌细胞中的绝大部分线粒体都存在功能障碍，无法有效地利用氧气，它们缺乏代谢的灵活性，无法代谢脂肪。基于这个原因，癌细胞并不是在线粒体中对葡萄糖进行氧化，而是不断增加细胞质中葡萄糖的含量，依赖发酵获取能量。这种方式的效率非常低下，称为乳酸发酵。

彼得·皮德森博士是约翰·霍普金斯大学的一名研究人员，在他辛勤工作的帮助下，我们还知道了癌细胞普遍存在的一种特性，即它们几乎没有功能完整的线粒体。

托马斯·N.塞弗里德博士是一位国际知名的科学家，主要研究新陈代谢和疾病之间的联系。2012年，他出版了里程碑式的著作《癌症是一种代谢性疾病》，对于既往那种"癌症是一种遗传性疾病"的理论给予了致命一击。在这本书中，塞弗里德博士通过自己的研究结果对此进行了解释：有些类型的癌症并不存在基因突变，但是癌细胞依然依靠发酵而不是呼吸来提供能量。与此同时，某些已知的致癌物（如砒霜和石棉）并不会直接导致基因突变，而会损伤线粒体的功能，进而产生瓦博格效应，导致癌症形成。

塞弗里德博士同时还阐明，把癌细胞的细胞核转移到含有正常线粒体的正常细胞之中，癌细胞会停止增殖。在进一步的试验中，塞弗里德博士从健康细胞中提取线粒体，用来代替乳腺癌细胞内的异常线粒体，此时尽管细胞核依然存在，但是乳腺癌细胞异常生长和转移的行为都消失了。

很多其他的发现也表明，癌症不可能是一种遗传性疾病。

所有这些研究结果都意味着，当我们将那些加工食品、糖类、谷物以及其他含有大量净碳水化合物的食物从食谱中剔除时，从本质上就已经剥夺了癌细胞最偏爱的"燃料"。[7]

基于这个原因，我相信MMT是我们目前可以利用的、最有效的癌症预防策略之一。它可以优化线粒体的功能，由此产生的结果是线粒体更加不容易受损，同时也就从根本上减少了那些能够导致癌症的基因突变。

当我们开始应对癌症的时候，MMT同样能够产生巨大的作用。一旦机体完成向利用酮体的转变，就剥夺了癌细胞的主要"燃料"，对它们产生不利的压力。与此同时，机体内的健康细胞可以获得更加清洁和理想的能量来源，降低氧化应激效应，保留抗氧化物质，优化线粒体的功能。综合效果就是健康的细胞开始茁壮成长，而癌细胞必须为生存做斗争。

## 微生物菌群的改变

最新的测算结果显示，人体内聚居着大约30万亿个细菌以及差不多1000万亿个病毒（噬菌体）。[8] 因此在本质上，人体和能够行走的微生物菌落差不多。

这些生物体能够执行各种各样的功能，其中包括以下几个方面。

- 协助消化食物。
- 调节肠道神经系统，这个神经系统负责支配整个消化道。
- 协调免疫反应。
- 多方面参与炎症调节。
- 由于肠道和大脑之间存在错综复杂的联系，这些生物体在维持大脑和精神健康方面也扮演着重要角色。

不断涌现出来的科学证据显示，机体内的微生物菌群能够非常迅速地发生改变，可以向好的方向转变，也可能向坏的方向转变，这取决于多种因素，例如饮食、生活方式以及化学物质暴露。化学物质暴露包括服用非处方药物以及医生开具的抗生素，那些广泛用于牲畜饲喂的药物在牲畜被食用后也会进入人体，这同样属于化学物质暴露。

某些因素可以破坏微生物菌群，例如各种各样的糖类、加工食品以及人工增甜剂。MMT剔除了这些已知因素，从而上调、修饰以及改善肠道微生物菌群的质量。

## 在减轻体重的同时没有食物被剥夺的感觉

当机体以葡萄糖作为主要能量来源的时候，利用体内脂肪供能的能力处于被抑制状态。如果持续供应葡萄糖，由于不会处于"饥一顿饱一顿"的状态，机体利用脂肪供能的全部能力会被肝脏下调。与此同时，过量的葡萄糖还会被转化为脂肪储存起来。这一点与酮体不同，酮体没有被细胞摄取时将会随着尿液排出体外。

脂肪细胞自己会产生激素，其中包括瘦素，这看上去好像是好事，但是如果我们持续不断地进食过多的糖类，储存起来的脂肪也会越来越多。此时，瘦素水平升高，而瘦素受体的敏感性会随之下降，最终对健康水平的瘦素产生耐受的现象将会出现。在机体把葡萄糖作为主要能量来源的时候，脂肪细胞的这种特性就会使我们陷入恶性循环：被储存起来的脂肪越来越多，但是越来越难以被利用。

激素由我们所吃的食物类型决定，而激素以及激素之间的相互交流在体重及食欲控制方面发挥着重要作用，甚至决定着我们想吃什么。就像罗斯代尔博士曾经说过的那样，我们今天所吃的东西控制着激素水平，而这些激素又会告诉机体细胞明天会吃什么。[9]

上述这些正是 MMT 发挥作用的机理。MMT 通过让人体摄取不同的食物调节体内激素（包括会对体重产生影响的瘦素和胰岛素）的水平，指导机体从储存脂肪向分解脂肪转变。同时，MMT 剔除了糖类的来源，避免机体陷入储存起来的脂肪越来越多却越来越难以被利用的恶性循环。这样的结果是，机体会逐渐减去多余的体重。而 MMT 在实现减重的同时，还不会像其他绝大部分减肥食谱那样伴随着饥饿感和猛增的食欲。

## 明显改善机体的能量状态

MMT 不仅能够改善已有线粒体的状态，还会刺激新的线粒体生成。由于线粒体是机体内能量的主要来源，因此，MMT 会导致我们体内能量水平的明显上升。

与代谢糖类相比，当机体改用代谢酮类来产生能量的时候，同时产生的破坏性活性氧的数量要少得多，此时只需利用较少的细胞能量就可以清除自由基。消耗减少同样代表着增加了 MMT 所能够提供的净能量。

## 增强胰岛素的敏感性

无论是正餐还是小吃，所有富含净碳水化合物的食物都会特征性地导致血糖水平的快速升高。过多的葡萄糖对于细胞来说是有毒的，为了改变这种状态，胰腺会将胰岛素释放到血液中，从而降低血糖水平，使其维持在正常的范围之内。胰岛素还可以通过抑制肝脏合成葡萄糖的方式，高效地降低血糖水平。肝脏合成葡萄糖的过程又称为糖异生。

不幸的是，如果我们的日常饮食中持续含有大量的糖类和谷物，血糖水平会反应性升高。久而久之，胰岛素受体会变得对胰岛素"不敏感"，此时就需要越来越多的胰岛素才能完成任务。这种情况称为胰岛素抵抗。目前，大约有45%的美国人存在着不同程度的胰岛素抵抗。据估计，这个比例还会持续升高。

MMT食谱不包括那些很容易转化为葡萄糖的成分，例如谷物、各种糖类以及含有大量净碳水化合物的食物，因此，能够使血糖维持在低水平，由此会导致体内的胰岛素维持在低水平。较低的血糖和胰岛素水平使胰岛素受体有机会恢复敏感性。

## 减轻炎症

糖类会在机体内诱发炎症，因此它是一种"不干净的燃料"，从来都不是机体首选的主要"燃料"。当我们通过糖类代谢产生能量的时候，随之而产生的活性氧要比代谢脂肪高出30%~40%。

ω-6油脂，特别是那些经过高度精炼的ω-6油脂非常容易被氧化，诱发炎症的能力很强。因此，在执行MMT的时候，需要限制这些"坏"脂肪的消耗，而有些食物富含有益于健康的脂肪，我们需要尽可能获取这些必需的成分。当食谱中ω-3油脂含量增加的时候，可以改善ω-6油脂和ω-3油脂之间的比例关系。在随后的章节中，你们会看到这种状态对于维持细胞的健康状态是非常重要的。

另一方面，饱和脂肪并不像油脂那样容易被氧化，这是因为它们的结构中不含容易被氧化破坏的双键。在 MMT 中，机体所需脂肪优先从饱和脂肪和单不饱和脂肪这些有益于健康的食物中获得，同时明显减少 ω-6 油脂的消耗。研究显示，低碳水化合物饮食有利于减轻全身的炎症水平。[10]

## 自我吞噬：自噬及线粒体自噬

"自噬"这个术语的含义是自我吞噬，是机体清除体内积累的碎片或残骸（也包括毒素）的过程，同时也是回收受损细胞组分的过程。而当自噬发生在线粒体中，整个线粒体被消化和清除的时候，这个过程称为线粒体自噬。

无论是自噬还是线粒体自噬都会对机体健康发挥令人难以置信的重要作用。2016年的诺贝尔生理学或医学奖颁给了大隅良典，表彰他发现了自噬的驱动机制。[11]

低质量的饮食、过多的活性氧以及高水平的炎症都会抑制自噬和线粒体自噬，此时受损的线粒体一直逗留在细胞里，持续散发出"促炎"分子，加速机体的老化过程。也就是说，自噬和线粒体自噬在控制机体内的炎症水平方面发挥着重要作用，有助于延缓机体衰老。

自噬和线粒体自噬过程在很大程度上受雷帕霉素机械靶蛋白（mTOR）控制，这种蛋白曾经称为哺乳动物雷帕霉素靶蛋白，属于一种基本的代谢调控通路，我将在第 3 章中更进一步阐述。mTOR 在被激活的时候，会为机体生长及再生提供能量。同时，mTOR 的活性决定着细胞的维持和修复能力。MMT 将会通过 mTOR 通路的抑制（下调）机制，从而发挥刺激自噬和线粒体自噬的作用。

## 线粒体的生物发生（新线粒体的产生）

线粒体的生物发生是指新的、健康的线粒体能够被复制出来的过程。当谈到如何维持机体最佳的生物功能以及身体健康的时候，简单来说，拥有的健康线粒体数目越多，机体今后的状态就越好。

研究结果显示，至少在啮齿类动物模型中，当机体产生能量的方式转变为代谢脂肪的时候，会刺激线粒体发生。[12] 与由糖类提供能量相比，选择由脂肪提供能量的食谱会产生更少的活性氧，此时线粒体不必一直忙着与有害的自由基作战，由此导致的有益效果就是线粒体可以拥有更多能量来创造更多更健康的线粒体。从某种意义上来说，此时的线粒体拥有了超级动力。

# 酮体的影响

当我在 MMT 中提到"代谢脂肪"的时候，我真实的意思是"代谢酮体"。酮体也称为酮类，这是一个保守的生化词汇。"酮类"和"酮体"这两个词汇可以互换，也经常相互替代。在本书中，我将一直使用"酮体"这个词。

酮体是一种水溶性的能量微粒，由肝脏内的线粒体利用食物或机体内储存的脂肪制造，常常用来替代糖产生能量。由于它们是水溶性的，酮体不需要载体蛋白就可以进入血液循环，它们还很容易穿过细胞膜甚至血脑屏障*。[13]

事实上，当缺乏食物的时候，酮体能够为机体和大脑提供至关重要的能量，是机体对环境所做出的绝妙生物适应之一。如果没有酮体，在没有食物的时候，几周内机体就会死亡。人们曾经认为，大脑只能利用糖类供应能量，即使现在依然有很多健康专业的人员和组织支持这种过时的理论。50 年前，已故的乔治·卡希尔就曾证实这种理论是错误的。[14] 事情的真相是，由于大脑所消耗的能量达到了机体摄入的总能量的 20%，因此机体会利用完美的机制为大脑传输"燃料"。大脑能够转换到代谢酮体供应能量，基于这种能力，处于禁食状态的人的生存期可以从几周延长到一个月以上。在历史上处于禁食状态的人中，有据可查的最长存活时间达到了 1 年零 17 天。只有在机体能够有效利用酮体的时候，才有可能达到如此引人注目的存活纪录。

酮体是 MMT 的重要组成部分之一。当机体内出现酮体的时候，就提示脂肪已经开始替代糖类，成为机体的主要"燃料"。

酮体有以下 3 种不同的类型。

• 乙酰乙酸：是另外两种酮体的前体，能够通过尿液排泄。

---

\* 血脑屏障：是指在血液与脑组织之间由毛细血管内皮、基底膜和星状胶质细胞血管周足等构成的屏障结构，能够限制物质在血液和脑组织之间的自由交换，防止有害物质进入脑组织，对脑和脊髓起到保护作用。——译注

- β-羟丁酸：在3种酮体中含量最高，能够进入血液循环，可以用来供应能量。
- 丙酮：随着呼吸排出体外。

## 酮体：是恶棍还是英雄

非常遗憾的是，时至今日，当提到酮体的时候，无论是普通大众还是专业的医务工作者依然存在着明显的困惑。这种困惑来自具有营养价值的"酮症"和糖尿病"酮症酸中毒"之间的差异。尽管这两个词汇中都含有"酮症"这个共同的部分，但是它们本质上是两种完全不同的代谢状态。

营养性酮症是机体通过代谢脂肪提供能量时所处的状态，由此会特异性地创造出维持机体健康以及延缓衰老所必需的条件。当机体处于营养性酮症状态的时候，血液中的酮体水平会特征性地维持在0.5~3毫摩尔/升，达到6~8毫摩尔/升的情况非常罕见。与此同时，血糖水平也会降至3.9毫摩尔/升甚至更低，处于健康水平。

而作为一种极端状况，糖尿病酮症酸中毒是一种威胁生命的症状，源于不受控制的糖尿病，如果不给予恰当的治疗，则会致命。当机体处于糖尿病酮症酸中毒状态的时候，血液中酮体的水平会超过20毫摩尔/升，这是它的特征性表现之一。糖尿病酮症酸中毒真正的危险在于，此时的血糖水平也非常高，至少为13.9毫摩尔/升，最高甚至可以达到22.2毫摩尔/升！由此导致严重的代谢性酸中毒，继而出现亟待强化医疗管理的严重脱水。

对于罹患1型糖尿病的患者来说，由于体内胰岛素水平非常低，有可能出现酮症酸中毒。即使在没有进食的情况下，肝脏也会持续合成糖原，这种状态需要胰岛素进行抑制。在通常情况下，较高的血糖水平会抑制酮体的生成，但是胰岛素缺乏又意味着不会产生停止制造酮体的指令。同时，由于能够获得足够的糖原，大脑不会利用酮体作为能量来源。在这些因素的综合作用下，酮体在机体内逐渐积聚，最终导致代谢性酸中毒。

与此相反，在营养性酮症状态下，除非已经禁食了相当长的时间，机体内一直有足够的胰岛素存在，可以抑制肝糖原的合成。而当我们减少碳水化合物摄入的时候，血糖水平随之降低，此时大脑利用酮体作为能量来源，它们在体内积聚的现象绝不会出现。

糖尿病酮症酸中毒这种危及生命的代谢问题，从本质上来说是同时存在非常高的酮体水平、非常高的血糖水平以及脱水所导致的代谢效应，这种情况在营养性酮症状态下是不存在的，不过很多保守的医生仍然会坚持他们那些过时的看法。

在历史上，阿特金斯博士率先向公众介绍，在降低食谱中碳水化合物的比例以后，出现酮症是最令人满意的效果之一，但是他并没有使用"营养性酮症"一词作为专业术语。基于当时公众对"酮体到底是好是坏"的困惑以及对脂肪的妖魔化，阿特金斯博士在撰写著作的时候遇到了极大的阻力，没有选择使用"营养性酮症"一词。这也是在他的著作中最终决定强调降低食谱中碳水化合物的比例，而不是宣扬代谢脂肪的好处的原因所在。

从那时起，研究结果逐渐阐明了健康脂肪和不健康脂肪对机体影响的差异，在此期间阿特金斯博士于 2004 年去世。谢天谢地，到了 21 世纪，出现了大量支持营养性酮症能够为代谢提供好处的论文，加上有人真正体会到了营养性酮症的益处，关于酮体的困惑开始逐渐减少，越来越多的卫生保健从业人员甚至那些保守的医生开始采用饮食干预的方法，而在此之前他们对营养问题一直采取忽视的态度。

## 为什么机体会产生酮体

直到 19 世纪后期人们才发现，那些罹患未经控制的糖尿病（也就是处于糖尿病酮症酸中毒状态）的患者的尿液中存在酮体，它们的这个首次亮相并不光彩。[15] 在随后的几十年里，研究人员逐渐认识到，除了消极的影响，酮体的生成也会发挥积极的作用。

无论什么时候，只要食物中的碳水化合物不足或者缺乏，仅仅在数天以后，机体就开始将脂肪转化为酮体。这种新陈代谢的灵活性是人类能够幸存下来的一个重要原因，它帮助我们能够适应多种多样的食物来源。

除了帮助机体度过食物匮乏的阶段，酮体还为我们提供了许多有益于健康的好处。

- 如果细胞将酮体作为能量来源，代谢时所产生的活性氧要远远少于由糖类提供能量的时候。在本质上，酮体是比糖类更"干净"的能量来源，这也就意味着由活性氧所导致的线粒体损伤更小。

- 一旦机体开始利用脂肪（也包括酮体）提供能量，就会减少癌细胞可以得到的糖类的数量，同时也会减少细胞对活性氧的暴露，从根源上减小癌症形成的可能性。

- 酮体中最主要的 β - 羟丁酸自身携带有多种信号功能，最终能够影响基因表达。[16]

- 酮体通过减少或下调促炎细胞因子，以及增加或上调抗炎细胞因子，在缓解炎症方面发挥着重要作用。[17]

- 酮体的结构与支链氨基酸（BCAAs）非常接近。与 BCAAs 相比，机体更倾向于利用酮体，因此酮体具有非常有效的蛋白质节约效应，从而使机体仅仅需要较少的蛋白质就可以维持甚至增加肌肉量。[18]另外，BCAAs 是 mTOR 信号通路强有力的刺激因子之一，而这条非常重要的代谢通路在疾病（其中也包括肿瘤）状态下常常被过度活化。因此，当我们在维持营养性酮症状态的同时也会抑制 mTOR，从而降低它的活性，随之而来的就是健康状态的改善和寿命延长。[19]不过，mTOR 在机体内也会发挥积极的作用，特别是对于年轻人来说，它会刺激肌肉蛋白的合成。很多竞技运动员和健美运动员会寻求方法活化 mTOR 信号通路，但是这需要付出寿命受损的代价。[20]

- 研究结果显示，罹患神经退行性疾病（例如痴呆或阿尔茨海默症）的患者常常会出现大脑细胞暴露于过氧化氢的现象，而此时酮体可以为大脑细胞提供重要的保护作用。[21]正如我在第 4 章中将要讨论的那样，在机体内铁元素含量较高的情况下，过氧化氢会转化为危险的羟基自由基，因此，如果我们能够将机体内铁元素的含量维持在最佳水平，就可以从酮体上获得更多的好处。

- 酮体上调（增加）大脑内线粒体的生物学发生，[22]这也就意味着通过增加线粒体数量来帮助机体获得制造更多能量的能力。

- 有一篇研究报告听上去就像奇闻逸事，其中提到，对于某些人来说，禁食或食用低碳水化合物食物会产生轻微的欣快感，由此提示酮体还会在提升幸福感方面发挥作用。[23]

尽管能够提供上述好处，但仅仅产生足够的酮体，使机体正式进入营养性酮症状态，还不能算是 MMT 最主要的目标。食用最健康的食物，保持机体一直处于代谢脂肪的状态才是终极目标。这也正是我并没有把 MMT 称作"生酮饮食"的原因。"生酮饮食"这个词汇常常用于描述那些以高脂肪、低碳水化合物为特点的饮食，这种饮食的全部目标都是尽可能多地生成酮体。这种情况和 MMT 有所差别，正如我在前面已经提到的那样，MMT 的最终目标是优化机体内线粒体的功能，减少自由基所导致的损伤，从根本上解决疾病问题。生成酮体只是达成目标的手段之一，并不是结果。

---

### 病历分享：一位脑肿瘤患儿是如何提高生活质量并延长生存时间的

在利用 MMT 的原则治疗癌症方面，没有任何一名医生的经验会比米利亚姆·卡拉米安丰富。她帮助我校订了本书中的绝大部分内容。在撰写本书的时候，我请求卡拉米安向读者分享她的儿子拉菲的故事，拉菲的疾病曾经迫使卡拉米安像大部分癌症患儿的父母一样竭尽所能。下面就是卡拉米安讲述的内容。

当我的宝贝拉菲 4 岁的时候，我们发现他得了脑癌。在震惊之余，我和丈夫立即同意开始对他进行标准的治疗：每周一次联合化疗，一共持续 14 个月。当化疗失败的时候，适合拉菲的其他治疗方法就不多了，也几乎不会有效。在随后的一年半时间里，拉菲经历了高风险的手术、逐渐增多的脑积水以及在临床试验过程中出现的药物副作用。一次又一次，我们反复经历治疗失败所带来的沮丧。越来越明显，在这场恶战中，我们的儿子正在走向失败。

在拉菲刚刚 7 岁的时候，他的治疗团队开始施行姑息治疗\*。看上去，拉菲的故事就快要结束了。不过在一个夜晚，我偶然发现了托马斯·塞弗里德博士

---

\* 姑息治疗：针对那些失去了根治机会或者现有治疗手段无法根治的患者，通过综合的、合理的治疗，控制疾病发展，缓解各种伴随症状和疼痛，最大限度地延长无症状生存期，提高生活质量。——译注

## 脂肪革命：高脂低碳，科学生酮

具有开创性的研究成果。我当时在研究拉菲正在使用的很多药物中的一种。他提出了一种理论，那就是癌症原本是一种代谢性疾病，可以利用饮食疗法进行干预。那么，不用那些有毒的药物，我们是不是也可以对拉菲进行治疗？

这是一种激动人心的可能性。一想到这一点，我就禁不住颤抖。不过我们还有很多挑战需要面对。首先，我并没有接受过营养学方面的培训。其次，另一个更广泛的问题是，当时并没有利用高脂、低碳水化合物食谱治疗癌症的先例。较为有利的方面是，一个来自约翰·霍普金斯大学的团队利用这种食谱治疗那些存在治疗抵抗现象的癫痫患儿，获得了丰富的经验。当时他们刚刚发行了新版的操作指南，其中还推测脑癌患者有可能从生酮饮食中获益。

在查理基金会的网站上，我找到了一些富有同情心且对酮体有所了解的患儿家长，他们愿意回答我层出不穷的问题。尽管如此，如果没有当时照顾拉菲的肿瘤学家和儿科医生的鼓励，我还是不会真正沿着这条道路走下去。他们为我们提供了支持，使我们能够经受住那些高水平专家团队的恐吓，克服重重障碍，一往无前。

2007年春天，我和丈夫根据那本指南（这是我们唯一可用的工具），开始将拉菲的食谱调整为生酮饮食。遵循在癫痫患儿中的操作模式，我选择从禁食开始。第一天无论是精神上还是肉体上都非常痛苦，但是小孩子的新陈代谢具有非常大的灵活性，这种灵活性要远远超过绝大部分成年人。没有经过多长时间，通过利用酮体和脂肪，拉菲的精力就旺盛了起来。事实上，拉菲在接受药物治疗的时候，曾经伴随着严重的胃肠道副反应。与那些日子相比，这个看上去有些残忍的开端更加平稳。

令人惊讶的是，拉菲的症状几乎立刻开始改善。他有了更多的精力，能够更加清晰地思考。此前由于肿瘤的原因，拉菲已经几乎看不见东西了，而现在他的视力也有了一定程度的恢复。我们知道，自己走对了路。为了达到更好的效果，我们花费了一段时间，对这种新的饮食方法进行调整。这种努力有了慷慨的回报，仅仅在开始采取生酮饮食3个月以后，核磁共振成像就清晰地显示肿瘤团块缩小了。

　　在为拉菲好转而兴奋的同时，我的心情也有些沉重，为什么不是每个人都能够获得这些可以改变人生的信息？一份生酮食谱并不复杂，只不过是那些常见食物的不同混合方式。既然如此，为什么传统医学和营养学团体会对它设置如此多的障碍？

　　我非常希望能够帮助其他人了解这种饮食选择，它只不过作为一个补充，而不是完全替代标准的治疗方案。在几周之内，我就报名参加了一个营养学的研究生课程。我相信，此后我就可以和那些希望通过调整饮食改善生活质量甚至延长寿命的人一同学习，分享知识。一想到这些，我就兴奋不已。

　　拉菲最终没能战胜癌症，但是我从来没有认为这种饮食方法是失败的。在他接受生酮饮食的 6 年时间里，我们全家尽情享受生活，其中包括非常美好的 5 个月。我们在巴哈半岛露营，无忧无虑地在阳光下嬉戏，而不是陷入肿瘤治疗之中无法自拔。这些明显的成效，加上那些年调整饮食带给我们的那种掌控一切和充满斗志的感觉，不断驱使我以极大的热情帮助别人。事实上，我们做这些工作是为了纪念拉菲，这给我们带来了非常美妙的感觉。

　　我在 2010 年正式开始执业。从那时以来，我指导了数以百计的癌症患者将自己的食谱转换为治疗性的饮食方案，其中很大一部分患者在他们的肿瘤科医生眼中出现了"令人惊异的治疗反应"。尽管如此，非常不幸，饮食治疗依然没有得到充分利用，甚至几乎被摒弃了。这是因为在癌症治疗领域中，人们一直标榜要坚持"基于证据"的疗法，即使在数百万患者因为这种毁灭性的疾病而去世的时候也是如此。我真的相信这种饮食方案，确信它为我们提供了一条没有障碍就可以改善健康状况的道路。这也正是我非常高兴能够在本书中介绍自己的见解和经验的原因。

# 第 3 章
## 蛋白质悖论

正如我在前言中提到的那样，罗斯戴尔博士是我最主要的营养学导师之一。我非常感谢罗斯戴尔博士，他帮助我理解那些重要的概念，其中最重要的就是蛋白质和胰岛素在线粒体代谢方面所扮演的角色。

对于人体健康来说，蛋白质是至关重要的。它是组成酶、细胞受体以及信号分子的结构部件，还是肌肉和骨骼的主要基础材料。同时，蛋白质承担着传输载体的功能，而组成蛋白质的氨基酸还是激素和维生素的前体。

然而，当机体获得的蛋白质多于实际需求的时候，肾脏就承担起排出过多含氮废物的任务。如果此时肾脏本身已经存在疾病，额外增加的压力就成为导致肾功能恶化的因素之一。[1] 与很多非常流行的食谱（例如阿特金斯食谱和原始饮食食谱）的建议相反，更多的蛋白质并不一定意味着更好。这种情况在生活中的许多方面都存在，好东西并不一定多多益善。

有一点非常重要，我们需要意识到，有益于机体健康的蛋白质摄入量是有上限的。一般来说，美国人所消耗的蛋白质要远远超出机体实际所需，碳水化合物的情况也是如此，而健康的脂肪满足不了要求。现在非常清楚，我们需要彻底调整食谱中各种成分的构成比例。

为了理解为什么食用过量的蛋白质是一个坏主意，就需要对下面的几个概念有一个基本的了解。

# 能量限制

早在 60 年前，人们就在动物试验中证实，能量限制是维持健康、延长寿命以及延缓衰老的黄金准则。在保持充分进食的情况下，通过单纯减少热量摄入，能够预防营养失调。目前已经知道，能量限制能够改变成百上千个基因的表达。在这些基因之中，有些与长寿有关，而有些参与新陈代谢、细胞生长、生殖、免疫反应以及其他一些重要的生物过程。我们可以在不同的物种之中观察到能量限制对生物的影响，这个物种范围非常广泛，从蠕虫、酵母菌一直延伸到啮齿类动物和鱼类。现在已经有了强有力的证据，证实能量限制会对人类的寿命产生类似的影响。[2]

尽管能量限制简单有效，但是依然没有多少人愿意采纳这种策略。目前有个好消息，选择高脂、蛋白质充足而碳水化合物较少的食物，能够使我们获得与能量限制相同的益处，同时还没有能量限制所伴随的执行难度以及食物被"剥夺"的感觉。

研究人员在近期梳理出，并不是总能量缺乏触发了能量限制所带来的有益效果。最近的一期《科学》杂志提示，这种效果很可能在很大程度上来自蛋白质特别是蛋氨酸摄入的减少。蛋氨酸是一种氨基酸，大量存在于肉类食物中。[3]现在已经非常清楚，蛋氨酸是机体中的一种非常重要的抗氧化剂，它是谷胱甘肽的甲基供体，因此，我们并不希望从食谱中完全剔除蛋氨酸，仅仅减少它的摄入量就可以了。

## 胰岛素

胰岛素是一种古老的激素。从苍蝇和蠕虫一直到人类，绝大部分生物体内都有胰岛素存在。在人体中，胰岛素的主要作用是控制营养物质的储存，在食物充足的时候将携带有能量的营养素保存起来，以便在食物缺乏的时候进行缓冲。更具体地说，胰岛素的工作就是将过多的碳水化合物转化为脂肪。

胰岛素在机体的老化过程中发挥着双重作用。如果机体察觉到食物是充足的，胰岛素就会向生殖系统传递解除警报的信号，使机体的各项行为偏离自我保护，向创造新生命倾斜。

另外，如果机体察觉到饥荒存在，为了在将来能够履行繁殖的生理学责任，一系列保护和再生机制将开启，确保人类能够在食物匮乏的情况下存活下来。

一般来说，在胰岛素平均水平较低的情况下，胰岛素受体的敏感性较好，此时机体的老龄化进程相对较慢。事实上，已经有人对地球上那些长寿的人进行了研究，结果显示较长的寿命与较低的胰岛素水平以及较高的胰岛素受体敏感性是相关的。

## 胰岛素样生长因子1

过量的蛋白质还会刺激一种激素的产生，这种激素称为胰岛素样生长因子1，简称 IGF-1。这个名称揭示了很多与这种激素有关的信息，提示它自身与胰岛素有密切的关系。这一点并不奇怪，IGF-1 在某种程度上发挥着与胰岛素类似的作用。这两种激素如此相似，以至于能够与对方的受体发生交叉反应。

IGF-1 的信使由人类生长激素（HGH）担任。一旦脑垂体释放 HGH，它就会刺激 IGF-1 的合成和释放。HGH 所导致的合成代谢以及生长效应绝大部分都由 IGF-1 负责。具体来说，IGF-1 会告诉机体通过指示细胞进行繁殖而生长。在这个过程中，尽管会形成更强壮的生物体，但也付出了很高的代价。与胰岛素类似，IGF-1 是一种强有力的衰老刺激因子。研究证据显示，与 IGF-1 水平较高的动物相比，如果人体中生成的 IGF-1 较少，则生存期会明显延长，而且在生存期需要忍受疾病折磨的可能性也较小。

曾经有一项研究以生活在厄瓜多尔偏远角落的一群人为研究对象，他们饱受一种罕见类型的侏儒症的折磨。这种侏儒症称为莱伦氏综合征。结果证实，这种疾病和 IGF-1 之间有着密切的联系。[4] 研究结果还显示，患有莱伦氏综合征的患者存活的时间更长，几乎不会罹患糖尿病和癌症。全世界的科学家都震惊了。

研究人员对 99 名患有莱伦氏综合征的患者随访了 5 年，他们中间没有出现一个糖尿病患者。根据记录，其中只有一人罹患肿瘤，而且这名患者还幸存了下来。随后研究人员调查了莱伦氏综合征患者的那些身高正常的亲属，总人数超过 1000 名，结果显示在莱伦氏综合征患者和其亲属之间，由于癌症而死亡的概率为 1∶5。另外，在这些亲属中，5% 死于糖尿病。尽管在莱伦氏综合征患者群体中肥胖的比例非常高，但是出人意料的是，他们都对胰岛素敏感。另外一项以生活在欧洲的莱伦氏综合征患者（这两个莱伦氏综合征患者群体是彻底分离的，他们之间毫无关系）为对象的研究再一次证实了这些令人震惊的结果。

当研究人员分析莱伦氏综合征患者的血液样品时，他们惊奇地发现，其中含有高水平的 HGH。在进一步的研究中，他们找到了答案，这些患者的 HGH 受体存在一个突变。换句话说，莱伦氏综合征患者无法通过产生 IGF-1 对 HGH 做出反应。绝大部分研究人员都非常震惊，对于糖尿病和癌症这两种发达国家中最致命和令人沮丧的疾病来说，仅仅 IGF-1 缺乏就能够产生如此戏剧性的影响。

# 雷帕霉素机械靶蛋白（mTOR）

mTOR，以往也称为哺乳动物雷帕霉素靶蛋白，我在第 2 章中曾经简单地提到过它。mTOR 是一种复杂的古老蛋白，为机体内最重要的营养信号传导通路服务。20 世纪 60 年代后期，人们在复活节岛上发现了一种细菌，此后利用它开发出雷帕霉素。这是一种有效的抗癌药物。这个开发过程很漫长，仅仅在不久以前，人们才发现了 mTOR。[5] 美国的绝大部分内科医生在接受培训的时候，都没有学习过与这条重要信号通路相关的内容。而事实上对于所有的哺乳动物来说，mTOR 所介导的信号通路都是构建肌肉的关键机制。当 mTOR 没有接受刺激的时候，它会命令细胞进行一系列修复和维护等自主过程，包括自噬（清理细胞碎片）、DNA 修复、活化细胞内的抗氧化物质以及热休克蛋白（HSPs）。而当 mTOR 被激活以后，最具代表性的是被过量蛋白质激活，它会诱使细胞生长和增殖，同时还会抑制绝大部分细胞和线粒体的修复及重建机制。

如果机体能够维持较低的血糖、胰岛素以及生长因子（例如 IGF-1）水平，没有过多的氨基酸，就可以抑制 mTOR 信号传导通路，此时允许上调那些促进细胞和线粒体维护与修复的基因表达。由此可见，我们的饮食会对自身的总体健康状况产生深远影响，甚至会影响寿命，其中最重要的是机体的健康寿命，也就是我们实际上能够健健康康、不受疾病折磨的时间长度。

在所有能够激活 mTOR 的营养素之中，来源于蛋白质的氨基酸的效果最强。通过食用大量蛋白质来激活 mTOR 也是抑制细胞和线粒体自噬的最快途径之一，此时机体无法有效地清除各种残骸以及受损细胞。即使我们已经竭尽所能，使血糖和胰岛素维持在较低的水平，进食过量的蛋白依然能够激活 mTOR 信号传导通路。由此可见，如果我们希望治疗疾病和延长寿命，就要避免长期食用过量的蛋白质。

事实上，几乎所有的癌症都与 mTOR 活化有关。利用药物，例如雷帕霉素（它正是 mTOR 名字的来源）抑制 mTOR，是一种常见且非常有效的抗癌疗法。这也正是为什么现在我和罗斯代尔博士都坚信限制食谱中的蛋白质摄入比限制净碳水化合物（指总的碳水化合物减去纤维素后剩余的质量）更重要。

这个理论已经在小鼠身上经过了测试并被证实，不过无法否认小鼠和人之间存在很大的差异。这项研究在 2014 年完成，结果最终发表在《细胞代谢》杂志上。[6] 在研究过程中，人们发现，如果利用碳水化合物代替食物中的蛋白质，小鼠的健康状况就会有所改善，寿命也会延长，提示减少蛋白质比减少碳水化合物对 mTOR 的抑制作用更强。

值得注意的是，在这项研究中研究人员并没有测试高脂饮食。另外，研究对象是小鼠而不是人类，前面已经提到两者之间毕竟存在差异。由于在这项研究中只比较了碳水化合物和蛋白质，如果它们两者是仅有的选项，限制蛋白质在事实上就可能要比限制碳水化合物更重要。但是，就像我在本书中反复强调的那样，从长远看，食用过量的净碳水化合物可能也会产生很多弊端。因此，利用有益于健康的优质脂肪代替净碳水化合物，将食物中的蛋白质含量限制在维护和修复机体所需的水平，看上去是一个更加合理的选择。

不过，对于年轻人来说，甚至包括那些中年运动员，通过刺激 mTOR 来构建肌肉，享受体格更健壮、速度更快、表现更优异的状态的确是一个值得考虑的目标。还有一点非常重要，我们需要注意上述这个群体具有生育能力，蛋白质摄入水平较高有利于这种能力的发挥。在大多数情况下，长时间抑制mTOR(例如利用净碳水化合物)，对于优化健康来说，同样不是明智的策略。我将在第10章中进一步讨论这个问题。对于mTOR和生殖之间的关系，人们已经进行了研究，但是结果并不明确，谨慎的看法是，一旦完成了生育后代的使命，最好选择适量的蛋白质，以发挥mTOR的抑制作用为主，将目标集中在如何延长机体的健康寿命以及总寿命。当然，寻求通过力量训练增加肌肉量的时期除外。

另外一个非常重要的例外情况是那些超过65岁的老年人。对于他们来说，摄入较多的重要蛋白质能够避免肌肉萎缩，因此老年人可以稍微放宽对蛋白质的限制。在接受力量训练的同时适当增加蛋白质摄入量，才能够将额外的蛋白质转化为肌肉。

## 罗恩·罗斯代尔博士专访

除了罗斯代尔博士以外，特拉维斯·克里斯托弗森同样对我产生了深远的影响，也正是他激发了我撰写本书的灵感。特拉维斯·克里斯托弗森是《被真相颠覆》一书的作者，这是一部杰作，文笔流畅，而且引人入胜，值得仔细阅读。基于这个原因，我拜托克里斯托弗森为本书专门对罗斯代尔博士进行专访。

特拉维斯·克里斯托弗森（以下简称TC）：从20世纪八九十年代开始，患者从你的诊所中走出来的时候常常是一头雾水。他们都有一个共性，那就是从你这里获得的建议与他们既往的认知完全相悖。不管他们找你就诊是出于什么目的，无论是治疗糖尿病、心血管疾病、骨质疏松还是缓解疼痛，或者是为了预防癌症，甚至是仅仅希望变得更健康一些，你开具的处方都没什么不同：减少食物中的碳水化合物，减少食物中的蛋白质以及增加脂肪。

当时正值脂肪恐惧的顶峰时期，你的建议直接挑战了主流观念，而医务人员通常不会采取这种富有侵略性的方式。我想知道，这么多年过去了，你的想法有没有什么变化？

另外，你在什么时候第一次将医学界对疾病的看法和营养素在疾病中的作用联系在一起，认识到那些非常盛行的教条是错误的？

罗恩·罗斯代尔（以下简称RR）：我在医学院学习的时候就已经开始质疑

## 脂肪革命：高脂低碳，科学生酮

传统知识了，那个时候我们正在学习关于 2 型糖尿病的知识。我非常困惑，当患者的血糖水平很高的时候，为什么我们还会给他们提供大量的糖，然后试图通过药物进行纠正？这些正是当时我们被教导的治疗方式——仅仅控制血糖而不去处理真正的病因。我认为替代方法的原理是显而易见的：去除食物中那些能够被转化为糖的碳水化合物，利用脂肪替代糖提供能量。

对我而言，治疗症状最简单的方法就是从疾病的根源入手，就像抓住叶子把一棵蒲公英连根拔起，完全没有必要做其他太多的事情。不过问题是，医疗机构常常不知道疾病的根源到底在哪里。

当我离开学校开始自己执业的时候，我就建议自己的患者采用一种低碳水化合物、高脂肪的食谱，结果非常值得关注。

我早期的患者之一是一位男性，某一天他出现在我的候诊室中，当时正计划接受第二次搭桥手术。

医生告诉他，如果不接受手术，他将在几周内死亡。由于第一次搭桥手术时所遭受的可怕经历，这位患者为了避免再次手术愿意做任何事。当时他的情况非常糟糕，每天接受 102 个单位的胰岛素，而血糖水平依然超过 300 毫克 / 分升。为了治疗其他慢性病，他每天还需要服用 8 种不同的药物。

我并没有尝试用药物去解决每个问题，而是让他开始采用低碳水化合物、高脂肪饮食。很快，他就停止服用某些药物，而剩下的那一部分药物逐渐也都停用了。

我为这位患者治疗的目标是恢复他体内 20 万亿细胞之间的相互交流，直到基因和基因之间以及激素和受体之间能够再次正常交换信息。起初，在这位患者血管内流动的大量胰岛素一直在大声而粗暴地向细胞发布指令，但是细胞对此充耳不闻。这种情况就是所谓的胰岛素抵抗。而暂时解除这种持续的粗暴指令，细胞才有机会恢复自身的胰岛素受体，使其能够正常接收信号并随之做出恰当的反应。

在胰岛素和机体的其余部分恢复联系以后，其他许多问题才会开始得到解决。电解质平衡得以恢复；血管开始舒张，由此导致血压降至正常；被阻塞的血管得以疏通；受损的神经也开始修复。效果令人惊讶，这位患者最终并没有接受手术，也不再需要药物治疗，没有胸痛和神经方面的症状。在此后的 15 年里，他一直在享受打高尔夫球的乐趣。

我曾经利用同样的方法为许多罹患不同疾病的患者进行治疗，同样都产生了明显的效果。

利用这种类型的饮食治疗的病例越多，我就越明白，有多种慢性病在影响社会实际上是一种假象，这些疾病仅仅是表面现象，而胰岛素问题才是它们共同的根源。

TC：您曾经在1999年做了一场具有里程碑意义的演讲，名为"胰岛素及其对代谢的影响"。这次演讲在网络上被广泛转发，开阔了人们的眼界，并且拓展了思维。现在到了21世纪，我们已经知道胰岛素受体抵抗是导致线粒体功能障碍的主要因素之一，到底是什么帮助您把胰岛素和线粒体联系到了一起的？

RR：在20世纪八九十年代，老龄化研究刚刚开始起步。我当时沉迷在这个领域里，我有一个预感，很多疾病的原因都可以回溯到未被充分认识的老龄化过程，而胰岛素是其中的关键因素。

生命在本质上有一项不可避免的任务，那就是繁殖。一旦机体的生殖高峰期已经过去，大自然就对我们的存活状况漠不关心。我们自身也开始程序性地退化，这就是所谓的老龄化过程。

当时我知道过量的胰岛素具有损害性效果，这一点可以被直接观察到。阿纳托里·B. 科鲁兹博士曾经往狗的股动脉中注入胰岛素，仅仅在3个月以后，该动脉就几乎完全被血小板闭塞。科鲁兹博士是圣安东尼奥市得克萨斯大学健康科学中心的外科医生和创始教员之一，他在20世纪70年代早期偶然发现了这个现象。如果我们重复这个试验，就会得到相同的结果。而正是这一点帮助我认清了胰岛素抵抗是无数有害的老龄化过程的根源，这些有害过程包括甘油三酯升高、镁元素缺乏、细胞分裂增多、蛋白质糖化以及对细胞自噬的抑制，而细胞自噬是机体去除细胞碎片的过程。

在我的脑海里，答案清晰地显现了出来。通常来说，绝大部分患者所面临的医疗问题的核心都来源于老龄化，其中胰岛素和IGF-1作为信使，通知机体进行老龄化过程。如果机体能够将胰岛素和IGF-1维持在尽可能低的水平，就会延缓老龄化。与此同时，活化有助于复原信号传导通路。

TC：您还认识到，虽然胰岛素非常重要，不过瘦素在肥胖和慢性病的发生方面也发挥着一定的作用。这是怎么回事呢？

RR：瘦素看上去是通过一种非常简单的机制发挥作用的，它会设定脂肪积累的量，而这个量由脂肪自身决定，也就是说脂肪通过产生瘦素决定自己的命运。

我认为，一旦机体内脂肪积累到一个有益于健康的量，足够的瘦素就会被释放到血液中。当其抵达下丘脑的时候，会产生特异性的指令：停止进食，并且开始代谢脂肪。相反，当机体太瘦的时候，瘦素水平将会下降，通知机体进食更多的食物，储存更多的脂肪。就我看来，瘦素在本质上发挥着一个中介作用，使机体处于平衡状态，储存足够的能量，使机体能够在饥荒的时候存活下来，同时还要避免机体长得过大。机体过大，对于捕食者来说会导致捕猎能力丧失，而对于被捕食者来说，则会难以逃脱肉食性动物的捕猎。

但是，当研究人员测试肥胖者体内瘦素水平的时候，发现它已升高。每个人，其中也包括我，对于激素作用方式的理解都与之矛盾。我开始好奇，我所制定的抗衰老饮食方案会不会对瘦素抵抗情况同样发挥作用？就像胰岛素一样，这种饮食会不会简简单单地通过去除持续的过量瘦素刺激，使下丘脑和全身细胞对瘦素恢复敏感性？

胰岛素和瘦素受体抵抗实际上是一种脱敏过程，就像一个人走进了一个气味刺鼻的房间，久而久之，最终会感觉不到这种气味。此时他的嗅觉就出现了抵抗。不过，当离开房间一段时间以后，鼻子将会再次变得敏感，如果再回到房间中，就又会闻到那种刺鼻气味。

为了验证这种理论，我需要一个能够检测瘦素的实验室。在那个时候，全美只有一间实验室符合条件。在它的帮助下，我发现削减食物中碳水化合物的含量，同时通过降低蛋白质的消耗减少某些氨基酸的摄入，几天内就可以观察到患者体内的瘦素水平降低了一半，而患者不会感到饥饿，体重也开始减轻。这些情况说明，瘦素的敏感性得到了恢复。

TC：请您谈一谈为什么需要限制蛋白质。

RR：我首先确定的是，来源于蛋白质的氨基酸能够转化为糖，而随后糖会刺激胰岛素释放。因此，尽管我知道蛋白质对于健康来说至关重要，但我依然开始设法找到蛋白质足够但又不会过多的最佳摄入量。此后我开始研究 mTOR，这是在延缓老龄化的过程中最重要的信号传导通路。我发现蛋白质的消耗量会对 mTOR 产生强大的作用。

我觉得，那些提倡低脂、高碳水化合物的食谱所推荐的蛋白质含量已经超出了健康范围。在自己接待的患者中，我曾经观察到，如果限制蛋氨酸（这是一种在肉类食物中含量很高的氨基酸）的摄入量，就能够减少内脏脂肪的总量，还可以维持胰岛素的活性，从而降低血液中胰岛素、葡萄糖以及瘦素的水平。同时，机体还会处于一种与应用雷帕霉素（对于人类来说，已知抗癌效果最强的药物之一）治疗时类似的基因表达模式。

原始饮食食谱试图将饮食和人类的进化过程匹配起来，但是生命需要在能量与繁殖、生长与修复、对机体进行培育与漠然开启衰老过程之间维持一个不稳定的平衡。如果我们选择刺激 mTOR，机体就将面临进入老龄化和死亡路径的风险。这正是 mTOR 所规划的进程。我利用自己制定的食谱想要达到的目标与自然规律并不一致，不过不是干预自然规律本身，而只是减缓老龄化过程。

当我们更老一些的时候，超量的蛋白质会导致细胞对老龄化熟视无睹，而对蛋白质进行限制将会触发一个经过完美编排的内部过程网络，从而避免疾病，延长寿命，并且增加机体发挥繁殖功能的可能性。这些内容，还有其他的一些，都可以在我 2006 年所做的演讲中找到，题目是"蛋白质——到底是好的、坏的还是丑恶的"。

我的目标是尽可能延长机体处于年轻状态的时间，避免慢性病，享受更美好的生活。我非常喜欢说一句话："大家的健康状况以及寿命长短取决于我们一生中所消耗的脂肪和糖类之间的比例关系，也就是说取决于我们到底选择吃什么。"

在很多方面，健康都处于跷跷板的中心，摄入蛋白质可以为肌肉提供能量，有助于其生长和修复，但是蛋白质过量会导致体重增加、老龄化以及引发各种疾病。大自然在赠予我们某些好处的时候，总会收取一定的利息。

幸运的是，我们已经掌握了延缓衰老过程的关键因素，仅仅保持摄入的蛋白质能够满足组织修复的需要而不过量就可以了。减少蛋白质摄入的效果非常显著，未来我们很可能会看到，它成为了抗癌和抗衰老饮食干预疗法的重要组成部分。

我将在第 8 章中向大家介绍如何确定足以满足自身需要而不会超量的蛋白质摄入标准。

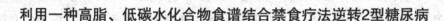

### 利用一种高脂、低碳水化合物食谱结合禁食疗法逆转2型糖尿病

2015 年 10 月，基诺被确诊患有 2 型糖尿病。为了更好地了解食物种类选择如何影响血糖水平，他开始在餐前、餐后、晚上甚至午夜分别测量空腹和餐后血糖。同时，基诺开始接受一种特意为糖尿病患者设计的"低血糖"食谱，但是效果并不明显。

当基诺在 11 月到糖尿病门诊复诊的时候，营养学家向他详细介绍了加拿大饮食指南，解释了锻炼的重要性，并且帮助基诺预约了初级保健医师，以便开具二甲双胍处方。这种药物常常被用来治疗那些血糖水平还不太高的糖尿病患者。基诺决定先采纳加拿大饮食指南的建议以及进行锻炼，暂缓药物治疗。他想看一看在不马上求助药物的情况下，能否依靠自身的努力改善健康状况。

在接下来的几周里，基诺严格执行加拿大饮食指南的推荐意见。他白天的血糖读数出现了轻微下降，但是空腹及夜间的血糖水平格外高。他无法理解，为什么自己的血糖水平比开始执行加拿大饮食指南之前还高。事实上，这种情况在教科书中被称为"黎明现象"，糖尿病患者在清晨常常会经历一个血糖飙升的阶段。

到了 12 月，基诺的努力没有什么效果，很多时候血糖读数甚至比以往更高，他开始变得沮丧。为了避免依赖药物来控制自己的症状，基诺进行了最后一次尝试，开始在网上搜索与糖尿病相关的信息。在这个过程中，基诺发现了一个网络论坛，有些糖尿病患者在论坛里谈论通过改变生活方式缓解了自己的病情。通过论坛，基诺听说了詹森·冯博士，他是一位肾脏病学家，在利用高脂、低碳水化合物饮食，联合不同形式的禁食疗法治疗进展期糖尿病方面具有丰富经验。

基诺在拜访了冯博士之后，马上开始接受一种高脂、低碳水化合物食谱。由于在圣诞节、新年、生日聚会以及家庭晚宴的时候会不可避免地进食含有更多碳水化合物的传统食品，为了抵消它们的不良影响，基诺为自己规定了禁食计划。根据这份饮食计划，基诺每隔一天就会禁食 24 小时，而在每一次饮食超出要求的时候，会立即禁食一次。

到了 2016 年 4 月，执行这种饮食计划仅仅 5 个月，基诺的空腹血糖水平就恢复到了罹患糖尿病之前的水平，同时体重减轻了 20 千克。现在，基诺在向医生汇报的时候会说，他实际上已经开始期盼禁食。他说："即使我有大吃大喝的时候，但是也并不担心，因为仅仅通过高脂、低碳水化合物饮食和短期禁食就能够纠正不良状态，恢复正常。对于我来说，这种可以适当放松，同时还能够掌控的感觉是最精彩和激动人心的地方。"

# 第 4 章
# 铁元素对线粒体的影响

　　读者们很可能都认为铁元素是一种不可或缺的矿物质，对于几乎所有人来说，都是越多越好。不过事情的真相是，足够的铁元素对于维持健康非常重要，但并不是多多益善，过高的铁元素水平会给健康带来一系列威胁。

　　我知道，扭转大家对于那些至关重要的营养素（例如铁元素）的认知是非常困难的，特别是在你们已经直接从医生或媒体那里获知每个人都需要确保从饮食或者补充剂中获得足够的营养素的情况下。但是研究结果已经清楚地显示，过高的铁元素水平会永久性地损害机体内的器官、组织以及关节。过量的铁元素还会增加罹患癌症、心脏病以及早逝的风险，而这些仅仅是开始而已。

　　在这里我为大家简单解释为什么过量的铁元素会产生这些后果，这一切都与代谢特别是线粒体有关。

　　过氧化氢是线粒体呼吸作用的正常产物之一。没错，这种物质就是大家可以从药店里买到的、能够用于清洗感染部位的双氧水。在线粒体生成 ATP 的过程中，形成过氧化氢是正常的，它有益于健康，对于调节一系列代谢通路也是必不可少的。但是，当机体内铁元素水平过高的时候就会出现问题，此时过量的铁离子会作为催化剂，通过一个被称为"芬顿反应"的过程，将相对无害的过氧化氢转化为羟自由基（OH–）。毫无疑问，这是在机体内出现的最危险的反应之一，羟自由基会大量破坏线粒体 DNA、蛋白质以及细胞膜。同时，这个反应会加剧机体内各个部位的炎症，而这一点对于各式各样的慢性病来说都是一个前导过程。

基于这个原因，在大家准备开始执行 MMT 之前，我建议每个人都做一个血液检测，确定机体内铁元素的水平。如果我们希望使线粒体的功能达到最佳状态，首先必须保证铁元素水平正常，否则，即使我们选择的是一份完美的食谱，线粒体的健康依然会受影响。

好消息是，即便机体处于铁元素超负荷的状态，治疗也非常容易。另外，判断体内的铁元素水平非常简单，仅仅通过血液检测就可以了。实际上，我认为这项检查是非常重要的检测项目之一，无论什么人在接受预防性筛查或者进行积极的健康筛查的时候，都应该把这项检查作为定期检测项目之一。但是，读者需要知道，并不能让负责筛查的医生决定需要进行哪些检测。他们对铁元素超负荷的风险几乎一无所知，因此，由他们开具的检查项目无法精确评估待查人员存在铁元素超负荷的风险。

在这里我要告诉大家，这项检测的名称是血清铁蛋白测试，稍后我将在本章中继续讨论细节问题。铁蛋白是细胞内的一种蛋白质，负责储存铁元素，在机体需要的时候再将铁元素释放出来。这项检测对于储存在机体内其他位置的铁元素的总量有很强的预测作用，也是提示是否存在铁元素超负荷的最精确和可靠的指标，它的效果是独一无二的。[1]

# 性别和年龄因素对机体内铁元素水平的影响

在整个生育期，女性每年会随着月经流失大约 500 毫升血液，其中含有大量铁元素。[2]事实上，女性在大约 30 年的时间里，每个月都会排出铁元素很可能是导致女性预期寿命比男性更长的重要因素之一。男性由于没有这种定期大量流失铁元素的途径，他们体内的铁元素水平一贯高于处于绝经前期的妇女。

绝经以后，女性就失去了每月定期排出过量铁元素的优势。除了月经，人体内不存在其他的天然机制能够排出大量的铁元素。机体每天通过汗液和皮肤细胞脱落的形式平均只能够排出大约 1 毫克的铁元素，通过胃肠道正常情况下的出血排出的铁元素更是微乎其微，而机体通过食物摄入，每天能够吸收的铁元素平均达到 1~2 毫克。[3] 这也正是年龄越大，检测并主动降低体内的铁元素水平就越重要的原因。

除了损伤线粒体以及促成基因突变以外，铁元素超负荷还会通过以下途径对健康产生负面影响。

- 促进病原体生长。铁元素有助于生长。基于这个原因，在整个儿童期，孩子们必须在体内拥有足够的铁元素才能够维持生长。不过，体内存在超量的铁元素同样有助于病原体的生长，这些病原体包括细菌、真菌以及原生动物，[4] 此时机体内会形成适宜微生物生长的环境，很可能会威胁到机体的健康状况。

- 肥胖。在过去的 70 年里，由强化食品开始，人类补充性铁元素的摄入不断增多，同时也伴随着肥胖发生率的升高。读者们应该记得，铁元素是一种生长因子，因此，当孕妇体内铁元素水平较低的时候，新生儿会出现出生体重过轻的现象，而升高体内铁元素水平就会伴随着体重的增加。[5][6] 研究结果显示，肥胖人群通常有铁蛋白水平升高的现象。[7]

  最近，一项以韩国成年人为调查对象的大型流行病学研究显示，血清铁蛋白的中度升高预示着在未来会导致体重增加、肥胖甚至严重肥胖。[8] 因此，如果你拿起这本书的原因是你正在与超重作战，那么有理由怀疑，你减肥失败可能不单单是食谱或运动方式的原因。

- 糖尿病。铁元素能够影响血糖和血液中的胰岛素水平。[9] 研究显示，血清铁蛋白水平和 2 型糖尿病之间有一定的相关性。在一项健康状况研究中，研究人员共随访了 30000 名没有疾病的男性和女性，其中血清铁蛋白水平升高的调查对象罹患 2 型糖尿病的风险明显升高。[10] 其中，铁元素储备较多的男性罹患 2 型糖尿病的风险是铁元素储备较少的男性的 2.4 倍。献血同样有助于降低罹患糖尿病的风险。研究显示，经常献血者将会对胰岛素具有更高的敏感性，同时降低罹患糖尿病的风险。[11]

- 心血管疾病。上述那项健康状况研究还发现，那些献血人员出现中风或心脏病发作的风险会降低 50%。铁元素有可能通过参与低密度脂蛋白的氧化过程和损害内皮细胞两种途径影响心脏病的发生，这两种途径都会导致动脉粥样硬化。[12][13]

从 20 世纪 80 年代开始，研究人员就猜测，性别不同所导致的铁元素水平差异能够解释男性中心脏病发生率较高的现象。病理学家杰罗姆·沙利文博士在《柳叶刀》杂志上发表了一篇论文，标题是"铁元素和性别差异对心脏病发病风险的影响"，其中首次提出了这个理论。上述那项健康状况研究也显示，女性在自然经过更年期或接受子宫切除手术以后，也就是当她们停止每个月通过月经排出铁元素以后，发生心脏病的风险明显升高。由此提示铁元素水平和心血管疾病之间确实存在着关联。[14]

- 神经退行性疾病，包括阿尔茨海默症、帕金森病以及肌萎缩性脊髓侧索硬化症（ALS）。大脑对氧的需求远远超出其他器官，而要将氧输送到需要的地方，铁元素是必不可少的。不过和机体内其他任何部位一样，大脑中铁元素过量显然也不是什么好事。事实上，事情的真相是随着年龄的增加，体内的铁元素水平也在升高。这种情况可以解释，至少在一定程度上可以解释，为什么神经退行性疾病（例如阿尔茨海默症和帕金森病）与机体的老龄化有关。在阿尔茨海默症患者的大脑内，人们发现神经斑内存在高浓度的铁元素，[15] 而在早发型阿尔茨海默症和帕金森病患者的大脑内，也有铁元素的异常浓聚。[16][17]

  2014 年进行的一项研究发现，脑脊液中铁蛋白水平升高预示着轻度认知功能障碍向成熟阿尔茨海默症的转变。[18] 大脑内铁元素水平升高还与认知障碍的严重程度有关。[19] 氧化应激及其所导致的炎症很可能是过量铁元素损害大脑功能的机制所在。

- 癌症。过量的铁元素可以通过产生过量的羟自由基损害线粒体 DNA，由此导致癌症的发生。多种类型的癌症患者都会出现体内铁蛋白水平升高现象，这些癌症包括胰腺癌、乳腺癌、黑色素瘤、肾细胞癌以及霍奇金淋巴瘤。[20] 通过分析全美健康与营养检查调查结果，我们可以发现，在饮食摄入、机体内铁元素的储存量以及结直肠癌发病风险之间存在着隐性联系。

  机体内铁元素的储存量还与结肠内的息肉以及其他癌前病变有明确的相关性。通过铁元素，我们可以解释为什么食用红肉是发生结肠癌的危险因素之一，这有可能是因为过量的铁元素会引发结肠炎症，进而导致黏膜损伤。食物中的膳食纤维被认为有助于预防结肠癌，这是因为膳食纤维可以与铁元素结合在一起，通过消化道将这种金属元素排出体外。[21] 类似的研究还证实，过量铁元素与肝癌的发生有关。[22] 在那些定期献血的人群中，发生癌症的风险较低。这就为我们提供了证据，证实铁元素过量和癌症之间确实存在着联系。在一项随机化研究中，人们发现定期抽血会将全部癌症的发生率降低 37%。[23]

- 骨质疏松症。调控骨骼健康状况的细胞对铁元素十分敏感，因此保持较高的铁元素水平对于维持骨骼健康非常重要。但是铁元素过量将会导致骨骼损伤，这里我不再深入探讨，不过这已经足以解释为什么那些存在铁负荷障碍的人员（例如血色素沉着症患者）比普通人更容易出现骨质疏松。[24]

# 如何确定体内铁元素是否过量

由于铁元素过量的威胁如此巨大，而除非已经达到危险水平，普通程度的铁元素过量所伴随的症状并不典型，因此定期接受血液检测是非常重要的，这样做有助于及时明确机体是否存在铁元素过量的风险。

另外，为我们提供卫生保健服务的人员很可能并不十分了解这些实验室检查的意义，读者需要在这些卫生保健人员以外寻找那些更加熟悉这个领域的知识的人员，寻求他们的帮助。我也将会在本书的第 6 章中为大家提供更多信息。

## 铁元素过量的症状

不幸的是，与高血压和维生素 D 缺乏不同，即使在铁元素已经达到足以危害健康的水平，依然不会立即表现出任何症状。只有当铁元素水平严重升高并持续一段时间以后，才会出现下述症状。[25][26]

- 关节疼痛。
- 皮肤呈青铜色或灰色，这种症状又称为青铜色糖尿病。
- 心律不齐。

- 疲劳。
- 腹痛。
- 心悸。
- 记忆模糊。

---

# 精确检测的重要性

内科医生常常通过几项检测来评估机体内的铁元素水平，见下表。问题是，他们通常不会对这个领域进行仔细的研究，并不了解机体内铁蛋白水平检测才是最重要的筛查实验，因此，他们常常会选择其他检测方式，并且错误地向你保证你体内的铁元素水平是正常的，并不需要担心。

| 检测方式 | 参考值范围[27] |
|---|---|
| 血清铁蛋白 | 男性：20~200 纳克 / 毫升<br>女性：15~150 纳克 / 毫升 |
| 血清铁 | 60~170 微克 / 分升 |
| 总铁结合力 | 240~450 微克 / 分升 |
| 转铁蛋白饱和度 | 20%~50% |

在这几个检测项目之中，血清铁蛋白是最重要的，它评估的是血液中铁蛋白的含量。另外两个检测项目用来计算转铁蛋白饱和度，其中血清铁评估的是循环血液中铁元素的含量，而总铁结合力评估的是转铁蛋白分子携带铁元素的能力。[28]

请记住，在这里我所推荐的是血清铁蛋白检测，而不是血清铁或总铁结合力检测。即使在铁蛋白水平已经升高的情况下，这两项检测的结果也可能是正常的。不要因为医生认为哪项检测更好就放弃检测血清铁蛋白，在这个方面他们的决定常常不是最佳选择。

正如大家看到的那样，对于这些项目，检测结果都有一个非常宽泛的可接受范围，只要在这个范围内，通常就会被认定是"健康的"，但是并不一定是最佳水平。我们在检测维生素 D 水平的时候可以发现类似的现象。在 20 世纪的大部分时间里，维生素 D 水平只有在低于 20 纳克 / 毫升的时候才被认为维生素 D 缺乏，但是最近的研究显示，机体需要将维生素 D 水平维持在 40 纳克 / 毫升以上，才能够被认定处于健康状态。

对于铁蛋白来说，可接受范围和最理想的参考值之间不一致的问题更加严重，下面我将更加详细地对此进行说明。多个流行病学研究结果显示，血清铁蛋白水平不超过 90 纳克 / 毫升与寿命延长之间有一定的关联。[29] 对于绝经后的妇女来说，她们的铁蛋白水平通常会处于相对较高的水平。目前设定的血清铁蛋白的健康参考范围为 20~80 纳克 / 毫升，低于 20 纳克 / 毫升时机体处于铁元素缺乏状态，而高于 80 纳克 / 毫升时则存在铁元素过剩现象。育龄期妇女的平均铁蛋白水平在 35 纳克 / 毫升左右，而对于同年龄段的男性来说，平均铁蛋白水平为 150 纳克 / 毫升。[30] 人类的血清铁蛋白水平实际上可以非常高，我曾经见过有的患者的指标达到了 1000 纳克 / 毫升以上。对于任何人来说，这个数值超过 80 纳克 / 毫升都有可能造成严重问题。血清铁蛋白水平处于 40~60 纳克 / 毫升的范围内应该是一个理想状态。

# 通过检测铁元素水平挽救了我父亲的生命

在 20 年前，我第一次意识到铁元素过量的危险性。当时，我给父亲进行血清铁蛋白检测，令我震惊的是，他的指标非常接近 1000 纳克 / 毫升。尽管这种情况在一定程度上可能与他的年龄有关，他当时已经 65 岁了，不过铁元素超量主要还是由他患有 β- 地中海贫血症所造成的。这是一种遗传性血液病，患者体内的红细胞会频繁更新，由此导致铁元素积聚。

通过定期抽血，我父亲的铁元素水平逐渐恢复正常，但是曾经出现过的铁元素过量已经损害了胰岛细胞，因此他出现了所谓的"青铜色糖尿病"，需要进行胰岛素治疗。如果没能在早期发现，我相信他在 10 年或者 15 年前就已经去世了，而现在，就在我撰写这部分内容的时候，他还健在，马上就 90 岁了。

我从父亲那里遗传了 β - 地中海贫血症。幸运的是，我在很年轻的时候就已经知道，尽管还没有出现症状，依然需要非常小心地控制自己体内的铁元素水平。正是由于这个原因，我成功地避开了这种遗传病所伴随的各种问题。现在，每隔 6 周我就会抽出大约 120 毫升的血液，将自己的血清铁蛋白水平维持在60 纳克 / 毫升以下。

# 如何控制体内的铁元素水平

希望通过在食物中添加某些神奇的物质轻易地从机体内排出铁元素是行不通的。由于红细胞中装载着血红蛋白，而血红蛋白中含有大量的铁元素，因此在各种排除多余铁元素的途径中，放血是最简单易行的方法，在安全有效的同时，花费还最低。

当我们已经确定自己处于铁元素超量状态的时候，可以考虑通过定期献血来降低血清铁蛋白水平。献血不仅能够解决铁元素超负荷问题，同时还可以帮助他人，挽救生命。一次献血，可以将血清铁蛋白水平降低 30~50 纳克 / 毫升。[31]以下是一个献血计划的推荐意见。

| 血清铁蛋白水平 | 献血计划 |
| --- | --- |
| < 60 纳克 / 毫升 | 不需要献血 |
| 100~125 纳克 / 毫升 | 每年献血 1~2 次 |
| 126~200 纳克 / 毫升 | 每年献血 2~3 次 |
| 201~250 纳克 / 毫升 | 每年献血 3~4 次 |
| > 250 纳克 / 毫升 | 如果条件允许，每两个月献血一次 |

如果由于某些原因，你们不希望或无法进行血清铁蛋白检测，可以根据年龄和性别平均水平来制订献血计划。对于绝经后的女性以及成年男性，为了减少铁元素储备，每年献血 2~3 次最理想；对于依然存在月经来潮的育龄期女性来说，最好进行血清铁蛋白检测，然后遵照上表的建议进行献血。

如果有的读者因为年龄、体重过低或者其他禁忌证的原因而无法献血，则也可以接受治疗性静脉切开术。这是一种花哨的说法，换句话说就是为了治疗目的放血。在美国，根据联邦法律，任何一所接受献血的医学中心，至少是绝大部分，都必须遵照医生指令进行治疗性静脉切开术，此时抽出的血液会被处理掉，而不是被利用。

我选择的是一种替代方案，它更好，而且更方便。那就是找一个会抽血的人，每个月来到你的家里替你抽取 60~120 毫升血液。这种方法与女性在自然的月经周期中随着经血丢失铁元素的情况非常相似，机体产生的代谢应激要比献血小得多。

此外，需要确保食物中的铁元素含量不会影响到健康，还要避免从食物中吸收太多的铁元素。可以通过以下两种途径做到这一点。

## 使那些增加铁元素吸收的因素最小化

这些因素如下。

- 使用铁锅烹制食物时，部分铁元素会渗入食物中。利用这些锅烹制酸性食物（如番茄酱），将会进一步增加渗入食物中的铁元素。
- 食用那些经过铁元素强化的加工食品，如谷类食品和白面包。在这些食品的加工过程中所使用的铁元素通常是低质量的无机铁，与铁锈类似，它们比肉类中含有的血红素铁（也就是血液中的铁元素）更加危险。
- 饮用井水。井水中富含铁元素，将饮用水中的铁元素减到最少的关键是确保自己拥有某些类型的铁沉淀器和（或者）反渗透水过滤器。
- 服用那些含有铁元素的多种维生素和矿物质补充剂。应该仔细检查自己所服用的补充剂的成分。
- 在进食肉食的时候，同时服用维生素 C 补充剂或饮用强化果汁。这样做会增加铁元素的吸收，即使仅仅同时食用西红柿和牛肉也会增加铁元素的吸收。
- 过多食用动物性蛋白质。正如我在第 3 章中讨论过的那样，大部分美国人的日常饮食包含了太多的蛋白质，远远超出了机体所需，这些超出的部分将会被转化为葡萄糖，并且以脂肪的形式储存起来。食用过多肉类的另外一个风险是，这些肉类中含有大量的血红素铁。尽管血红素铁的危险性低于强化食品中使用的无机盐形式的铁元素，但是，即使已经有了足够的铁元素储备，但机体没有停止吸收血红素铁的机制。希望这个信息有助于大家坚持自己的限制蛋白质摄入计划，将每天的蛋白质摄入量控制在每千克去脂体重 1 克以下。

- 饮酒（红葡萄酒除外）。饮酒会增加食物中任何形式的铁元素的吸收。举例来说，在吃牛排的时候喝一杯马提尼酒，机体所吸收的铁元素就已经远远超出了健康所需的水平。

## 减少铁元素吸收

这样做要非常小心，可以遵循下面几种方法。

- 饮用黑茶。饮用黑茶最高可以抑制 95% 的铁元素吸收，而绿茶、白茶和花草茶都没有这个效果。
- 服用钙剂。钙能够抑制铁元素的吸收。无论你们正在接受哪种类型的钙补充剂，最好和铁元素含量较高的食物一起食用。
- 饮用红葡萄酒。饮用红葡萄酒可以抑制食物中 65% 的铁元素的吸收。
- 饮用咖啡。与黑茶效果相似，咖啡会强力抑制食物中铁元素的吸收。[32]
- 在一段时间内不吃食物，例如采取我所推荐的高峰禁食（第 10 章中有详细介绍）。这样会使铁调素水平升高，铁调素是一种激素，能够减少食物中铁元素的吸收。[33]
- 定期运动。锻炼可以通过减少总摄取量的方式改变机体对铁元素的吸收，这个理论能够解释为什么运动员更容易出现铁元素缺乏。[34]

最后还有一个策略，你们可能希望采纳，特别是在无法抽血或者抽血对于你们来说过于极端的时候。这个策略就是服用低剂量的阿司匹林。很早以前，人们就已经发现阿司匹林能够降低发生心脏病的风险，起初认为这种效果是由于阿司匹林能够稀释血液，不过实际上更可能的原因是它能够导致少量甚至常常无法被察觉的肠道出血，久而久之，机体内的铁元素水平就会降低。本质上，每天服用一片阿司匹林所能够达到的铁元素水平下降效果应该与献血类似，不过这个过程较长，需要规律性地服用阿司匹林数年以后才能取得这种疗效。很多研究都发现，长期服用低剂量阿司匹林具有明显的抗癌效果，其中食管癌的发生率能够降低 75%，癌症总体发生率会降低 20%，而癌症转移的风险也会降低 50%。铁元素水平降低有可能是出现这种现象的原因之一。[35]

# 第 5 章
# 为机体选择更好的“燃料”

在第 1 章中我已经介绍过，MMT 最有效的功能之一是可以避免细胞内活性氧的过度生成。MMT 通过 3 个主要途径在活性氧的生成过程中实现平衡：一是选择食物种类，我马上就将对此进行概要性介绍；二是安排进食时间，我将在第 10 章中介绍；三是监控机体内的铁元素水平，请参阅第 4 章。

在本章中，我将讨论食物中最主要的三大类——碳水化合物、蛋白质和脂肪，也就是所谓的宏量营养素。我还将会举例说明在这些营养素中哪些特殊的食物最有利于 MMT。

利用本章所提供的知识，读者可以开始重新考虑到底应该吃什么，同时制订购物清单。你们现在就可以开始尝试把这些食物添加到自己的食谱中，不一定非要等到正式开始执行 MMT。这样可以使自己的味蕾有一定的适应时间。尽管在我随后提供的清单上，所有的食物（无论是其本身还是烹调以后）都是非常美味的，但是机体摆脱加工食品以及高碳水化合物食物（例如面包和意大利面）需要一个过程。希望本章内容能够鼓舞大家马上开始尝试选择不同的食物。

## 碳水化合物

训练机体利用脂肪作为能量来源以及减少自由基暴露最有效的方法是限制

从食物中获取净碳水化合物。

限制净碳水化合物是 MMT 至关重要的组成部分。这不仅仅是因为糖是一种"不干净"的"燃料"，会产生过量的自由基，还因为食用过量的净碳水化合物会抑制脂肪代谢。请注意，在这里我用的是"净碳水化合物"一词，它等于碳水化合物总量减去纤维素。MMT 并不是要降低碳水化合物总量，这是因为纤维素也是碳水化合物中的一种，它非常重要，在肠道中能够被转化成有益于健康的短链脂肪酸。因此，MMT 可以说是降低净碳水化合物的食谱。

我们拿起一种加工食品，查看包装上的营养成分标示，此时就可以发现其中会列出碳水化合物总量。不过这个数值并不是我现在谈论的目标，我们还需要进一步查看其中的纤维素含量，并将其从碳水化合物总量中去除。理解这一点非常重要，只有做到这一点，我们在坚持自己的 MMT 饮食计划的时候，才不会感到可供选择的范围过于狭窄。

当我们大幅减少食物中净碳水化合物的比例时，需要利用其他种类的食物来弥补能量来源的不足。在 MMT 计划之中，我们可以选择有机蔬菜以及有利于健康的脂肪来代替那些非纤维素性的碳水化合物食物，例如糖、含糖饮料、面包、意大利面、咸饼干、薯片以及炸薯条。这样做可以使机体过渡到利用脂肪作为主要能量来源，同时从根本上减少罹患绝大部分慢性病的风险。

一般而言，在进行 MMT 的时候，食用大量蔬菜，配合坚果和植物种子，能够为机体提供丰富的纤维素，其总量会远远多于美国人的典型食谱。我马上就要对这个问题进行阐述。

在谈到蔬菜的时候，我们要优先考虑碳水化合物含量较低的类型。与胡萝卜、白薯以及土豆这些碳水化合物含量相对较高的食物相比，芹菜、菜花和其他绿叶蔬菜之中的碳水化合物含量相对较低。举例来说，白薯是一种天然的健康食品，具有很高的营养价值，含有多种维生素和矿物质，但是仅就碳水化合物而言，它在白薯中的含量过高。我们应该记得，这些碳水化合物在机体内能够被转化为葡萄糖，因此它不符合 MMT 的要求。特别是在我们刚刚开始进行 MMT 的时候，白薯中所含有的大量碳水化合物会阻碍机体向代谢脂肪转变。

这种情况也适合于水果。一般来说，水果中含有天然的糖分，在我们食用水果以后，这些糖分也会被转化为葡萄糖。不过有少数几种水果天然生成的糖分含量较低，我们可以在认真监督的情况下少量食用。我很快就会向大家介绍它们。我们食用的水果越少，特别是在我们刚刚开始进行 MMT 的时候，机体向代谢脂肪过渡就会越容易。

下面我将向大家介绍可以用于 MMT 的蔬菜和水果。

## 有助于MMT的蔬菜

- 芦笋。
- 牛油果（鳄梨）。
- 西兰花。
- 抱子甘蓝。
- 卷心菜。
- 菜花（花椰菜）。
- 芹菜。
- 黄瓜。
- 羽衣甘蓝。
- 蘑菇。
- 沙拉用绿叶蔬菜。
- 菠菜。
- 密生绿皮西葫芦。
- 可以炒食的其他绿叶蔬菜。

在机体已经适应了代谢脂肪的状态以后，可以有限制地食用下述蔬菜。

- 茄子。
- 大蒜。
- 洋葱。
- 欧防风（欧洲萝卜）。
- 辣椒。
- 芜菁甘蓝。
- 西红柿。

- 冬南瓜（要严格限制食用的量）。

## 有助于MMT的水果

- 浆果类（一小把浆果，可以用来代替一份蔬菜）。
- 葡萄柚（几瓣葡萄柚也可以用来代替一份蔬菜）。

上述蔬菜和水果之所以能够被纳入这个表单是因为它们都具有碳水化合物含量较低、同时又富含纤维素的特点。尽管如此，由于纤维素对于健康来说是非常重要的，我建议大家在通过食物来源获得纤维素的同时，最好还是加用纤维素补充剂。

纤维素也是 MMT 中至关重要的组成部分，这主要基于以下 4 个因素。

- 纤维素是机体内有益菌的食物，而拥有一个健康的微生物菌群对于优化健康状况是必不可少的。如果读者对于为什么要培育肠道内的微生物菌群以及如何去做感兴趣，可以参阅我的上一本书《毫不费力地康复》。
- 我们食入的纤维素可以分为两类，其中不溶性纤维素无法被消化，会被排出体外，而可溶性纤维素会被转化为短链脂肪酸，它们对肠道内的益生菌有滋养作用，可以被机体细胞用作"燃料"。另外，它还是重要的生物信号传导分子。
- 纤维素可以发挥抗营养素的作用，减少碳水化合物的吸收，也就意味着能够降低血液中葡萄糖和胰岛素的峰值水平。[1]
- 不溶性纤维素还可以在肠道内形成网格状结构，而可溶性纤维素会填补其中的孔洞。它们一起形成屏障，有助于保护肝脏的健康。

20 世纪 70 年代，我还在医学院学习。从那个时候起，我就开始对纤维素的健康效益感兴趣，以至于我的同学给我起了一个"纤维素博士"的绰号。时至今日，我依然坚信，如果我们坚持从那些优质蔬菜（最好是有机蔬菜）以及净碳水化合物含量较低的谷物中摄取膳食纤维，一定对健康有好处。幸运的是，现在已经没人叫我"纤维素博士"这个绰号了。

毋庸置疑，纤维素有助于维护机体的整体健康，能够延长寿命，还可以通过对肠道内有益菌的滋养和促进作用，降低罹患疾病的风险。在最近的几年里，人们已经非常清楚，只有拥有健康的肠道，才能达到真正健康的状态。

当肠道内的有益菌拥有充足的纤维素时，它们会产生某些物质，帮助调控机体的免疫功能，甚至还能够改善大脑的健康状况。首先，这些物质有助于增加调节性 T 细胞的数量。这是一种特异性的免疫细胞，能够发挥多种免疫调控作用，其中包括帮助预防自身免疫反应等。调节性 T 细胞还通过一种称为"造血作用"的过程，参与其他特定类型的血细胞的形成。

在纤维素缺乏的时候，肠道内的有益菌将处于饥饿状态，此时机体的健康状态将会进入不断下滑的旋涡。这不仅仅是因为纤维素缺乏会对机体的免疫系统产生负面影响，可能导致自身免疫性疾病，还由于在肠道内将会出现保护性屏障的崩溃，由此出现肠漏综合征。处于这种失调状态的患者机体内的很多部位常常会出现各种类型的炎症。

研究人员还发现，如果饮食中富含纤维素，无论由什么因素导致的早逝风险都会降低，这有可能是因为纤维素能够帮助降低多种致命性慢性病的发生率，其中包括 2 型糖尿病、心脏病、中风以及癌症。

研究结果还证实，饮食中富含纤维素有助于降低血液中胆固醇的水平，降低血压，提高对胰岛素的敏感性，以及减轻炎症反应。正如前面所述，纤维素可以分为两种类型。

- 可溶性纤维素：存在于黄瓜、浆果、豆类以及坚果之中，在肠道内会形成一种类似凝胶的团块，能够减缓消化过程。肠道内的可溶性纤维素还会延长饱腹感，这是纤维素有助于减肥的原因之一。可溶性纤维素还可以减缓葡萄糖的摄取，由此导致血液中胰岛素净值的降低。这种类型的纤维素会在肠道内发酵，从而维持微生物菌群的健康。

- 不溶性纤维素：存在于诸如深色的绿叶蔬菜、四季豆、芹菜等蔬菜之中，在消化过程中不会被破坏。它们会提供很多益处，其中两个最重要。其一是它们能够与有毒物质结合在一起，有助于这些有毒物质的排出。其二是能够稳定肠道内的 pH，从而使肠道环境不利于那些可能会危害健康的微生物生存。不溶性纤维素还可以加快食物残渣的传输速度，帮助机体维持规律的排便习惯。同时，它还对于调节大便性状非常有效。在便秘的时候，不溶性纤维素可以通过增加大肠内的水分，使大便体积增大，从而发挥软化大便的作用。而在腹泻的时候，不溶性纤维素又可以通过吸收多余的水分使大便更加成形。不溶性纤维素还可以擦洗大肠的内表面，这个作用非常微妙，一方面足以移除有毒物质和食物残渣，同时又不会破坏具有保护作用的黏膜层。还有一个需要注意的事实是，这种类型的纤维素能够与矿物质和药物结合，并把它们排出体外。因此，当我们服用纤维素补充剂的时候，服用的时间非常重要，最好距离服用药物有 1 小时左右的间隔，或者选择可溶性纤维素补充剂。

许多天然食物，特别是蔬菜、水果、坚果和种子本身含有两种类型的纤维素。我建议，每人每天从天然食物中最少要获得 35 克纤维素，超过 50 克就更理想了。实际上，人很容易就可以达到这个最小值的 2~3 倍。对于我来说，每天消耗的纤维素为 75 克，差不多是下限的 2 倍。

如果有的读者每日消耗的纤维素达不到我所推荐的 35 克，或者虽然总纤维素的摄入量已经满足要求，但是为了获得更多的好处，希望摄入得更多，我推荐加用由有机的欧车前子制成的补充剂（附录 B 中含有如何制作这种补充剂的更多信息）。对于添加更多的可溶性纤维素来说，这是一种相对便宜且容易的方法。我每天都会服用这种补充剂 3 次，每次一大汤匙。不过一定要确保车前草是有机的，当发现它们有农药残留的时候，要像躲开瘟疫一样避开。服用有机的欧车前子粉还有助于抵消服用中链甘油三酯油常常会出现的稀便现象（我将在下一章中讨论相关问题）。为了额外添加纤维素，我每天还会服用两三汤匙野鼠尾草籽。我还会将一大汤匙亚麻籽浸泡一夜以后，混在我的水果奶昔之中一起服下。需要注意的是，如果我们的胃肠道从来没有接触过这么多的纤维素，它们会产生很多气体，出现腹胀甚至便秘的症状。这种情况只有在机体内的微生物菌群重新调整后才会好转，因此我们需要逐渐增加纤维素，这一点非常重要。

# 安全替换糖类的3种选择

停止我们对甜食的喜好，从食物中去除几乎全部的糖类（无论是天然的还是人造的），是成功实施 MMT 的关键。我明白，这个任务多么令人生畏。不过有一个好消息，一旦机体成功转变为以脂肪为能量来源，对糖的渴望差不多就会像变魔术一样消失。此时，在每一顿正餐以后，我们不会再感到需要甜点，也不会在每天下午 3 点钟左右为了避免能量不足而驱使自己去食用含糖的零食。

## 糖 醇

它们的英文名字都以"ol"结尾，包括赤藓糖醇、木糖醇、山梨醇、麦芽糖醇、甘露醇以及甘油。它们不像糖那么甜，含有的热量也比糖更低，但是并不是完全不含热量。那些包含这些甜味剂的食物在标签上通常写着"无糖"，不要被它迷惑。对于任何食品，不管它们宣称"无糖"还是"低糖"，我们都应该仔细阅读标签，特别是要关注食品中能量及碳水化合物的含量。

到目前为止，在支持利用酮体作为能量来源的群体中，赤藓糖醇最受喜爱，它已经取代了木糖醇在绝大部分食谱中的位置。在所有的糖醇中，赤藓糖醇的耐受性最好。与木糖醇不同，赤藓糖醇不会在肠道里发酵，我至今也没有看到哪些证据显示它能够被微生物菌群破坏。不过，我还是强烈建议大家应该有限制地食用赤藓糖醇，否则有可能会产生依赖。

糖醇之所以会比糖类提供更少的能量，原因之一是糖醇不会被机体完全吸收，它们中的绝大部分会在肠道内发酵。由于这个原因，食用过多含有糖醇的食物，会导致腹部胀气以及腹泻。同样值得注意的是，麦芽糖醇，一种被广泛使用的糖醇，差不多能够像富含净碳水化合物的新土豆一样使血糖水平迅速升高。相比之下，木糖醇和赤藓糖醇对血糖水平没有那么大的影响。从这个角度看，当我们感到需要让食物变甜一点儿的时候，少量的木糖醇和赤藓糖醇是一个较好的选择。

概括来说，如果有节制地食用某些糖醇，它们将远远优于精制糖、果糖和其他人造甜味剂。在这些糖醇中，木糖醇和赤藓糖醇是最好的两种。纯净状态的木糖醇和赤藓糖醇潜在的副作用很小。事实上，木糖醇还有其他一些益处，例如对抗龋齿。总而言之，我想说的是，我们有理由相信木糖醇是安全的，它甚至有可能会成为一种效果适中且有益于健康的甜味剂。在这里顺便提一下，木糖醇对于狗和其他一些种类的动物来说是有毒的，因此要保证把它放在家里的宠物接触不到的地方。

## 甜叶菊

甜叶菊是一种非常甜的药草，通常指南美甜叶菊的叶子。自然形态的甜叶菊是绝对安全的，在售卖的时候，常常采用液体或粉末的形式。甜叶菊可以用来增加绝大部分食物和饮料的甜度，不过要特别小心，它非常甜，添加一点点就足够了。读者应该记住，上述情况并不适合 Truvia，这是一个品牌的甜味剂，利用的是从甜叶菊中提取出来的某种活性成分而不是完整的植株。在通常情况下，利用完整植株会使植物中含有的全部成分发挥协同效果，以固定的保护机制对抗潜在的损伤效应，从而在总体上产生有益于健康的效果。也许 Truvia 将来会被证实是一种非常优秀的代糖产品，但是在我对它竖起鼓励的大拇指之前，需要了解更多的细节，至少在目前没有足够的证据证实它的安全性。

## 罗汉果

与甜叶菊类似，这是另外一种天然的甜味剂。不过罗汉果比甜叶菊昂贵，也不那么容易找到。在中国，罗汉果被用来增加甜度的历史已经有几个世纪了，它的甜度大约是糖的 200 倍。2009 年，罗汉果获得了 FDA 的 GRAS 认定，也就是公认安全级。

# 脂　肪

没有其他道路可以选择，MMT 本身就是一种高脂食谱。为了促使机体完成向代谢脂肪转变，我们所需的大部分能量必须从脂肪中获取。不过，我们可以明智地选择脂肪的类型。

我们必须选择那些健康的脂肪，这一点我马上就会谈到，还要避免食用工业化加工的脂肪，其中包括植物油（例如菜籽油、花生油、棉籽油、玉米油和大豆油）以及反式脂肪。我们可以在市场上销售的沙拉酱、花生酱、绝大部分蛋黄酱以及其他任何加工或包装食品中发现反式脂肪。阅读配料表非常重要，不仅仅要注意列表中是否含有氢化油，还应该查看食物中是否含有反式脂肪，如果存在，即使标注的含量低于所需脂肪总量，也不要选择这种食品。

正如我在第 1 章中曾经详细说明的那样，精炼油脂会通过多种途径产生致命性的影响。它们会使机体内 ω-6 脂肪酸和 ω-3 脂肪酸之间的比例失衡；它们非常容易氧化，进而在线粒体内激起一阵自由基损伤；它们会携带高浓度农药，这是因为在种植过程中常常会用到除草剂——草甘膦；精炼油脂在被高温加热的时候会变得更加不稳定，产生更多有害物质。

有的读者决定亲身尝试 MMT（实际上，我真诚地希望大家都这样做），此时如果选择工业化加工的油脂代替高碳水化合物饮食提供能量，则将无法从中获得任何好处，反而还会对线粒体以及整体健康带来更大的伤害。

下面我将介绍某些来源的脂肪，它们能够充分代谢，有助于恢复线粒体的健康状态。由于很多高质量的脂肪常常与蛋白质结合在一起，例如草饲牛肉以及放养鸡生的蛋，我将它们列入了蛋白质的部分。

- 来源于有机的、草料喂养牛的黄油和酥油。
- 椰奶。
- 鸡的脂肪。
- 鸭子的脂肪。
- 椰子油。
- 中链甘油三酯（MCT）油。
- 牛油果（鳄梨）油。
- 初榨橄榄油。

## 椰子油和中链甘油三酯油

椰子油用于制作食物已经有上千年的历史。它能够对抗所有种类的微生物，从病毒、细菌一直到原生动物，而这些微生物中的很多都是有害的，因此，椰子油是高质量油脂非常好的来源。

在椰子油所包含的脂肪中，差不多 50% 都是月桂酸，这种脂肪酸在大自然中非常罕见。事实上，椰子油中月桂酸的比例要远远超过其他任何一种食物。机体可以将月桂酸转化为月桂酸单甘油酯，这是一种单甘油酯（指一个脂肪酸分子与一个甘油分子结合，如果三个脂肪酸分子与一个甘油分子结合则为甘油三酯），能够破坏很多由脂质包裹的病毒（例如艾滋病病毒、疱疹病毒、流感病毒、麻疹病毒）、革兰氏阴性细菌和原生动物（其中包括兰氏贾第鞭毛虫）。

仅仅服用一汤匙椰子油就可以迅速缓解饥饿感并提供能量，我们也可以把它加入茶或者咖啡中，用来替代甜味剂。椰子油还可以帮助改善脂溶性维生素的吸收，因此，当我们每天服用维生素补充剂时服用一汤匙椰子油，就会明显改善效果。

如果读者们还希望进一步增强 MMT 的效果，我建议把中链甘油三酯油加入日常的饮食计划之中。

中链甘油三酯油来自椰子油，是比椰子油更浓缩的产品。市面上可以买到的绝大部分中链甘油三酯油都含有等量的辛酸（C8，是一种分子结构中含有 8 个碳原子的脂肪酸）和癸酸（C10，是一种分子结构中含有 10 个碳原子的脂肪酸）。

在通常情况下，当我们食用油腻食物的时候，脂肪主要在胆盐和脂肪酶（胰腺分泌的一种酶）的作用下在小肠中分解。但是中链甘油三酯能够绕过这个过程，它们穿过肠道黏膜，弥散进入血液，直接通过肝门进入肝脏。一旦中链甘油三酯进入肝脏，特别是在机体已经处于营养性酮症的状态（或者说是利用脂肪作为燃料的状态）下，中链甘油三酯会迅速转化为酮体。随后酮体会被释放入血，随着血液传送到机体的各个部位（其中包括大脑），作为一种清洁"燃料"供应能量。

基于这个原因，选择中链甘油三酯油是在一定程度上增加脂肪摄入的好方法。同时，中链甘油三酯油没有什么气味，也没有特殊的口感，因此很容易直接服用。我们在执行 MMT 计划的时候，可能会遇到饥饿感非常强烈而又没有合适食物的情况。此时，中链甘油三酯油可以迅速转化为能量的特点会帮助我们坚持下去。

中链甘油三酯油在高效供能的同时也有一个小毛病，那是它被广泛接受的唯一障碍。肝脏无法迅速转化过多的中链甘油三酯油，因此进入肝脏的一部分中链甘油三酯油之中会被排回小肠，进而导致消化不良和腹泻。我们可以每日服用中链甘油三酯油，不过必须非常缓慢地开始，随着时间慢慢增加剂量，使机体能够逐渐增强对它的耐受性。基于上述原因，中链甘油三酯油还可以用来缓解便秘，但是在这么做的时候要小心，不要过火。

我们可以从每天一次、每次一汤茶匙开始，最好和其他食物一起服用。一旦腹泻或其他胃肠道症状缓解，就可以逐步增加剂量了。有些人可以每餐服用一两茶匙，不过绝大部分人每天只需要服用一两茶匙。如果加量后出现了消化道不适症状，请退回到前一个剂量，在这个剂量水平上维持几天。增加纤维素的摄入也有助于避免服用中链甘油三酯油所带来的腹泻和腹胀。请记住，我们要达到的目标是每服用一茶匙中链甘油三酯油，大约要搭配 25 克纤维素。

我更偏爱单纯由辛酸构成的中链甘油三酯油，尽管更加昂贵，不过与其他的中链甘油三酯油（绝大部分都含有 1∶1 的辛酸和癸酸）相比，它转化为酮类的速度更快，并且效率更高，消化道也更容易耐受。我要提醒大家的是，无论购买哪一种中链甘油三酯油，都应该将其储存在不透明的瓶子里，放到阳光照射不到的地方。

尽管在通常情况下中链甘油三酯油不会用于烹调，不过可以用它来制作一些食物，在烹调的时候要避免温度超过 160 摄氏度。举例来说，我们可以在制作蛋黄酱或沙拉酱的时候用中链甘油三酯油代替部分油脂，与调味汁一起凉拌蔬菜，也可以把它加入到汤或者水果奶昔中。我们还可以将中链甘油三酯油与其他脂肪（例如酥油）加入到咖啡或者茶之中，将其充分混合，然后享受它所带来的能量提升效果。

还有一件事需要读者记住：由于中链甘油三酯油非常容易被转化为能量，而这些能量还可以被大脑和心脏利用，如果在夜晚服用中链甘油三酯油，就可能进入过度敏感状态，从而导致入睡困难。实际上，当我们在执行完整的 MMT 计划时，至少应在入睡前 3 小时内避免食用各种类型的食物（我将在第 10 章中继续讲述），如果我们能够做到这一点，中链甘油三酯油所导致的入睡困难也将不再是一个问题。

警告：罹患肝癌、与肝脏疾病相关的酶类水平升高、广泛肝脏转移瘤或其他肝脏疾病的患者不适合服用中链甘油三酯油，不过这些患者可以食用椰子油。

## 牛油果

就我自身而言，几乎每天都会吃 1~3 个牛油果。牛油果是一种非常健康的食物，是单不饱和脂肪的极好来源之一，机体能够利用单不饱和油脂迅速供应能量。我们还可以通过牛油果获取优质的维生素和抗氧化剂。这种超级水果还有其他很多好处。

- 减肥。一篇发表在《营养学期刊》上的论文指出，在食用标准午餐的同时吃半个牛油果，餐后 3 小时的饥饿感会减轻 40%，餐后 5 小时的饥饿感会减轻 28%。这项研究还发现，牛油果看上去有助于调控血糖。[2]

- 营养丰富。牛油果可以提供差不多 20 种对恢复健康来说必不可少的营养素，其中包括钾元素、维生素 E、B 族维生素以及叶酸。钾元素在心脏功能、骨骼健康、消化功能、肌肉功能维护方面都扮演着重要角色，机体内所有细胞、组织和器官发挥适当的功能都离不开钾元素。[3] 尽管我们实际上可以从很多食物中获取钾元素，但是只有 2% 的美国成年人每日获取的钾元素总量能够达到推荐标准。[4] 这是一个特别令人不安的问题，钾元素可以抵消钠元素带来的血压升高作用，机体内钠元素和钾元素之间的比例失衡不仅会导致血压升高，还会诱使其他疾病发生，其中包括心脏病和中风。

每天食用两个半牛油果就可以提供差不多 4700 毫克钾元素，满足每日推荐量。另外，一个牛油果平均含有大约 40 毫克镁元素，这个数值达到了每日推荐量的 1/10。

镁元素也是一种矿物质，它与钙元素之间保持平衡是非常重要的。据估计，超过 80% 的美国人每天没有摄入足够的镁元素，很可能处于镁元素缺乏状态。如果有的读者正在经历无法解释的疲乏或虚弱，出现了心脏节律异常、肌肉痉挛或者眼皮抽动现象，机体内镁元素水平过低很可能是原因之一。

牛油果还是少数几种同时含有大量维生素 C 和 E 的食物之一，[5] 它的纤维素含量也很高，半个牛油果就含有差不多 4.6 克纤维素，因此，当我们食用牛油果的时候，相当于同时为机体提供一揽子营养素。

- 促进其他营养物质的吸收。由于牛油果中富含健康的脂肪，它们有助于机体从其他的食物中吸收脂溶性营养物质。一项结果发表在《营养学杂志》上的研究发现，在食用一个新鲜牛油果的时候，无论是同时食用橙色的番茄酱还是生胡萝卜，都能够明显增强类胡萝卜素的吸收，并且可以将类胡萝卜素转化为维生素 A 的一种活化形式。[6] 一项在 2005 年进行的类似研究发现，在沙拉中加入牛油果，参与研究的志愿者对类胡萝卜素的吸收水平提高了 3~5 倍。而类胡萝卜素作为一种抗氧化分子，能够保护机体免受自由基的损伤。[7]

- 对抗癌症。牛油果汀 B（Avocatin B）是一种存在于牛油果中的脂质，研究发现它具有对抗急性髓性白血病的能力。急性髓性白血病是一种非常罕见的致命癌症，而这种存在于牛油果中的脂质能够摧毁白血病干细胞，而健康细胞安然无恙。[8] 牛油果还富含具有抗癌作用的类胡萝卜素，这些类胡萝卜素主要存在于牛油果靠近果皮的那些深绿色果肉之中。

我甚至会在旅行的过程中携带牛油果。这个时候，我会确保挑选出来的都是相对较硬的牛油果，这样做的目的是让它们在旅途中彻底成熟，而又不会在包里破烂。在携带牛油果的时候，可以选择各种硬质容器。我喜欢把它们放在硬纸筒中，防止牛油果在托运行李时被挤烂。

从使用农药的角度考虑，牛油果可以称为最安全的经济作物之一。它们较厚的外皮可以防止内部果肉被农药污染，因此完全不必要花费多余的金钱专门去购买有机牛油果。我曾经让自己的研究团队检测来自几个较大食品商店的牛油果，它们分别由不同国家的种植户提供，所有的样本都没有检测出存在有害化学成分残留。

为了保留抗氧化剂最集中的区域，我们需要用手给牛油果剥皮，就像我们剥香蕉一样。

- 首先围绕果核，沿长轴切开牛油果。
- 分别捏住两边，向相反方向扭转，使其与果核分离。
- 去除果核。
- 将每一半牛油果再沿长轴切成两瓣。

- 下一步就是用茶匙或手指（拇指和食指）剥去每一瓣牛油果的果皮。

小提示：如果有的读者对乳胶过敏，就有可能对牛油果存在交叉反应。另外，如果有的读者存在季节性变态反应，需要注意在花粉传播的季节，自身也会对牛油果敏感。为了避免发展为过敏，此时需要暂时停止食用牛油果。

尽管具有如此众多的益处，但牛油果存在一个非常严重的缺点，它们有可能非常昂贵，特别是在非产区。为了减少购买牛油果的花费，可以在打折的时候购买，此时要挑选那些尚未完全成熟、像石头一样硬的牛油果。可以把它们放在冰箱里，储藏期可以长达 3 周。我们只需要在吃之前提前两天把牛油果拿出来，使它们有时间成熟变软。

## 橄榄和橄榄油

把橄榄作为大自然的奇迹是理所当然的，它们值得我们特别关注。100 克橄榄油中差不多含有 100 克脂肪，其中单不饱和油脂大约为 77 克，多不饱和油脂为 8.4 克，饱和油脂为 13.5 克。橄榄自身是一种非常好的零食，含有一定的盐分，能够满足机体对食物的渴望，从而产生满足感。在沙拉中加入橄榄也非常美妙。橄榄和橄榄油为我们提供了一种健康的方法，使我们可以在食物中添加更多的脂肪。无论是橄榄、橄榄油还是它们之中所含有的成分都会为健康提供下述好处。

- 抗氧化。橄榄中含有大量不同类型的抗氧化剂，其中包括酚类化合物（羟基酪醇、对羟苯基乙醇）、多酚类化合物以及橄榄苦苷。橄榄苦苷只存在于橄榄中。研究结果显示，橄榄所具有的抗氧化特性比维生素 E 更强。
- 保护心脏。橄榄和橄榄油中所含有的脂肪酸是油酸，这是一种单不饱和脂肪酸，可以通过降低低密度脂蛋白胆固醇水平和血压的途径，降低心脏病的发生率。橄榄苦苷是橄榄中含有的抗氧化成分，能够减少机体内低密度脂蛋白胆固醇的氧化，由此降低氧化应激指标。
- 抗肿瘤活性。由于橄榄所具有的抗氧化和抗炎特性以及其他抗肿瘤成分，它可以用于预防癌症。举例来说，某些橄榄和橄榄油中存在的物质能够活化肿瘤抑制基因和凋亡基因，而凋亡基因会诱导肿瘤细胞出现程序性细胞死亡。[9]

- 延缓衰老。人们发现,初榨橄榄油中含有一种酚类成分——对羟苯基乙醇,具有延长寿命以及对抗应激的作用。[10] 橄榄中所含有的橄榄苦苷、羟基酪醇(另外一种抗氧化剂)以及鲨烯可能会帮助皮肤抵抗紫外线的照射。研究结果显示,橄榄苦苷能够直接为皮肤提供抗氧化作用,可以当作一种皮肤保护剂。[11]

- 改善骨骼健康状况。研究人员在对动物进行年龄相关骨质疏松症研究的时候发现,食用橄榄和橄榄油可以预防骨质的流失。另外一项研究以127 名老年人为研究对象,结果显示坚持富含初榨橄榄油的地中海饮食两年以上,将会发现与构建骨骼相关的蛋白增多,提示橄榄对骨骼具有保护作用。[12] 初榨橄榄油中所含有的酚类成分还能够刺激人体的成骨细胞增殖,而成骨细胞用于形成骨骼。[13]

找到优质橄榄相对容易,寻找那些装在玻璃或陶瓷罐子里而不是塑料或金属容器中售卖、没有去核的橄榄就可以了。而想找到优质的橄榄油就不那么容易了。美国药典委员会提供的食品欺诈数据库[14] 显示,橄榄油常常被人们故意用价格和质量较低的油品稀释,其中包括榛子油、大豆油、玉米油、葵花籽油、棕榈油、芝麻油和葡萄籽油。人们还常常会添加那些质量低劣、不符合人类食用要求的橄榄油,这样做更容易逃避相关检测。作为欺诈行为的一部分,其他的油品成分不会出现在标签上,绝大部分消费者无法辨别自己购买的是不是纯正的橄榄油。

2016 年,《60 分钟》栏目向公众展示了意大利的橄榄油工业,同时曝光它存在不轨行为。意大利的橄榄油企业在橄榄油中添加了大量廉价的 ω-6 植物油,最具代表性的是葵花籽油,由此产生的结果是相关橄榄油一年的销售额超过了160 亿美元。如果有可能的话,我们在买橄榄油之前最好品尝一下。尽管这种做法并不能保证质量,特别是在没有相关技能去分辨出所有微妙口味的差别的时候,但这至少能够帮助我们尽可能挑选出口味最清新的橄榄油。如果我们回家打开包装后发现橄榄油已经有坏了或者腐败的味道,应该把它们退回商店。

当我们需要用油进行烹饪的时候,最理想的选择是椰子油,而并不是橄榄油。这是因为椰子油是唯一一种足够稳定的油品,能够耐受由加热引起的破坏。

特级初榨橄榄油用在凉菜中是完美的，但是烹调肯定会对这种敏感的油品造成破坏，高温会降解橄榄油的分子结构，并且产生自由基。不过，有一个问题我们需要明白，这非常重要，那就是利用任何一种油品（即使是椰子油）进行高温烹调，都会对它们造成破坏。

除了含有的大量不饱和脂肪酸非常容易被氧化以外，对于特级初榨橄榄油来说，即使我们只是在较低的温度下使用，并不加热，它也有一个非常明显的缺点，那就是非常容易腐败。这是因为特级初榨橄榄油中含有叶绿素，它会加速变质过程，很快就会使橄榄油出现腐臭的气味。

# 蛋白质

在天然状态下，差不多所有的动物性蛋白质都含有大量脂肪。为了帮助机体摄入每日所需的脂肪量，同时又不至于蛋白质超标，需要避免食用任何一种"低脂"奶制品和精瘦肉。也就是说，我们应该选择那些同时含有较多脂肪的蛋白质作为蛋白质的主要来源。举例来说，较好的选择是带皮的鸡腿，而不是去皮的鸡胸肉。

正如我将在第 9 章中向大家介绍的那样，对于女性来说，一日三餐中每一餐摄入的蛋白质应该控制在 12~15 克，而对于男性来说，每一餐摄入的蛋白质应该控制在 15~20 克。不过，如果有的人正处于免疫缺陷状态，或者处于手术或疾病的恢复阶段，又或者有较高的体力活动需求，蛋白质的摄入量可以在此基础上增加 25% 左右。

在第一次获悉治疗性高脂食谱的时候，我根本无法理解，为什么每个人都能够在不过度依赖动物性产品的情况下就可以满足每日的蛋白质需求。这些动物性产品绝大部分都来自那些饲养场饲喂的动物，而在饲养场饲喂家禽和牲畜有可能导致环境恶化，同时也无法保证动物的生活质量以及产品的营养成分。读者要清楚，在本书中我提倡食用某种动物性产品，不过仅限于那些真正放养的动物，并且没有添加激素和抗生素。现在我已经知道，坚果和种子也是蛋白质的优质来源，每四分之一杯的坚果和种子差不多含有 4~8 克蛋白质。绝大部分蔬菜同样含有蛋白质，每千克蔬菜含有 35~70 克蛋白质。人体每日需要摄入45~55 克蛋白质，通过植物来源也可以很轻松地达到要求。

## 海产品

海产品是 ω-3 脂肪酸 EPA* 和 DHA** 的理想来源，特别是 DHA。对于机体健康来说，DHA 是最重要的脂肪酸。在主要的脂肪酸之中，它是唯一一种不会被用作"燃料"供应能量，而是直接整合到细胞膜和线粒体膜之中的脂肪酸。

随着海洋污染程度的逐渐加重（这些污染也包括汞），我们不得不非常仔细地挑选哪种类型的海产品可以食用。在所有的海鱼中，污染最轻而 ω-3 脂肪酸含量最高的是阿拉斯加三文鱼和红大马哈鱼。这两种鱼都属于鲑鱼，无法养殖，只能野生捕捞。由于寿命较短，红大马哈鱼积累高浓度的汞和其他有毒物质的风险很小。另外，这两种鲑鱼都不是以那些体形较小、体内污染水平很高的鱼类为食的，从而减少了毒素在它们体内累积的程度。

越接近海洋食物链底部的鱼类在生命周期中累积的污染物越少。因此，其他相对安全的选择是那些较小的鱼类，包括沙丁鱼、凤尾鱼、马鲛鱼和鲱鱼。沙丁鱼是 ω-3 脂肪酸含量最高的来源之一，一条就足以满足机体每日推荐量的50%。基于这个原因，它们成为了动物源性 ω-3 脂肪酸的最佳膳食来源之一。[15]不过，记得挑选那些保存在水里的沙丁鱼，而不是用橄榄油浸泡的，几乎所有用来浸泡沙丁鱼的橄榄油都不适合人类食用。

## 避免食用人工养殖的鱼类

尽管人工养殖的鲑鱼比野生的阿拉斯加三文鱼更容易买到，也更便宜，但是我强烈建议不要选择这些人工养殖的鲑鱼，这是因为它们的营养价值较差，

---

\* EPA 是二十碳五烯酸的缩写，它是人体自身不能合成但又不可或缺的脂肪酸之一，具有降低血液黏稠度、预防血栓形成等作用。——译注

\*\* DHA 是二十二碳六烯酸的缩写，也是人体必需的脂肪酸，对于神经系统细胞的生长及维持至关重要。——译注

饲养环境有问题，可能会被染色，还存在其他不利于健康的潜在风险。

最重要的是，人工养殖的鲑鱼所含的 ω-6 脂肪酸差不多比野生的高 5 倍，而典型美国人每日摄取的 ω-6 脂肪酸已经比所需要的量高出了 10~20 倍。总的来说，人工养殖鲑鱼中含有 14.5%~34% 的脂肪，而野生鲑鱼的脂肪含量只有 5%~7%。由于很多有毒物质很容易在脂肪中积聚，因此，人工养殖鲑鱼体内含有的有毒物质要远远多于野生鲑鱼。

人工养殖的鱼类还很容易出现与集中喂养的牛和猪相同的问题，也就是大量使用抗生素、杀虫剂。不幸的是，最近奥西阿那组织（Oceana，一个国际性组织，旨在保护大洋环境，其创立的基础包括皮尤慈善信托基金）进行的一项调查显示，大约 80% 标称"野生"的鱼类实际上是人工养殖的，其中包括鲑鱼。而在餐馆中销售的鲑鱼尽管在菜单上常常被注明是"野生"的，但其中 90%~95% 也都是人工养殖的。[16]

考虑到这些标签常常是不正确的，我们该如何区分鲑鱼片到底是野生的还是人工养殖的？首先，鱼肉会为我们提供一些线索。野生红大马哈鱼的肉是鲜红的，这是由于它们天生会积累虾青素，这是一种强力抗氧化剂。实际上，在所有的食物中，红大马哈鱼是天然虾青素含量最高的品种之一。

野生鲑鱼通常非常瘦，那些鱼肉中的白色条纹（脂肪）非常窄。如果我们发现鱼肉呈浅桃红色（也可能会被染为红色），同时伴有较宽的白色条纹，那么这种鲑鱼就很可能是人工养殖的。另外，我们要避免选择大西洋鲑鱼，因为这种鱼类几乎都是人工养殖的。

## 了解假冒海产品的门道

拉里·奥姆斯特德曾经出版了一本非常优秀且有警示作用的著作《真假食品》。在这本书中，奥姆斯特德指出，在美国销售的绝大部分海产品都与标注内容不符。就像我在前面提到的那样，标称野生的鱼类实际上是人工养殖的。很多对虾在原产地被苦役饲养，这种虾曾经在连续的测试中被证实已经被有害的化学物质污染。美国的餐馆也常常对海产品玩冒名顶替的把戏。举例来说，餐馆中所出售的红鲷鱼几乎没有真的，通常都是更便宜的人工养殖鱼类，如罗非鱼。

这种鱼很可能是从东南亚进口的，它们的饲养条件难以保证。

"如果你每天都出去吃饭，并且每次都点红鲷鱼，即使连续一周，你也很可能连一条真正的红鲷鱼都没吃着。"当我对奥姆斯特德进行采访的时候，他如此对我说。

海洋保护组织奥西阿那曾经发表了一份报告，其中揭示在美国食品商店和餐馆内销售的虾类产品中，30%以上都没有如实描述，15%的产品贴错标签，标签上标注的生产方式（是人工养殖还是野生捕捞）以及物种是错误的。

这种描述不实和贴错标签所导致的结果并不仅仅是让顾客为低质量的产品多付钱。奥西阿那组织在较早的时候曾经进行过一项检测，检测结果在2013年出版。这项监测发现，在从美国的零售店中获得的白金枪鱼样本中，大约87%实际上是玉梭鱼。这是一种能够导致严重消化道问题的鱼类，它也由此获得了一个绰号——"泻药鱼"。

那么，怎样才能够保证购买的确实是自己想要的海产品？这里有几条购买海产品的策略，据说可以实现这个目标。

- 从可信赖的鱼贩那里买鱼，也可以考虑大型零售商。是不是有些奇怪？实际上，这种购物广场在行业内有很大的影响力，多项研究显示它们标签的准确率非常高。
- 从食品商店买鱼的时候，要查看验证质量的第三方标签，例如海洋管理委员会的标签（徽标由字母MSC以及一条蓝色的鱼形符号组成）。MSC拥有审计员，能够证明鱼从哪里来，它又是怎样被端上你的餐桌的。其他能够证明可持续性改善的标签包括全食超市公司信赖养殖标志、全球水产养殖联盟最佳实践标志、Fishwise标志以及海产品安全标志等。
- 寻找产地为阿拉斯加的产品。阿拉斯加不允许水产养殖，因此那里出产的鱼类都来自野生捕捞。阿拉斯加拥有最清洁的水域，当地的水产业也维护得很好，渔场具有可持续发展能力。为了保证真实性，购买的时候请查找证明当地出产的"纯正阿拉斯加野生产品"标签。有这种标签的产品更可靠，罐装阿拉斯加三文鱼比鲑鱼肉排更便宜一些。
- 《大西洋月刊》建议购买由优质海鲜局（Better Seafood Bureau）的成员组织提供的海产品，这个商业组织会公开海产品供应链条上存在的欺诈行为。

- 寻找美国本土出产的那些海产品，而不是进口产品，这样做时遭遇欺诈的可能性会更低一些。美国国内的渔场比较注意执行海产品标记的各项法规，很多沿海地区都拥有海产品市场，致力于每日提供新鲜的、高质量的海产品。你可以直接向店主询问，他们应该会为你提供关于海产品来源的具体细节。

- 如果你想吃虾，就去寻找那些不仅标签上已经注明来源，同时还有第三方证明，提示是从墨西哥湾野生捕捞的虾。要记住，这种虾的最低价格每千克都应该在40美元以上。如果你发现交易价格低得让人难以置信，则几乎可以肯定它有问题。

- 最后一个建议，同样也很重要，就是尽可能购买整条鱼。那些没有被分解或切片的鱼的种类更难以被篡改。

如果有的读者是海鲜爱好者，或者非常需要食用各种类型的鱼类和贝类，那么最好利用下面的表单去选择污染程度最轻的种类。这个表是由自然资源保护委员会编制的，其中包含少量淡水产品。[17]

以下是汞污染较轻的种类（推荐）。

- 凤尾鱼。
- 鲳鱼。
- 鲶鱼。
- 蛤蜊。
- 螃蟹（本土）。
- 淡水螯虾。
- 石首鱼（大西洋）。
- 比目鱼。
- 黑线鳕（大西洋）。
- 狗鳕。
- 鲱鱼。
- 银汉鱼。
- 马鲛鱼（北大西洋）。
- 鲻鱼。

- 牡蛎。
- 鲽鱼。
- 狭鳕鱼。
- 鲑鱼（罐装）。
- 鲑鱼（野生）。
- 沙丁鱼。
- 扇贝。
- 虾。
- 鲷目鱼（太平洋）。
- 鱿鱼。
- 罗非鱼（非人工养殖，非常难以找到）。
- 鲑鱼（淡水）。
- 白鲑属的鱼。
- 牙鳕。

以下水产品常常存在中度汞污染，建议适度食用。

- 鲈鱼（咸水，有条纹，黑色）。
- 水牛鱼。
- 鲤鱼。
- 鳕鱼（阿拉斯加）。
- 龙虾。
- 鱵鳅鱼。
- 安康鱼。
- 河鲈（淡水）。
- 羊头鲷。
- 鳐。
- 鲷鱼。
- 方头鱼（大西洋）。
- 金枪鱼（罐装大块金枪鱼，鲣鱼）。

以下水产品的汞污染程度较高，应避免食用。

- 白花鱼（太平洋）。
- 大比目鱼（大西洋及太平洋）。
- 马鲛鱼（西班牙及海湾地区）。
- 鲈鲉。
- 裸盖鱼。
- 黑鲈（智利）。
- 金枪鱼（长鳍金枪鱼、黄鳍金枪鱼）。

以下水产品的汞污染严重，应坚决避免食用。

- 蓝鱼。
- 石斑鱼。
- 青花鱼。
- 枪鱼。
- 胸棘鲷。
- 鲨鱼。
- 剑鱼。
- 大眼金枪鱼。

最后，无论你考虑购买哪种类型的鱼类产品，都要查看它是否获得了海洋管理理事会（Marine Stewardship Council，MSC）颁发的证书。这份证书能够保证这种海产品在整个加工过程中，从原材料的收获到最终产品的加工，每个环节都已经接受了 MSC 的详细检查，通过了独立审查，确实符合可持续性标准。

# 奶制品

奶制品可以分为三类：富含脂肪的奶制品、富含蛋白质的奶制品以及脂肪和蛋白质的含量都比较高的奶制品。对于 MMT 来说，我们需要坚持选择富含脂肪的奶制品。有些奶制品（例如牛奶和农家干酪）含有大量的乳糖，它是由葡萄糖分子和半乳糖分子相互结合而成的，在被消化的时候，其中所含有的葡萄糖会升高血糖水平。我将在后面列出富含脂肪的奶制品，但是其中的一部分属于乳糖含量较高的种类，每日消耗的总量也需要受到限制。另外，与挑选肉类和禽蛋类食品一样，我们也要选择那些来自草饲和有机养殖奶牛的奶制品，它们都有美国草饲协会( American Grassfed Association, AGA )颁发的"美国草饲"证书。有可能的话，最好选择未加工的原奶，它要优于经过巴氏消毒的奶制品。由于富含脂肪的奶制品也含有蛋白质，因此在计算每日消耗的蛋白质总量时也要把它们包括在内。

以下是部分富含脂肪的奶制品，可以适度食用。

- 黄油（一大汤匙中含有大约 12 克脂肪，蛋白质含量很低 ）。
- 酥油（一大汤匙中含有大约 13 克脂肪，不含蛋白质 ）。
- 重质搅打奶油（一大汤匙中含有 5~6 克脂肪，蛋白质含量很低 ）。
- 奶油干酪（一大汤匙中含有 4~5 克脂肪，含有一定量的蛋白质 ）。
- 酸奶油（一大汤匙中含有 2~3 克脂肪，含有一定量的蛋白质 ）。
- 帕尔马干酪（一大汤匙中含有大约 1.4 克脂肪，含有大量的蛋白质，主要用作调味品 ）。
- 切达干酪（每千克中含有大约 320 克脂肪，含有大量的蛋白质 ）。
- 布里干酪（每千克中含有大约 280 克脂肪，含有大量的蛋白质 ）。

以下是部分富含蛋白质的奶制品，应该避免食用。

- 牛奶。
- 农家干酪。
- 意大利乳清干酪。
- 酸奶。
- 克菲尔酸乳酒。

请注意，富含脂肪的奶制品中含有雌激素的代谢产物，有可能会对激素敏感的肿瘤（例如乳腺癌、子宫癌、卵巢癌以及前列腺癌）产生影响。如果有的读者确实罹患了这几种类型的肿瘤之一，在食用奶制品的时候要相对保守一些。另外，除非是有机的，否则奶制品有可能被除草剂、激素、抗生素甚至是对抗生素耐药的细菌所污染。

# 鸡蛋（包括禽蛋）

在最近几十年里，鸡蛋受到了公共卫生组织和主流媒体的无理指责。鸡蛋实际上是我们能够吃到的最有益于健康的食品之一，它们能够提供非常好的滋养作用，绝对物有所值。

不幸的是，由于鸡蛋中含有胆固醇，很多人因此对这种健康的食物来源避而远之。实际上，通过饮食从天然来源中获取胆固醇并不会对健康造成威胁，甚至很可能是有益的。这一点目前已经成为常识。在 2015 年颁布的美国饮食指南中，已经删除了对饮食中胆固醇的限制，同时还将蛋黄加入到蛋白质来源的建议表单之中。饮食指南咨询委员会建议的这项改变姗姗来迟，不过最终人们还是承认了科学研究所展示的事实，那就是并不应该认为胆固醇已经被过度消耗了。[18]

鸡蛋能够为机体合成蛋白质提供 8 种必需的氨基酸，这几种氨基酸无法由机体自身制造，只能从食物中获得。应选择那些真正自由放养的有机鸡蛋，这种饲养条件也被称为牧场放养，指那些产蛋的母鸡能够在室外的有机草场上自由漫步，四处搜寻天然食物，如草籽、小蠕虫、昆虫以及绿草。

有一点非常重要，读者要记住，每一枚鸡蛋中含有大约 7 克蛋白质，因此在把鸡蛋添加到食谱之中的时候，应该非常小心，避免因此而消耗过多的蛋白质，并由此激活 mTOR 信号通路。

测试结果证实，牧场放养的鸡所产的蛋含有更优质的营养素。与集中饲养的鸡蛋相比，它们具有以下特点。

- 维生素 A 的含量增加 2/3。
- 维生素 E 的含量增加 3 倍。
- ω-3 脂肪酸的含量增加 1 倍。
- β 胡萝卜素的含量增加 7 倍。

基于各种各样的原因，很多人对鸡蛋非常敏感，但是能够很好地耐受鸭蛋、鹌鹑蛋和鹅蛋。如果有的读者打算定期食用禽蛋类食品，明智的做法是不要仅仅依靠鸡蛋，而是扩大自己的选择范围，尝试其他禽蛋类食品。同时，你们要意识到不熟的鸡蛋中含有高水平的抗生物素蛋白，这种蛋白质会与 B 族维生素——生物素结合在一起，从而降低生物素的可用性。因此，如果有人食用较多的生鸡蛋，就有可能需要同时服用生物素补充剂。

在吃之前如何处理鸡蛋也是一个问题，最理想的方法是生吃，或者尽可能接近生吃，这样可以保持营养物质的完整性。由于生吃鸡蛋而感染沙门氏菌的风险通常非常小，对于牧场放养的鸡所产的蛋来说，这种风险有可能更低。

如果有的读者不能接受生吃鸡蛋，小火煮熟或者煮成半熟，稍微淋一点MCT 油是另一个最佳选择。炒鸡蛋或者煎鸡蛋都是最糟糕的做法，这是因为高温会氧化鸡蛋里的胆固醇，如果读者的胆固醇水平已经升高，这样做就有可能导致问题。对鸡蛋进行加热还会改变鸡蛋内蛋白质的化学成分，由此导致过敏反应或者增加机体的敏感性。鸡蛋内还含有少量的碳水化合物，我们在计算每日消耗的碳水化合物总量的时候，应该把这一部分也包含进去。

# 坚果和种子

坚果和种子对于植物界的价值等同于受精卵对于动物界的价值，它们都是这个行星上营养素密度最高的食物。选择生的、有机的、没有经过射线照射的坚果非常重要，不要选择那些在有毒的油脂中烤过、经过巴氏消毒以及外面包裹了糖或者调味品的产品。有机坚果意味着不含有抗菌剂和杀虫剂。确保挑选出来的坚果闻上去非常新鲜，没有发霉、变质和腐败。发霉、变质和腐败提示存在真菌（霉菌）毒素，会对肝脏造成损害。

为了避免过度摄入 ω-6 脂肪酸，我们需要将每日吃下去的坚果总量限制在几十克以下，而种子的总量需要限制在几汤匙以下。在进行 MMT 的时候，坚果中的最佳选择是生的有机夏威夷果和美洲山核桃，这是因为在所有的坚果之中，它们的碳水化合物和蛋白质含量最低，而脂肪含量最高。如果有的读者还希望选择其他坚果，则需要确保它们不会导致机体内 ω-6 脂肪酸和 ω-3 脂肪酸之间的比例失衡。

烤过的坚果更加美味，但是目前我们已经知道，高温会破坏坚果中含有的营养素，尤其是会影响从坚果中获取有益的脂肪和氨基酸。[19]

如果有的读者更愿意食用那些烤过的坚果和种子，那么就自己动手烤制，这样可以控制温度和烤制时间。举例来说，可以在生的南瓜子上撒一些喜马拉雅山脉或其他地区出产的天然盐，然后在烤箱中用低温烤制 15~20 分钟，温度不要超过 75 摄氏度。这样会把与加热有关的损伤最小化。

值得注意的是，尽管坚果和种子是营养素的优质来源，它们非常值得在MMT 方案中占据一席之地，但是一定不要过量食用。这也是非常重要的，因为它们同时也是 ω-6 脂肪酸的天然来源。

ω-6 脂肪酸对于人体来说也是必不可少的，但是在饮食中，我们只需要非常少量的 ω-6 脂肪酸就足够了。那些富含 ω-6 脂肪酸的油脂在加工以后所具有的主要问题之一就是，在精炼过程中油脂会分解，即使那些天然存在于绝大部分坚果和种子之中的 ω-6 脂肪酸也会出现促进炎症的可能性，当我们过量消耗的时候会变得不安全。

举例来说，若我们吃进去过多的亚油酸———一种最常见的 ω-6 脂肪酸，这种不饱和脂肪酸就会与机体内的心磷脂(线粒体膜中的主要脂质成分)融为一体，并对心磷脂产生破坏作用。而在线粒体膜受累以后，会严重损害线粒体中的新陈代谢和能量产生过程。[20] 在这里大家不要混淆亚油酸和亚麻酸两种不同的脂肪酸，后者才是心磷脂真正需要的脂肪酸。

谢天谢地，我们可以利用含有 ω-3 脂肪酸和单不饱和 ω-9 脂肪酸（油酸）的食物来代替那些富含亚油酸的食物。通过这种方式，能够减少与心磷脂相互融合的亚油酸。橄榄油和很多坚果中都含有油酸，特别是夏威夷果，而它的另一个优势是 ω-6 脂肪酸的含量非常低。

亚油酸促进炎症的效果并非仅仅针对线粒体膜。2013 年进行的一项研究发现,过量的亚油酸会对软骨产生促进炎症的作用。在那些罹患骨关节炎的患者中，软骨中出现亚油酸会导致炎症反应。与之相反，油酸（单不饱和脂肪酸）和软脂酸（饱和脂肪酸）都表现出预防软骨破坏的作用。这项研究提示，在食用大量的亚油酸和软骨损害之间可能存在着联系，并由此导致骨关节炎。[21] 基于这个以及其他的原因，在每天食用本章所列举出来的种子和坚果类食物的时候，注意不要超出推荐的总量。

我建议食用以下用于 MMT 的坚果和种子。

- 巴旦木（只可以食用非常少的量，它们富含蛋白质）。
- 黑孜然。
- 黑芝麻。
- 巴西坚果。
- 生可可粉、可可粒和可可油。
- 野鼠尾草籽（奇亚籽）。
- 亚麻籽。
- 夏威夷果。
- 美洲山核桃（碧根果）。
- 欧车前子的籽壳。
- 南瓜子。
- 葵花子。

关于这些坚果和种子的更多信息，包括它们之中所含有的营养素以及如何食用，请参阅附录 B。

其他所有没有列入表单的坚果，仅仅由于对于我来说都富含蛋白质，因此不推荐食用。大家也不应该经常性地食用它们。

还有一点非常重要，我们所选择的坚果都应该是有机的，避免食用那些曾经使用过抗菌剂和杀虫剂的品种。它们还应该是没有经过加工的，不要选择那些接受过辐射消毒、巴氏消毒或者有糖衣包被的品种。

# 第 2 部分

# 利用MMT获得
# 高级恢复

# 第 6 章
## 实施MMT的准备工作

读到这里的时候，读者们很可能已经跃跃欲试，准备一头扎入线粒体代谢疗法之中，收获它为健康带来的好处。不过，由于这个疗法的要求非常高，因此在着手改变食谱之前，还有些步骤需要完成。铺平道路才能使过渡更加平顺，在达成健康目标方面保证有较高的成功率。我们需要努力完成以下操作，其中的一部分就像订购物资一样简单，而另外的那些（例如记录平时所吃的食物）就可能需要更大的决心。尽管在进行重要的饮食调整之前，需要花些时间来完成这些准备工作，但是当我们真正开始执行 MMT 的时候，将会走上通往成功的坦途。

## 精心准备几种物品

### 血糖检测设备以及测试条

在执行 MMT 的时候，需要定时监测血糖水平，这是非常重要的生物测定指标。在美国糖尿病非常流行，每 4 个人之中就有一个罹患糖尿病或者处于糖尿病的前驱期。巨大的血糖监测需求所产生的后果是，目前在美国血糖仪相对来说并不昂贵，购买时也不需要处方。

绝大部分血糖仪的价格为 7~50 美元，利用优惠券还常常可以打折甚至免费获取。因此，监测血糖水平的花费主要来自购买测试条。血糖仪测试条的零售价格为每条 25 美分至 2 美元，价格上的差异取决于品牌以及技术参数的不同，例如是否与电脑程序相关联。考虑到测试条的消耗，如果每日多次测试血糖，花费可能不菲。

市面上有各种各样的血糖仪可供选择，不过如果读者目前还没有购买，我推荐两种血糖仪。在我撰写本书的时候，它们可能是最令人中意的。不过大家要记住，技术是在持续发展的，在购买血糖仪的时候，最好自己做一些调查，因为当你读到这部分内容的时候，可能已经有了更好的选择。亚马逊是一个非常好的购物平台，利用它可以对各种产品进行比较，在本章中我所提供的绝大部分产品信息来自亚马逊。

- 拜尔公司的拜安康血糖仪。在廉价的单纯血糖监测系统中，它是最佳产品。对于绝大部分人来说，拜尔公司的拜安康血糖仪都是最佳选择，因为它的经济性非常高，血糖仪本身的价格不超过 10 美元，每个测试条也只需 25 美分。

- 雅培公司的 Precision Xtra 或者 Freestyle Optium Neo 血糖仪。这两种血糖仪可以进行血糖和酮体的监测，是监测血液中酮体水平的最佳选择。它们也可以测量血糖水平，但是长期使用，花费将会不菲。这里不是指设备本身的价格，在我撰写本书的时候，亚马逊上 Precision Xtra 血糖仪的价格为 27 美元，Freestyle Optium Neo 血糖仪的价格为 49.99 美元。它们的花费主要来自测试条，一种用于测量血糖水平，一种用于测量血液中的酮体水平。这两种类型的测试条都不便宜，每个血糖测试条的价格差不多为 50 美分，不过购买的时候要认清针对的是哪种设备。50 美分这个价格也只是一个大致的范围，很多地方的销售价格可能会达到它的两倍。酮体测试条的价格会高得多，每条 4~6 美元。如果有的读者对于酮体的监测非常认真，可以在 eBay 网站上找一找，可能会发现与自己的设备配套的测试条只需上述价格的一半就能够买到。购买的时候要注意截止使用日期，确保自己能够在这个日期之前用完测试条。基于价格的原因，即使有的读者选择了上述两种设备监测自己的酮体水平，我还是建议你再购买一台拜安康血糖仪，用它来监测血糖水平，每次的花费明显减少，长期使用有助于降低成本。

## 酮体监测设备以及附件

有 3 种途径可以测量机体内酮类的水平。

- 验血。可以测量机体的循环血液中有多少 β - 羟丁酸。进行这种检测所用的设备就是雅培公司的 Precision Xtra 和 Freestyle Optium Neo 血糖仪。

- 呼气酒精测量。这种测量设备相对便宜，效果也有保证，可以作为验血的替代手段，长期使用。它可以检测呼出气体中的丙酮含量，而在大部分情况下，呼出气体中的丙酮含量和血液中的 β - 羟丁酸水平有紧密的相关性。测试者只需向仪器中吹气 20~30 秒，仪器就会在 3 种不同颜色之中选择某一种，并以特定的次数进行闪烁，由此来显示体内的酮体水平。这种呼吸式酮类分析设备需要一笔最初的投资，比如 Ketonix 牌产品的销售价格为 150 美元，不过它的好处是不需要额外购买测试条，也不必抽血，因此这是一个非常好的长期解决方案。就我个人而言，几乎每天都要进行一两次检测，特别是当我对自己的饮食计划进行调整，需要确定体内酮体水平的时候。

- 尿液检测。数十年来，利用测试条检测尿液中是否存在乙酰乙酸盐，一直是评估体内酮体水平的最常见的方法。也许有的读者在阿特金斯食谱流行的那几年就已经知道了这种检测方式。尿液监测也需要测试条，它的末端有反应区域。当尿液中没有酮体的时候，它呈米黄色；如果有少量酮体存在，它就会变为粉红色；而一旦尿液中含有大量酮体，它就会呈现紫色。不过这种测试条只能检测乙酰乙酸盐，对 β - 羟丁酸没有反应，而 β - 羟丁酸才是大部分细胞首选的 "燃料"，因此对于我们判断机体是否已经真正开始利用脂肪作为能量来源来说，尿液检测的价值非常有限。不过，从另一个方面来说，这种检测的成本非常低，使用起来也很简便，还不用扎手指采血。通过尿液检测，我们可以简单了解机体是否在产生酮体。只要测试条显示粉红色，不管颜色深浅，都提示机体已经开始产生酮体，不过对于检测结果不要过于看重。

需要在什么时候监测酮体水平？这里有些参考信息，帮助大家了解什么时候监测体内的酮体水平才有意义。

- 在刚刚开始执行 MMT 的时候。真正需要密切监测酮体水平是在我们刚刚开始 MMT 之旅的时候，记住这一点非常重要。这样做会从两个方面得到重要的反馈信息：首先，这能够帮助我们判定机体是否成功过渡到代谢脂肪的状态；其次，这能够帮助我们在维持代谢脂肪的状态下，对自己到底可以吃多少碳水化合物以及哪些类型的碳水化合物进行调整。当我们血液中的酮体水平为 0.5~3 毫摩尔／升的时候，说明机体已经完成了向代谢脂肪的转换。通过调整饮食使自己的指标进入这个范围并不容易，而我们自己制订的饮食计划的效果到底如何？监测酮体水平能够为我们提供一些非常重要的可量化数据。

- 为了得到精确的数据。在保证产生充足酮体的情况下，我们最多可以食用多少碳水化合物？为了得到精确的数据，我们需要连续 2~3 天食用特定数量（如 30~40 克）的碳水化合物。在这几天里，每天还要检测酮体水平，计算平均值。随后选择另外一个碳水化合物的食用阈值（如 40 克），继续检测 2~3 天。最终反馈回来的信息会告诉我们，在食用多少碳水化合物的情况下，机体能够产生我们所期望的酮体水平。这个信息将会帮助我们根据自身情况制订个体化的 MMT 方案，而这个个体化过程在整个MMT 方案中是必不可少的。另外，每个人每天食用碳水化合物的阈值也处于动态变化之中，因此有必要定期进行上述检测，以便调整食物摄入量，满足机体需求的变化。

　　在通常情况下，我们处于营养性酮症状态的时间越长，机体新陈代谢的灵活性就越高。实际上，这是我们的终极目标。基于这个原因，在开始执行 MMT 的最初几周时间里，如果我们曾经一度进入了营养性酮症状态，但是未能保持，此时需要再花费数周甚至更长的时间才能回到正轨上。而当机体已经彻底完成了向利用脂肪作为能量来源的过渡时，我们称这种状态为"脂肪适应"，那么偏离轨道之后的回归将会非常容易。

　　一旦我们达到了自己的终极目标，那么机体就会像一个健康儿童那样获得新陈代谢的灵活性。孩子们能够非常轻易地进入营养性酮症状态，即使他们在食用大量净碳水化合物的时候也是如此。而在成年以后，因为大部分人在数十年里一直采用高净碳水化合物饮食，这种轻松进入脂肪代谢模式的能力就丧失了。通过 MMT，我们可以重新获得新陈代谢的灵活性。

- 在我们对食物的选择范围进行实质性改变的时候。一旦机体进入代谢脂肪的状态，并且已经维持了几周到 1 个月的时间，就不必像刚刚开始的时候那样密切监测酮体水平，此时只需要在对食谱进行调整的时候监测几次就足够了。举例来说，在我们响应应激性事件、日常工作发生改变或者较长时间旅游的时候，可能会改变食谱。在这种情况下，我们需要确定机体是否依然处于充分代谢脂肪的状态。我们可以每日测定一次酮体水平，直至我们确信机体内的酮体水平已经恢复到了改变之前的状态。

- 当我们注意到自己的血糖水平升高的时候。一旦我们发现自己的血糖水平有升高的趋势，就需要重新回到定期进行酮体检测的状态，这个过程至少要维持几天的时间。我建议每天检测 3 次，分别在每天早晨刚起床的时候（起床以后的第一件事就是进行酮体水平检测）、午餐以后以及睡觉之前。如果结果显示机体内的酮体水平依然维持在一个很理想的范围内，那么血糖水平的变化就有可能是机体内胰岛素信号发生改变所造成的，这种胰岛素信号的变化通常是有益的。而如果机体内的酮体水平降低了，那就有可能是食入了过多的碳水化合物或者蛋白质。此时我们可以在 2~3 天的时间里试验性地减少碳水化合物的摄入量，并且在这个阶段持续进行酮体水平监测，然后对摄入的蛋白质进行相同的试验，观察哪一种策略（是限制碳水化合物摄入还是限制蛋白质摄入）对于升高机体内的酮体水平以及降低血糖水平更有效，据此调整自己的饮食方案。

- 作为监测长期效果的方法。从长远来看，每周监测 1~2 次酮体水平是比较理想的，在监测的时候需要选择每日里不同的时段。对于那些自身存在严重健康问题的人来说，寻求利用 MMT 进行控制更加重要一些，而对于其他人来说，坚持一个非常宽松的监测时间表就可以提供足够的反馈信息，还能够促使自己坚持下去。如果不存在我在前面提到过的那些情况，任何一种每周超过两次的监测方案都是过分之举。

## 刺血针及其夹持装置

无论选择哪一种监测设备，为了获得一滴用于检测的血液，我们都需要刺血针以及相应的夹持装置。一盒刺血针（100 根）的价格大约是 5 美元，相应的夹持装置通常不超过 10 美元。在我的印象里，不同品牌的产品没有大的差别，因此选择那些自己购买和使用都比较方便的产品就可以了。拜尔公司的拜安康血糖仪附赠的刺血针以及夹持装置用起来就很好。

在使用采血设备的时候有一个诀窍，那就是在把测试条插入检测仪器之前，获得一滴足够大的血液是非常重要的。如果血滴太小，或者在测试条接近血滴的时候存在角度，那么血液就不能被足够快速地吸收，由此会产生一个错误的结果。当读数明显高出预期的时候，应该考虑到这种可能性，此时最好再取一滴血，用新的测试条再做一次检测。由于测试酮体水平需要的血滴更大，我们又不愿意浪费一个酮体测试条，因此，可以在进行酮体水平测试之前先进行血糖水平测定。

## 数字式厨房秤

我将会在本章的稍后部分中谈到，利用一种工具追踪自己的食物摄入情况是 MMT 不可分割的一部分。当我们做这项工作的时候，使用重量测量仪器（精确到克）几乎总是明智的选择，特别是对于那些重量很小的食物。人们最常犯的错误是对食物的重量进行猜测，然后把猜测出来的数据填写到食物日志中。举例来说，一大汤匙植物种子有多重？与其估计大约为 15 克，不如直接用天平称重。在刚刚开始执行 MMT 的时候，我也曾经犯过这个错误。后来我发现，一大汤匙欧车前子只有 4 克，但是一大汤匙可可粒重达 11 克，差不多是欧车前子重量的 3 倍。我由此意识到，我之前的记录与实际情况相差甚远。从此以后，我在记录所食用的植物种子时就采用称重的方法而不是简单地用汤匙等量具进行估计。

因此，如果有的读者家里没有数字式厨房秤，则应该尽快购买。这种秤的最低价格不到 20 美元，要确保自己所购买的厨房秤至少可以称量几千克的东西。在通常情况下，这种厨房秤可以精确到 1 克，如果有的读者需要更精确一些，则可以购买能够精确到 0.1 克的厨房秤。这两种精度的厨房秤价格差别不大，不过一定要保证它们都能够称量较大的重量。

所有的数字式厨房秤都有"去皮"功能，也就是所谓的自动归零。利用这个功能，我们先称量容器，然后将待测物体（例如食物）放入容器中一起称量，厨房秤能够自动减去容器的重量，此时显示的数值仅仅是待测食物的重量，并不包含容器的重量。利用这个功能，对食物进行称重，然后将测得的重量以克为单位输入 Cronometer。这是一种在线工具，我推荐大家用它来追踪自己的食物摄入状况，它将为我们提供非常宝贵的反馈信息，能够告诉我们在为自己的身体提供营养方面做得好不好。稍后我还会继续介绍 Cronometer。

## 计量勺

为了能够在厨房秤上精确称量食物的重量，大家将会需要 1~2 套不锈钢计量勺。

# 利用实验室检测建立一条基线

尽管现在我已经为饮食调整计划勾画了一个大致轮廓，如果你遵照执行，就可以显著改善健康状况。不过，大家需要明白一个非常重要的问题，那就是有两个因素将会限制我们的改善程度，它们分别是机体内的维生素 D 缺乏以及铁元素过多。这正是我强烈建议大家在开始调整饮食之前先测定机体内的维生素 D 和铁元素水平的原因，大家要争取在开始执行饮食调整计划的时候使这两个指标达到最优状态。

我相信这两项检测对于优化健康状况来说是绝对必要的，没有它们，我们无法了解机体内维生素 D 和铁元素的水平，而维生素 D 和铁元素的水平又会对线粒体的健康状况产生巨大的影响。同时，我还建议监测汞元素水平。汞元素是一种广泛存在的有害物质，可以通过汞元素水平分析了解机体内是否含有过多的汞元素。

另外，我还将推荐另外三项附加检测，通过它们可以监控机体的健康状况。在开始执行饮食调整计划之前进行这三项检测是明智的选择，这样当我们的计划成功实施以后，就可以知道自身的健康状况得到了多大程度的改善。

## 维生素D

毫无疑问，维生素 D 是最重要的营养素之一，不过大部分人一直处于维生素 D 缺乏状态。机体内维生素 D 水平过低在很大程度上都是由于缺乏日照，也许是因为居住的地点全年无法获得足够的直射阳光，也许仅仅是因为没有定期将足够多的皮肤暴露在阳光下。年龄和肤色因素也会对维生素 D 在皮肤内的合成数量产生影响。

我们应该至少每年检测一次维生素 D 水平，最好几个月就测定一次，直到我们形成了某种固定的生活模式，保证机体内的维生素 D 能够维持在最佳水平——40~60 纳克 / 毫升。针对维生素 D 水平有两种测试，读者可以选择 25 羟 - 维生素 D[25（OH）-D] 检测。本书没有足够的篇幅介绍如何达到最佳的维生素 D 水平以及达到后会带来什么好处，有兴趣的读者可以通过阅读我的上一本书《毫不费力地康复》，了解更多的细节。

现在，人们已经知道，适当地增加在阳光下的暴露时间是优化体内维生素 D 水平的理想途径。为了做到这一点，我们可能需要调整自己的生活规律。维生素 D 补充剂并不是一个很好的替代方案，不过对于那些由于环境原因，全年里确实无法达到理想日晒时间的人来说，选择维生素 D 补充剂是一个可行的办法。绝大部分人都不知道，维生素 D 实际上是反映紫外线 B 暴露的生物学标记之一，而紫外线 B 暴露的作用远远不止产生维生素 D 这么简单。因此，当我们口服维生素 D 代替晒太阳的时候，就会错失晒太阳所带来的很多非常重要但是目前很可能还没有被认识到的好处。

就我个人来说，从来不会对这个问题掉以轻心。为了使自己能够通过安全的日晒获取足够的维生素 D，我专门搬到了亚热带地区。在差不多 10 年的时间里，我没有服用过任何一种维生素 D 补充剂，但是体内的维生素 D 水平一直维持在理想状态。我所居住的地方常常阳光明媚，在每次安排工作的时候，我也会考虑是否能够晒太阳，优先选择在室外阳光下进行。与此同时，在一年中的绝大部分时间里，我每天都会沐浴在阳光下，在海滩上漫步 1~3 小时。冬天的阳光不是那么充足，我会选择在中午时分散步，而当夏天到来的时候，正午的阳光过于毒辣，温度太高，我会在早晨稍早的时候散步。为了使这么长的户外时间看上去更有价值，我在室外的时候会利用 Kindle 阅读器读书。通过这种方式，我在一年的时间里能够阅读大约 150 本书籍。

## 铁蛋白

检测机体内的铁元素水平非常简单，仅仅需要一个称为血清铁蛋白检测的血液试验就可以完成。这项检测所测量的是血液中铁元素的载体分子的水平，这种载体是细胞内的一种蛋白质，能够储存铁元素，被称为铁蛋白。如果某个人的铁蛋白水平很低，也就意味着体内的铁元素缺乏。

正如我在第 4 章中描述的那样，我认为血清铁蛋白检测是最重要的检测项目之一，它应该被纳入到一个积极的预防性健康筛查项目之中，定期进行。那些成年男性以及绝经后的女性（她们已经不再因为月经周期性地丢失一部分血液）更应该这样做。

读者可以参阅第 4 章的内容，了解为什么血清铁蛋白检测这么重要。

## 汞元素分析

由于汞元素广泛存在于海产品以及银汞合金填充物中，因此很多人都已经被汞元素所污染。有多种方法检测汞元素水平，但是根据我的经验，最好的测试方法应该能够告知我们汞元素来自哪里。据我所知，目前只有一个检测项目能够做到这一点，那就是利用快银科学（Quicksilver Scientific）提供的专利技术进行汞元素形态分布检测。

## 其他并非必需但是高度推荐的血液学检测

在我们开始执行 MMT 计划之前，不是必须进行这几项检测，但是如果情况许可，最好测试一下，它们可以为我们提供一条非常重要的基准线。当我们的 MMT 计划进行几个月以后，再次进行相同的检测，可以观察到指标的变化方向是否正确。

- 空腹胰岛素水平。通过检测机体内的胰岛素水平，我们可以了解自己能否有效地利用脂肪提供能量。这项测试必须在禁食状态下进行，否则无法提供精确的反馈。空腹胰岛素水平越低，机体利用脂肪的效率越高。在理想状态下，空腹胰岛素指标不宜超过 3mIU/L，如果这个指标超过 5mIU/L，则提示机体并没有利用脂肪作为主要"燃料"。
- 空腹血脂水平。全社会都非常关注胆固醇水平，以至于为了降低胆固醇水平，每 4 个美国人之中就有一个在服用他汀类药物。然而，尽管甘油三酯升高确实是罹患心脏病的危险因素，但胆固醇水平升高并非如此。幸运的是，利用 MMT，甘油三酯升高很容易被纠正到理想水平——数值低于 75。在血脂检测的各项指标之中，甘油三酯和高密度脂蛋白胆固醇之间的比率也很有价值，它应该低于 2。我们还可以查看高密度脂蛋白胆固醇和总胆固醇之间的比率，这个指标应该超过 24%，数值越大，这个方面的健康状况就越好。
- C 反应蛋白水平。这项检测所评估的目标是血液中的一种称为 C 反应蛋白（CRP）的蛋白质，它反映机体内的炎症水平。CRP 水平检测有两种类型，即常规检测和超敏检测，最好选择更加敏感的超敏检测，理想的数值应该低于 0.7 毫克 / 升。

# 记录执行MMT之前的初始身体测量指标

为了制订想要达到的目标，清楚地了解初始状态是非常重要的。花一些时间去分析和记录几个特异性指标（也就是一些生物学测量参数）有以下两个重要意义。

- 有助于激励自己进行改变。当我们能够对自己的健康状况的关键性指标进行量化时，就能够客观地了解自身的现状，这将会激发我们尝试不同生活方式的积极性。

- 能够使我们看到自己的进步。通过这些指标，我们可以知道自己做出的选择所产生的效果。当我们看到自己的指标开始改善的时候，将会有意想不到的成就感。

我建议读者们将以下几项测量作为基准，你们可以把数值输入 Cronometer，然后进行前后比较。这是一个很好的在线工具，我们可以利用它追踪自己的食物摄入情况，在本章的末尾我将向大家进一步介绍它的细节问题。

## 体脂率

体脂对于健康来说是必不可少的。它能够保护机体内的器官，储存能量。考虑到那些脂溶性维生素（如维生素 A、D、E 和 K），体脂还是至关重要的营养物质。如果体脂过少，机体将会利用肌肉蛋白作为能量来源，进入一种称为分解代谢的状态。另一方面，体脂过多，特别是内脏脂肪过多，是一种致命的流行病，它与很多慢性病（例如心脏病、糖尿病）和癌症存在密切的联系。因此，将体脂率维持在一个健康的范围内很重要，实际上做到这一点真的太重要了，没有人希望这种状态发生改变。我强烈建议大家选择自己能够使用的最精确的体脂评估方法，我将在稍后介绍具体的方法。

我们体内含有多少脂肪是对机体当前代谢状况的一种至关重要的反映。了解体脂率还使我们能够计算去脂体重，这项指标在本质上是指机体内不属于脂肪的其他部分的重量。通过了解去脂体重，我们可以精确计算每天需要摄入多少蛋白质。而每日蛋白质摄入量这个数值是另外一个关键性指标，它将会在很大程度上帮助我们达到最佳的健康状况，我将在第7章中讨论有关的细节问题。

一旦我们确定了自己的体脂率，用100%减去这个数值就可以得到我们的去脂体重在总体重中所占的比例，然后用当前的体重乘以这个比例，就可以得到去脂体重。举例来说，我们通过下面列举的方法得知自己的体脂率为30%，这意味着机体内不属于脂肪的其他部分占总体重的70%，用总体重乘以70%就可以得到去脂体重。

有几种方法可以确定机体内含有多少脂肪，每种方法都各有利弊。下面我将从花费、复杂程度以及准确性等几个方面进行介绍。

- 照片估算。测量体脂率最简单且成本最低的方法就是在穿着内衣的情况下拍摄一张照片，然后与拥有不同体脂率的人体照片进行比较。我们可以在网络上找到这些用于比较的照片。当然，照片估算并不是最精确的方法，同时它需要估算者对自己的外表有客观的估计，但是这种方法能够为我们提供大体的印象，确定目前机体处于哪一种状态以及健康状态是什么样子。

- 用皮肤卡尺测量。这是一种技术含量较低的方法，利用一种便宜的、分量很轻的手持设备——皮肤卡尺来测量皮肤皱褶的厚度，从而评估皮下脂肪层。皮肤卡尺类似于一把小钳子，最小可以测量1毫米以下的厚度。我们可以从亚马逊网站上购买，价格从几美元至几百美元不等，随之还会配有详细的说明和公式，用于计算体脂率。我们可以请医生利用这种方法帮助我们进行测量并计算体脂率。

    利用皮肤卡尺对机体上某些特定部位的皮褶进行测量，其读数可以帮助我们确定体脂所占的百分比。尽管这种做法总有出现错误的可能性，但是它还算是一种久经考验的测试方法，能够精确地测量体脂。为了得到真正有用的结果，我们需要请他人协助测量，特别是对于女性来说更需如此，这是因为在测量过程中有个部位的皮褶自己非常难以够到，那就是上臂后侧。请人帮忙的时候需要注意，每次测量都应该由同一个人进行。测量结束后还需要进行简单的计算，我们也可以利用网络上专门为计算体脂率开发的在线工具，将测量结果转化为体脂率。

- 生物电阻抗分析法（BIA）。这种方法操作起来非常简单，你只需站在一个特殊的秤上就可以测量体脂。从网上购买这种秤只需大约50美元。在利用BIA测量体脂的时候，设备会发送一种电信号穿透机体。机体内非脂肪部分的含水率达到了75%，是电流的良导体，因此电信号穿透这些部分的时候非常容易。但是，脂肪组织的含水率较低，会对电信号产生阻碍。通过对电信号进行分析，就可以得到体脂率。虽然这种方法非常方便，不过有人担心，当机体处于营养性酮症状态的时候，这种方法有可能不够精确。这是因为机体在向代谢脂肪转变的过程中会同时产生利尿效果。具体的原因是这样的：每一个糖原分子都与3~4克水储存在一起，当机体向代谢脂肪转变时，需要耗尽糖原的储备，同时将水释放出来，由此使BIA失去准确性。[1] 在利用BIA进行测量的时候，通过向设备中输入其他信息（例如身高、体重、年龄以及性别），可以计算出体脂率、去脂体重以及其他的身体构成指标。尽管通过这种方法所得到的绝对数值可能存在一点儿偏差，但是通过它得出的体脂等级还是非常精确的，并且在通常情况下测量的稳定性非常好。也就是说，尽管通过它得到的具体数值可能不完全正确，但是能够准确地反映出体脂的日常变化情况。这种监控方法的可靠性要远远超出每日测量体重。

- 电阻抗肌电图。这是一项相对较新的技术，由哈佛医学院的一位神经学教授开发。尽管利用EIM进行检测的设备已经在医院中接受10年以上时间的测试，但是直到最近才刚刚上市销售。这种方法也是利用电流检测机体内特定组织的质量，与BIA有些类似。

    一台这样的设备（例如Skulpt Aim健康追踪系统）只有香烟盒大小，我们将其触点紧贴在身上的几个不同部位，让经过优化的电流流经脂肪组织，得到有关脂肪质量的反馈信息。根据设计，这种设备还有另外一个功能，如果把它放置在贯穿机体的某些特定肌肉之上，可以详细地描绘出每个肌群有多么强壮，同时还可以从身体的多个部位收集脂肪信息。

Skulpt Aim 设备的测量精度是皮肤卡尺的 3 倍，是 BIA 的 5 倍，不过价格相对较高，差不多需要 149 美元，不过我们可以和家人、朋友以及顾客分享使用。这种设备还有一个更加基本的版本——Skulpt Chisel。该款设备也可以用来测量体脂率以及肌肉的质量，在我撰写本书的时候，它的零售价格为 99 美元。

- 空气置换体积描记（Bod Pod）。在做这项测试的时候，受测人员需要坐在一个蛋形隔离舱中 5 分钟左右，仪器会测量出在这段时间里机体置换了多少空气。尽管受测人员只需静静地坐着，测试本身并不会导致不舒服，但是有一部分人员在测试的时候有类似乘坐电梯或者飞机刚刚起飞时的感觉。在各种机体成分测试之中，目前这种方法是最精确的。进行这项检测需要面对的唯一问题是你需要在附近找到能够做这种检测的机构，大家可以通过网络查询这些机构。单次测试的费用一般在 50 美元左右，不过在首次测试以后，还需要定期随访，以便了解机体组成有没有变化。

- 双能 X 射线吸收测量法。这种仪器通过 X 射线扫描详细给出机体内总的和局部脂肪含量、非脂肪组织含量以及骨骼含量。有的读者，特别是女性可能对这种测量比较熟悉，它常常用来测量骨密度。尽管很多人都认为这种方法在测量体脂方面非常精确，但是詹森·冯博士发现它会错误地评估去脂体重。

这种方法需要用到 X 射线设备，虽然它的精确度最高，但是它的花费也最高，同时还会产生辐射暴露，尽管辐射水平非常低。读者需要经过一番努力才能找到能够进行双能 X 射线吸收测量的机构，例如医院、设有运动生理学中心的大学以及其他卫生机构。单次扫描的费用为 50~150 美元，甚至更高。有一点需要提醒读者注意：为了让这种扫描真正有所帮助，我们需要在几个月以后复查，确定身体组分发生了怎样的变化。在预约的时候，我们应该明确告知医生或检查人员，我们想要检测的是去脂体重，而不是骨密度。

## 腰　围

腰围是一个相当精确的衡量标准，可以预测心脏病发作或者其他因素导致死亡的风险。因此，腰围是一项重要指标，非常值得追踪它的变化情况。测量腰围非常方便：利用卷尺，在肋缘之下，肚脐上方，测量腹部最细部分的周长。现在我们可以找到一些比较便宜的卷尺，用它们测量腰部的时候可以锁定位置，无需考虑过松和过紧的问题，查看数值也更方便，随后还可以自行缩回。读者可以在网络上通过搜索"MyoTape"找到此类商品。

健康状态下的腰围应该在什么范围之内？下面的数据是一个大体上的指导意见。

- 对于男性来说，腰围尺寸在 94 厘米至 102 厘米之间属于超重，大于 102 厘米属于肥胖。
- 对于女性来说，腰围尺寸在 80 厘米至 88 厘米之间属于超重，大于 88 厘米属于肥胖。

为什么腰围是评估健康状况的一项非常重要的预测因素？这是因为积累在腰身部分的脂肪（也称为"内脏脂肪"或者"腹部脂肪"）与某些蛋白质和激素的释放有关，这些蛋白质和激素会引发炎症，进而损伤动脉，同时还会影响机体对糖类和脂肪的代谢过程。基于这个原因，内脏脂肪与 2 型糖尿病、心脏病、中风、阿尔茨海默症以及其他慢性病之间有非常紧密的关联。因此，腰围变小是健康状况得到改善的良好迹象。下表给出了美国健身协会关于体脂率的指导意见。

| 分类 | 女性 | 男性 |
|---|---|---|
| 必要的体脂率 | 10%~13% | 2%~5% |
| 运动员 | 14%~20% | 6%~13% |
| 健康 | 21%~24% | 14%~17% |
| 可以接受 | 25%~31% | 18%~24% |
| 肥胖 | 32% 及以上 | 25% 及以上 |

# 体　重

我把体重放在最后介绍是因为它并不是反映健康状况的一个非常精确的指标。影响体重的因素很多，例如骨骼结构的密度。举例来说，一个没有什么脂肪但是肌肉非常发达的足球运动员可能很重，但是并不意味着他出现代谢功能紊乱的风险很高。体重非常容易测量和追踪，能够为我们了解身体健康状况的变化方向提供有用的信息。

我建议大家在开始测量体重以后，每天都在固定的时间进行测量，通常可以安排在每天早晨排便以后，吃早饭之前。选择这个时段有助于使每日之间的差别最小。大家应该知道，在减肥的同时，如果肌肉重量增加，则也会出现体重反而较以前增大的可能性。因此，对于测量体重要持保留态度，抵制那种在一天之内多次测量体重的诱惑。

## 注册并开始使用Cronometer

如果缺乏精确的分析工具来追踪食物摄入情况，我们将无法对 MMT 计划进行评估和微调，无法对自己实际摄入的食物产生全面的理解，无论是它们所提供的能量还是营养物质。

更重要的是，如果盲目行动，我们将无法确定各种宏量营养素之间处于怎样的平衡状态才最适合我们自身的要求。举例来说，如果我们不知道自己到底需要多少蛋白质或者我们吃的食物中含有多少蛋白质，就将无法知道到底摄入多少蛋白质才能使机体维持在代谢脂肪的状态。从我的观点来看，如果我们希望成功地执行 MMT 计划，坚持使用某种工具（例如我在下面将要介绍的在线营养追踪器）绝对是必不可少的。

把我们吃的食物输入到在线数据库之中，将自己摄入的每种东西都精确地记录下来。随后我们可以将这些营养素的信息和收集到的生物学指标（例如体重或者血糖水平）结合在一起，这样我们就可以理解自己所选择的食物会对自身的生化过程和代谢状态产生多大的影响。

通过我的健康实时通讯的一位读者，我获悉了一款非常好的工具——Cronometer。这是一项免费的在线服务，它有以下 4 个主要优势。

- 数据精度。Cronometer 致力于仅仅使用那些高质量的宏量营养素和微量营养素数据，它们都来自最可靠的资源，因此我们可以对自己的营养摄入状况进行精确记录。Cronometer 的绝大部分数据都来自美国农业部的国家营养数据库以及营养协调中心的食品和营养数据库。

Cronometer 还会将市场上销售的食品的信息添加到自己的数据库中，但是仅限于商品标签中列举出来的营养成分，其中有可能不包括很多种微量元素，尽管它们对我们的健康来说也非常重要。举例来说，巴西坚果是硒元素的优质来源，但是当我们在 Cronometer 中输入商品名称——"乔氏超市的巴西果"的时候，如果食品标签中并没有列出硒元素的含量，我们就无法获知食入这种食品可以获得多少硒元素。如果我们输入由美国农业部所规范的通用名"巴西坚果"，此时将会提供更完备的数据，我们能够了解巴西坚果所能提供的所有已知营养素。手机应用软件"条码扫描器"（Bar Code Scanner）同样存在这个问题，这个软件中的条目也仅仅包含商品标签中列举出的营养成分。因此，尽管利用"条码扫描器"可以很容易找到相关条目，但是我建议大家只有在优质数据库中无法找到成分相同的食物时再使用这个软件。

这些数据库的条目中都包含宏量营养素信息。通过它们，我们可以对摄入的食物中含有多少碳水化合物、蛋白质和脂肪一目了然。因此，如果有人并不关心微量营养素的摄入情况，利用那些完整性较差的信息来源或"条码扫描器"所提供的数据，将会更轻松一些。

- Cronometer 拥有优雅且易于使用的图形界面。为了让数据输入更加简便，我们可以定制属于自己的食谱。通过这种方式，我们只需单击一下就可以同时输入多种材料。举例来说，在我的一日三餐之中，每一餐都含有 15 种以上的食材，但是我可以仅仅通过一次单击就可以把整个食谱作为一种食物输入到日志中。最初制订这些专属食谱会花费一些时间，但是在它们完成以后，每天的数据输入时间一般不会超过 2 分钟。

这种工具真正强大的能力在于它能够提供详细的图表，显示我们当前的状况和自己的营养目标之间有多大差距。这个营养目标会被分解为氨基酸、维生素以及矿物质等不同的细节。当我们打开Cronometer 以后，单击 "Calories Summary"（能量概要），在弹出的对话框中选择"High Fat/Ketogenic"（高脂 / 生酮）选项，此时可以利用 Cronometer 为自己设定一个与 MMT 相一致的动态的宏量营养素目标。在我们完成这项工作以后，我们将会在自己的界面中心看到一个着色的数据条，了解我们自己每天应该消耗的每种宏量营养素的克数及百分比。

界面中会显示许多指标，当我们把鼠标指针放到它们之上的时候，该工具会弹出窗口显示更多的细节。举例来说，当我们把鼠标指针放到"Fat"（脂肪）一栏的时候，该工具会显示单不饱和脂肪酸、多不饱和脂肪酸以及饱和脂肪酸之间的精确比例。我们可以把鼠标指针放在其他的营养指标（例如碳水化合物或者纤维素）上，它会显示出分类中含量最高的 10 种食物。因此，我们不必再去就我们摄入的食物进行猜测。

我们可以利用 Cronometer 快速鉴别出在我们的食谱中哪些食物提供了非纤维性碳水化合物以及蛋白质。

- Cronometer 允许我们对自己的进步有一个直观的记录。这个功能通过一个称为"Snapshots"（快照）的项目实现。我们在执行 MMT 的时候可以选择不同的时间点，在 Snapshots 项目里上传自己的照片，然后观察外表的变化。

- Cronometer 是唯一一个专门为 MMT 定制的食物追踪工具。它的创建者亚伦·戴维森最初开发这个工具的原因是，他发现很多信息对于他的健康状态来说都是非常重要的，但是当时没有一种追踪工具能够提供足够的信息。亚伦是一名抗衰老的倡导者，他对自己的工作充满激情，希望能有一个工具帮助自己轻松地实施营养计划，为此他自己创造了一个。稍后我将讲述他和这个项目的故事。

现在我为大家介绍本节中最精彩的部分。我联系了亚伦，请求他为那些准备实施 MMT 计划的人士定制 Cronometer。他非常愿意做这项工作，由此就产生了上面我所提到的程序。它和地球上任何一种程序都不一样，是独一无二的，能够帮助我们显著改善自己的健康状况，还允许我们从那些执行 MMT 的人士的记录中收集营养学方面的数据，用于开展营养学研究。当然，这个过程是匿名的，不会涉及隐私。

## 为优化健康找到一条更有效且更有乐趣的道路

Cronometer 的创建者亚伦·戴维森

我最初为 Cronometer 编写程序是在 2005 年，当时我正在接受最佳营养条件下能量限制（Calorie Restriction with Optimal Nutrition，CRON）饮食计划。CRON 食谱要求摄入的能量非常低，还试图从高质量食物中获取所有必需的营养物质。在能量预算非常紧张的情况下，如果没有一款软件帮助我们把各种食物综合在一起并对其进行仔细追踪，完成 CRON 几乎是不可能的。数以百计的研究结果显示，CRON 食谱具有非常有效的抗衰老作用，然而它十分难以维持。我努力坚持了几年，最终还是放弃了。

随后，我开始了解到，越来越多的研究结果显示生酮食谱（高脂肪、低碳水化合物）以及间断禁食都和能量限制一样，具有很多益处，而它们和 CRON 之间的差别在于，代谢脂肪的食谱和间断禁食都更加容易实施。

为了减肥或者治疗疾病（例如癌症、糖尿病以及癫痫），越来越多的人开始采用高脂肪、低碳水化合物食谱。对于我自身来说，没有慢性病，体型也很好，不过我非常热衷于优化健康状况。逐渐增多的证据显示，生酮饮食具有减轻氧化应激、恢复激素平衡、减轻炎症反应等作用，还可以使思维更加清晰，更容易集中注意力。这些证据影响了我。

我开始沉迷于生酮饮食。说老实话，有借口每日检测和追踪自己的酮体和血糖水平并不是最吸引我的地方，最让我着迷的是，我在食用各种各样的食物以及选择不同的饮食安排的时候身体所出现的反应。通过仔细追踪我的食物摄入状况以及检测酮体和血糖水平，我逐渐掌握了在使自己保持生酮状态的情况下每日所能摄入的碳水化合物的最大值。有一点非常令人扫兴，只要我头一天喝了点啤酒，就意味着机体在第二天不会产生酮体。

我在开始选择低碳水化合物、高脂肪食谱的时候，也开始尝试间断禁食。我所选择的禁食方式有两种：其中的一种是连续多天禁食，只喝水、咖啡、茶和肉（蔬菜）汤；另外一种是日间的禁食，也就是保持两餐之间的时间间隔达到 7 小时。禁食之初非常困难，而当我适应了代谢脂肪的状态以后，坚持禁食就容易了一些。我还发现，在一天之中喝一点汤是非常重要的，这样做可以保持电解质平衡，自身的感觉会有很大的不同。

我所采取的这种代谢脂肪的生活方式有一些副作用，但我最喜欢以下几点。

- 全天的精力都非常稳定，不存在下午昏昏欲睡的情况。
- 在两餐之间，我很少有饥饿的感觉。
- 我的慢性牙龈炎症状消失了。

由于我采取这种食谱并不是为了处理那些危险的医学状况，因此我允许自己在假期里定期中断这种生活方式。除非你是恪守纪律的人，否则我并不建议这样做。我会让自己处于生酮状态几个月，然后在假期来临的几周时间里享受普通的社会饮食，甚至会沉湎于某些限制之外的食物，此后我会通过连续多天的禁食使自己回归到生酮状态。对于我来说，这是一种生活方式的选择，我希望在我的大部分时间里都处于代谢脂肪的状态，同时还要保持一定的灵活性，在一年里将这种状态中断几次。如果我知道在不久以后就可以享受啤酒、比萨以及汉堡包，那么我在生酮阶段就能够更加容易地拒绝它们，也不会产生食物被剥夺的感觉。

在生酮生活方式下，能够选择的食物也都非常不错，如熏肉、鸡蛋、坚果、橄榄油调配的沙拉、牛油果沙拉酱、含有奶油和椰子油的泰国炖菜都非常美味。总而言之，我真的非常享受这种生活方式。

# 在执行MMT的时候如何使用Cronometer

在刚开始的时候，我们需要将自己所吃的每种食物分别输入 Cronometer，记录具体摄入的克数。此时，利用一台并不昂贵的数字式厨房秤进行称量是非常重要的，不应该只是猜测。要记住，只有保证了我们输入数据的精确性，最终的分析结果才能精确。

此后，如果我们有非常喜欢的膳食，则可以把它们作为自己的个人食谱输入 Cronometer。我们可以自己创建，也可以利用网络查找自己中意的食谱，然后输入 Cronometer。

利用这种方法，此后我们通过单击就可以完成整顿饭的数据输入。个人食谱可以随时添加，不过提前输入它们会使将来记录日常食物摄入更加快捷和简单。每天早晨，我们可以把当天每一餐想要吃的食物输入进去，就像制作一份计划书一样。

这样，我们在摄入这些食物之前就有机会查看全天的分析结果。这样做还为我们提供了一定的灵活性，为了更加符合自己制定的目标，我们可以向计划中添加或者删除某些食物，还可以调整比例。这种做法明显优于事后输入数据，事后输入就使我们失去了做出调整的机会，也会使我们离目标更远。因此，我建议大家在每天早晨开始准备食物之前填写数据。

明确地说，遵循下述原则非常重要：我们摄入的每一口食物或者饮料都需要记录。如果我们不能遵守这个原则，或者我们的记录并不能反映真实的分量，随后产生的数据就会存在缺陷，有可能损害自己的健康。

最好的做法是诚实地记录每件事，即使在做出选择后马上就后悔了，也应该如此，机体会对我们的选择做出反应。当我们精确地记录了这些反应的时候，可以从中吸取教训。不对自己摄入的食物进行完整而精确的追踪，就不会彻底了解自身的数据。要记住，记录不精确唯一会伤害到的人只有我们自己。也许我的话听上去有些耸人听闻，但是记录的精确性真的有可能意味着生与死的区别，特别是某些癌症患者，他们将饮食管理作为癌症治疗策略的一部分，对他们来说，后果确实如此。

我们还可以告知 Cronometer，对于某些类型的食物，我们希望摄入多少。此时 Cronometer 会记录我们对于这些目标的完成情况，这个过程称为"设定宏量营养素摄入目标"。对于这个问题，我将在第 7 章中向大家介绍更多的细节。在 Cronometer 之中，高脂 / 生酮选项是一个例外，如果我们选择这个选项，Cronometer 并不会设定一个比率目标，而是会为我们动态计算出碳水化合物和蛋白质当日摄入的最大值，并将剩余部分留给脂肪。之所以会这样是因为，如果摄入过多的碳水化合物，将会对营养性酮症状态产生抑制作用，而如果食入过多的蛋白质，机体将会通过糖异生过程将过量的蛋白质转化为糖，由此产生与摄入过多的碳水化合物一样的效果。

利用 Cronometer，我们可以从总碳水化合物和净碳水化合物两方面追踪碳水化合物的摄入情况。在默认情况下，我们会选择净碳水化合物，它等于从总碳水化合物之中减去纤维素后的剩余量。由于纤维素不会提供太多的能量，因此利用净碳水化合物作为追踪目标可以使我们更精确地为碳水化合物设定能量目标。

有些营养物质（例如维生素 D）在我们所吃的食物中的含量非常低，当我们连续追踪自己的营养素摄入情况几天以后，就会发现这些营养素的缺乏情况多么严重。此外我们还应该知道，对于维生素 D 来说，饮食指南所推荐的每日许可量（RDA）被设定在了一个非常荒谬的低水平，我们需要确保维生素 D 的每日供应量至少要达到 RDA 的 3 倍。在通常情况下，这也就意味着需要专门补充维生素 D。我们要有能力发现自己的食谱中还缺乏哪些特殊的营养素，此时可以调整食谱，增加能够弥补的食物，也可以考虑特定的营养元素补充剂。

尽管使用 Cronometer 时个人身份都会保密，不过根据 Cronometer 的服务条款，研究人员可以在匿名状态下汇编数据，用来分析 MMT 的有效性，这样做的目的是我们可以通过发布这些数据向全世界证明 MMT 的真实效果。

读者们要记住，如果我们不对食物进行称重，最终的结果就不会精确。因此，大家在输入数据的时候需称量每一种食物。在通常情况下，这些食物只需要称量一次，这是因为对于同一种食物来说，每一汤匙（或其他量具）的重量都是一样的。事实上，称重也并不像看上去那么麻烦，甚至有的读者很高兴做这项工作。总之，如果我们想通过这个工具软件得到有用的信息，那么这样做就是必不可少的。

# 调整自己的心态

现在我想讨论一下在开始执行 MMT 的时候精神和心理方面的问题。当我们面临重大生活变化的时候，拥有多少相关信息是无关紧要的，关键在于是否有开放的头脑和心态，这两个因素会影响成功的概率。那么，我们为什么要在错误的开始浪费时间呢？

研究结果显示，一份 MMT 食谱仅仅在刚刚开始实施的几天之内就可以在机体的健康状况方面触发重大的变化。掌握了这种信息，结合必要的鼓舞，就能够有效地帮助我们进入代谢脂肪的生活方式。积极的态度从一开始就会帮助我们获得并进一步发挥这些好处。

有的读者拿起这本书是因为他们正在面对严重的医学问题，也许是非常急迫的问题（诸如晚期肿瘤），也许是慢性疾病（包括糖尿病、肥胖症以及纤维组织肌痛）。

在健康和疾病之间，无论大家处于什么状态，在行动之前都需要在思想上进行根本性的转变，不再把自己看作一个旁观者，而是成为有能力的参与者，积极地参与自身的保健活动。

# 把医生拉入自己的MMT之旅

当读者已经阅读了这么多的内容时，毫无疑问会尝试做一些与众不同的事情。我已经向你们介绍了那些经过验证的方法，以及如何在自己的健康管理中承担更多的责任，做出更进一步的控制。现在你们已经经过了调查阶段，要真正开始实施了，此时需要坚定自己的决心，在自己的健康之旅中成为一名积极的决策制定者。

在接受 MMT 饮食的过程中，最重要的是把自己看作一名副驾驶员，这是因为我们希望自己的医生获知我们正在做的事情的相关信息，尽管我们调整饮食并不是必须得到他们的允许，更不需要完全征求他们的意见，但是我们每个人都希望那些负责自己卫生保健的人员能够注意到我们为了自身的利益而采取的各种行动，其中所涉及的范围包括从饮食计划调整到是否需要增加某些补充医疗措施，例如针灸、脊疗、按摩等。

基于两个主要因素，我们需要告知医生相关信息。首先是针对个人的特定情况，可能需要接受医生的密切监控（详见下文）。其次，如果医生知道了我们的饮食调整计划，尽管他们也许并不完全相信这种饮食调整会对健康有益，但在我们的状况发生改变的时候，他们也不会否认。虽然这样做不会改变他们对于循证原则的坚守，但是他们有可能改变态度，从而开始支持我们所做的事情。我希望当他们观察到我们的变化时会更加认真地对待这种饮食计划，并对此进行研究。

## 在实施MMT的过程中需要监督的情况

在向 MMT 转化的过程中，以下情况需要进行医学或者营养学监督。

- 肝癌。
- 肝脏转氨酶水平升高。
- 食道接受过手术或者放射治疗。
- 头颈部接受过放射治疗。
- 糖尿病。
- 甲状腺功能失衡（甲状腺功能减退、甲状腺功能亢进以及桥本氏甲状腺炎）。
- 胃分流术或近期流行的胃束带术。
- 消化功能受损（也许是由于使用阿片类药物，也许是因为神经肌肉功能紊乱，患有神经退行性疾病以及其他疾病，还有可能是某些治疗的副作用）。
- 食物过敏。
- 肠漏症。
- 既往有胰腺炎病史。
- 有肾结石的病史或家族史。
- 既往有胃肠道疾病的病史，例如肠易激综合征、克隆氏病和溃疡性结肠炎。
- 肾脏疾病。
- 通过饲管进食。
- 胆囊梗阻或胆囊切除术后的患者（对于因缺乏胆囊而出现的问题，可以很容易地通过使用脂肪酶和牛胆汁补充剂来弥补，因此胆囊切除术后的患者并不会被 MMT 排除在外）。
- 体重过低的人员。
- 癌症患者，已经出现了恶液质。
- 血液化学检查结果异常（例如低蛋白）。

## 在准备实施MMT的过程中，如何应对常见的反对意见

**医生说，吃什么食物无关紧要。**

很多医生都没有接受过实质性的营养学培训，由此导致在治疗或预防疾病的过程中，他们一直对饮食计划调整的价值表示怀疑。如果我们的医生认为，饮食确实无关紧要，那么他们也应该相信，即使我们改变了饮食方式，也不会造成伤害。

也许有的医生会提出，目前没有确凿的证据显示 MMT 饮食方式对于疾病具有治疗效果。

对于那些存在药物抵抗的癫痫病患儿来说，高脂肪、低碳水化合物食谱具有有益的影响，这是我们现在已掌握的科学依据。然而，这并不意味着这种食谱不会在其他情况下发挥作用，只不过是相关研究需要很多年才能够得出结论。这些研究还需要大量资金，而在美国研究经费一向不会拨给饮食研究项目。大家应该理解，并没有哪一项研究的结果显示这种饮食计划是无效的。在第 2 章中，我曾经介绍了在利用高脂食谱治疗疾病方面的重要研究成果，大家可以回顾。

**医生说，不要摄入那么多的脂肪。**

在政府最新颁布的膳食指南中，脂肪提供的能量被限制在每日所需总能量的20%~35%。这些指南所根据的都是一些有瑕疵的证据，幸运的是，最近几年一些明智且有奉献精神的研究人员开始对这些谬见进行揭露，他们逐渐意识到过量的碳水化合物，特别是那些来自谷物、淀粉以及水果中的非常容易被消化的碳水化合物是很多慢性疾病的根源，从童年时期就开始使人们的健康状况逐渐恶化。

**这种饮食计划的限制太多，很难实施，我不愿意对所有东西都进行称量。**

对所有食物进行称量，记录每日摄入的食物以及检测血糖水平，很可能看上去十分乏味无趣，我并不想掩饰这一点。但是，并不是在一开始就必须一丝不苟地进行记录，我们可以从任何一种精确程度开始进行追踪和监测，只要自己能够做到就可以了。随着执行饮食计划的其他部分变得越来越容易，再逐渐对记录进行补充。

与此同时，我们可以花一些时间考虑一下常规治疗，包括化疗、放射治疗以及手术有多么不方便、昂贵以及令人讨厌，那些危险的减肥药物甚至可能危及生命，使用起来也非常麻烦。就自己的身体和健康而言，使用这些药物会让人产生无助的感觉，而当它们无法达到减肥效果的时候，还会使人感到不满。

尽管 MMT 不是治愈所有疾病的手段，但它是一种强有力的措施，能够干预基础代谢，启动机体的治愈过程。当然，想做到这一点需要我们加倍努力，承诺将计划转化为行动。我们通过执行计划所获得的好处将会远远超过仔细称量以及认真记录所带来的不便。

**我需要一份完整的膳食计划才能够执行。**

米利亚姆·卡拉米安是一位营养学家，她专门研究如何帮助那些癌症患者接受"燃烧脂肪"食谱。在撰写本书的过程中，我们曾经就很多问题进行商讨。对于"我需要一份完整的膳食计划"这个问题，她听到过很多次。实际上，我们都知道，开始时 MMT 并不需要这么复杂，这也正是我们创造出 3 种不同的方式来实施 MMT 的原因。这些方式被我们称为"驶入匝道"，我将在下一章中为大家详细介绍。有的人可能会认为，需要提前筹划一天之中的每一餐，而实际上我们每次只需要规划下一顿饭就足够了。如果有的人认为这种做法依然会使自己不知所措，那么起初也可以在一天之中只选择一餐，将它调整为高脂肪饮食，而当我们发现这种调整变得容易的时候，可以逐渐把全天的饮食都转变为"燃烧脂肪"食谱。

现在我们可以找到许多相关的网站和烹调书，甚至提供膳食规划服务的公司或个人。我们可以将其作为资源，来帮助自己制订一份详细的、个性化的膳食计划。不过，我们并不是一开始就需要类似的计划，事实上这个计划需要不断完善。我们在进行 MMT 的时候亲自参与得越多，决策制定得越多，就越能够充分发挥 MMT 的作用，为我们自己的健康服务。

如果有人至此依然感到有太多的障碍阻止自己进行饮食调整，就需要考虑寻求那些专门研究治疗性高脂饮食的健康指导师或营养学家的帮助。最有可能的情况是，只需要几个小时的咨询就能够创造出属于自己的健康路线。

**我的医生不希望我减肥。**

如果有的读者自身体重高于正常值，适当减肥有助于消除某些潜在的疾病隐患（例如胰岛素抵抗），甚至体重在正常范围内时也是如此。我可以理解，有些医生不希望自己的患者减肥，特别是癌症患者。对于这部分患者来说，非计划性的体重减轻是机体无法很好地耐受标准治疗方案的信号，或者在提示病情有所发展。如果癌症患者已经存在体重过低的情况，通过高脂膳食计划可以为自已提供更多的热量，当这些热量超出维持当前体重所需的时候，体重才能增加。

**我无力负担有机食物，或者在当地无法找到高质量的食物。**

这也没有关系。利用有限的条件进行一些有益的改变，总比由于限制而裹足不前好得多。根据我们当前的现实条件（包括卫生状况、烹饪能力、预算以及能够获得的食物），尽力去做就可以了，其中最重要的因素是开始进行改变。一旦我们亲身体验到 MMT 所带来的益处，例如发现自己的血糖水平降到了一个更健康的水平，我们就会受到激励去寻求改善食物质量的方法。

**我没有购物和准备食物的时间。**

这是米利亚姆经常遇到的另外一个质疑。她的建议是：我们本来也要花费一些时间去购物和烹饪食物。在网上寻找那些容易准备且满足高脂肪、低碳水化合物要求的食谱，思考自己是否喜欢这些食物，然后检查自己是否拥有所有的材料，如果没有，就可以把它们添加到购物清单上（我们在超市中常常需要从不同的区域购物，因此最好提前准备购物清单）。另外一个选择是让朋友或家人为我们排忧解难。在第一次尝试的时候，我们所得到的很可能并不是自己想要的食物，但是我们要知道这是通往正确方向的第一步。

**我需要为自己的配偶或孩子准备不属于 MMT 的食物。**

现实情况是，那些不适合你的食物，同样也不会适合你的家庭成员。当然，我们不能强迫他人接受 MMT，不过我们可以把自己作为一个榜样，向他人展示高脂饮食的益处，从而为改善全家人的健康状况创造机会。另外，配偶和孩子们还有很多的途径，能够从家庭以外获得那些不属于 MMT 的食物，因此完全没有必要在橱柜和冰箱里填满各种各样富含碳水化合物或糖的食物。

如果有些高质量的食物并不在 MMT 计划之中，而它们又非常适合家庭中的年轻成员，那么专门划分出一块明确的区域，用于储存这些不属于 MMT 的食物，然后接受这个事实，不去接近这些区域。

**我的医生或者朋友说，实施 MMT 将会出现肾结石。**

MMT 会改变肾脏处理钠元素的方式，由此导致钠元素和水的流失。此时，如果机体不能很好地水化*，尿液中某些物质的浓度会升高，这些物质包括钙离

---

\* 水化：是指充分补充水分，使机体保持良好的含水状态。——译注

子、草酸盐、尿酸盐、半胱氨酸、黄嘌呤以及磷酸盐。它们能够沉淀下来并形成结石，从而导致出现肾脏结石的风险升高。同时，高脂饮食计划之中的某些食物含有较多的草酸盐，这也是导致肾结石风险升高的可能因素之一。如果准备进行 MMT 的读者有肾结石的病史或家族史，请和自己的医生讨论一下使用预防性补充剂（例如柠檬酸钾）的问题。实施 MMT 的每个人都应该处于良好的水化状态，每天饮用充足的、经过过滤的水。

如果我们的医生不承认我们拥有为自己的健康做出抉择的权力，或者无法理解我们的观点，那么就重新寻找一位医生吧。通过选择不同的食物，我们可以对自己的健康状况拥有难以置信的控制权，但是想要做到这一点，我们需要一个可靠的支持团队，特别是当我们面对严重的疾病时，这个团队中的每一个人都是至关重要的。

# 第 7 章
# 如何开始实施MMT

截至此刻，我已经向大家介绍了必需的工具，以及在开始接受高脂饮食之前需要进行的检测。现在我将向大家介绍如何选择有益于健康的食物，以及如何创造条件使线粒体代谢恢复健康状态。

为了使大家在实施 MMT 的时候能够最大可能地获得成功，我为大家提供了一些从一开始就需要采取的措施。

## 在厨房中装满有利于MMT的食物

尽快去食品店购买充足的有利于 MMT 的食物，将它们装满壁橱和冰箱。在我们开始摆脱富含碳水化合物或者糖的食物之前，这样做是至关重要的，因为在摆脱那些食物的过程中我们会产生"我很饿，能吃点什么"的感觉，而这种感觉会驱使我们做出糟糕的选择。

留出足够的购物时间，这样我们在购物的时候就可以仔细阅读标签，还能够探索市场中我们既往并不熟悉的区域。

回顾第 5 章的内容，对于 MMT 之中不可或缺的食物进行全面的讨论。我也会提供一份长度只有一页的购物清单，使大家知道哪些食物可以装入购物车，供大家在制订购物清单的时候进行参考。另外，大家还要选择两三个对自己有吸引力的 MMT 食谱，然后确认制作这些食物的原材料都在我们的购物清单之上。

当我们的食品储藏室或者冰箱中已经具备了一些高脂食品以后，就可以行动了，清除那些富含碳水化合物或糖的食物。遵照这种顺序行动，在接受新的饮食方式的过程中，会产生拥有坚强后盾的感觉，激励自己继续前进，从而使我们能够不断进步。

## 有利于MMT的食物

我们在向代谢脂肪转化的过程中会产生一些不适。复印这张清单，在我们最初几次购物的时候随身携带，它会帮助我们选择那些能够减缓这些不适的食物，将它们补充到厨房之中。

### 蔬菜

- 芦笋。
- 牛油果（鳄梨）。
- 西兰花。
- 抱子甘蓝。
- 卷心菜。
- 花椰菜。
- 芹菜。
- 黄瓜。
- 羽衣甘蓝。
- 蘑菇。
- 沙拉用绿叶蔬菜。
- 菠菜。
- 密生绿皮西葫芦。
- 可以炒食的其他绿叶蔬菜。

当机体已经适应了代谢脂肪以后，我们就可以将下述食物加入到购物车中，但是摄入量应该有所限制。

- 茄子。

- 大蒜。
- 洋葱。
- 欧防风（欧洲萝卜）。
- 辣椒。
- 芜菁甘蓝。
- 番茄。
- 冬南瓜（摄入量需要严格控制）。

**水果**

- 浆果类（一小把，用来代替一份蔬菜）。
- 葡萄柚（几瓣，用来代替一份蔬菜）。

**蛋白质**

- 草饲牛肉（最好具有美国草饲协会颁发的草饲证明）。
- 羔羊肉。
- 猪肉（包括咸肉和香肠，但是需要限制摄入量）。
- 家禽（最好是放养和有机的）。
- 沙丁鱼和凤尾鱼。
- 其他海产品（野外捕捞的鱼和甲壳类动物）。
- 蛋类（最好是放养家禽所产的蛋类和有机蛋类）。
- 动物内脏。

**奶制品**

- 奶酪（硬奶酪，例如切达干酪、帕尔马干酪，或者富含脂肪的软奶酪，例如布里干酪）。
- 重质搅打奶油。
- 酸奶油（人工培养的，没有添加淀粉和填充剂）。
- 全脂的原始奶油干酪。

**坚果和植物种子**

- 夏威夷果（富含有益于健康的脂肪酸，而碳水化合物和蛋白质的含量很低）。
- 美洲山核桃。
- 巴西坚果（又称巴西胡桃，富含硒元素，每天最多只能食用两个，因为它们富含蛋白质）。

- 椰子（包括未加糖的椰子肉、椰浆、椰子奶油和椰子粉）。
- 榛子。
- 野鼠尾草籽。
- 大麻仁／大麻籽。
- 南瓜子。
- 黑芝麻。
- 黑孜然籽。
- 生可可粒。
- 亚麻籽（富含有益于健康的 ω-3 脂肪酸以及膳食纤维，只需在食用前将其磨碎）。

**零食**

- 牛油果。
- 橄榄。
- 各种泡菜（自然发酵，寻找那些在原料表中含有盐而不含醋的泡菜）。

**脂肪和油脂**

- 椰子油。
- 中链甘油三酯油。
- 可可油。
- 未加工的有机黄油和酥油（来自草饲牛所产的奶）。
- 来自有机喂养动物的油（最好用于嫩煎）。
- 其他的动物源性饱和脂肪，例如鸭油。
- 特级初榨橄榄油（用来调味或自制蛋黄酱）。
- 发酵蔬菜（最理想的是自己制作的，如果购买，则需要选择那些没有经过高温消毒的发酵蔬菜，用作调味品）。

**甜味剂**

- 甜叶菊（液滴剂型，最好是有机的）。
- 罗汉果。
- 木糖醇（要当心，对于狗来说，木糖醇是有毒的）。
- 赤藓糖醇。

# 通过一次厨房大扫除去除诱惑

当家里不存在富含碳水化合物的食物时，抵抗想要食用这种食物的强烈欲望就会变得更加容易一些。如果我们打算接受 MMT，一项必不可少的准备工作就是仔细检查自己的食品储藏室和冰箱，找出所有不适合 MMT 计划的食物。可以把它们分发给朋友们，也可以存入食物银行（译者注：一种为经济困难人士分发食物的慈善机构）。对于那些尚未打开包装的食物，有的食品店允许退回，或者用于换购其他适合 MMT 计划的食物。我们完成这个步骤越迅速，在执行 MMT 的过程中遇到诱惑的可能性就越小。

# 学会阅读食品标签

在清理厨房，以及对新食品进行评估，判断是否可以将它们带回家的时候，提升自己阅读食品标签的能力是非常重要的。只有这样，我们才能够判定一种食物是否适合加入到自己的 MMT 食谱中。在每一种食物的营养学标签上都有最重要的一行字，那就是总碳水化合物含量，我们可以从它开始。这项指标要比标签上所标注的糖类更重要，因为那些构成淀粉链的糖通常不会被列举出来。我们有一些复杂而令人困惑的规则来规定什么结构的物质才可以被称为"糖"，令人惊讶的是，根据这些规则，对于淀粉类物质，如果它们的结构中由葡萄糖组成的链条长度超过 3 个分子，它们就不会再被称为"糖"。这只不过是一种掩耳盗铃的花招，通过机体代谢，淀粉中所含有的葡萄糖最终还是会进入血液循环的，与蔗糖的代谢途径毫无差别。因此，如果某一种食物的标签上注明含有 20 克碳水化合物，那么尽管它不含"糖"，但也不适合 MMT。

我们需要关注的第二个重要指标是纤维素。尽管纤维素也是碳水化合物，但是其中所含有的葡萄糖分子以一种特定的方式相互结合，在消化的过程中并不会被分解为葡萄糖，因此它们对于血糖水平和血液中的胰岛素水平没有影响，而且它们还会为机体的总体健康状况带来好处。这在一定程度上是因为纤维素可以作为肠道有益菌的食物。我们可以从食物标签上标注的总碳水化合物之中减去纤维素，得到净碳水化合物的含量。米利亚姆常常会告诫大家，如果一种食物（例如低碳水化合物的薄玉米饼）经过了深加工，人为补充了大量纤维素，我们在计算净碳水化合物的时候，只能从总碳水化合物之中减去标称纤维素含量的一半，这是因为人工添加的纤维素很可能属于那些能够导致血糖或胰岛素水平升高的类型。这种情况不同于那些纯天然食物中的纤维素，鲜有例外。

让我们回到食物标签上，我们还希望确保食材中不含氢化油。实际上这里还存在另外一个漏洞，厂商在加工食物的时候可以使用这些破坏健康的油脂，只要每份之中的含量低于0.5克，就允许他们在标签中标注反式脂肪的含量为"0"。另外，我们希望食物中多不饱和脂肪酸的含量处于较低水平，这是因为多不饱和脂肪酸都属于 ω-6 脂肪酸，它们之中的绝大部分经过高度精炼，能够导致炎症反应，无需太多就能够将 ω-6 脂肪酸与 ω-3 脂肪酸之间的比例转向不利于健康的方向。我们还要重视标签上饱和脂肪的含量，在实施 MMT 计划的时候，我们欢迎这种类型的脂肪，不过在传统的营养学建议中，它们一直都被妖魔化了。

如果在食物标签上所列举的原材料之中有我们不知道或者无法确认的成分，就不要购买和食用这种食物。

有机的甘蔗糖浆、枫糖浆、蜂蜜以及龙舌兰花蜜并不比蔗糖更适合 MMT。通过学习第 6 章的内容，查找那些经过改头换面的糖类以及变性淀粉等食材，甚至酱油中都含有少量的碳水化合物。它们能够对机体产生显著的影响，我们不应该把自己的每日配额都浪费在这些毫无价值的食物上。

# 将糖从自己的食谱中剔除

无论是选择典型的美式饮食，还是选择以纯天然健康食品为基础的饮食，我们每日所消耗的能量中的一半以上很可能来自这些食物中所含有的超量碳水化合物。不仅仅是糖果和甜点这些明显含糖的食物，葡萄糖和其他的糖类还存在于我们所摄入的淀粉类食物、谷物、水果、奶制品以及豆类食品之中。

请记住这一点，为了训练机体适应以脂肪作为"燃料"，就必须显著减少各种类型的糖分的摄入。我们需要减少净碳水化合物（等于总碳水化合物减去纤维素）的摄入量，达到每日不超过 40 克的标准。这个阶段将会持续数周到数月的时间，随后机体才能彻底适应将脂肪作为主要能量来源。

尽管我们能够理性地理解这种观念，但是基于以下 4 个主要的因素，真正将各种形式的糖分从自己的食谱中剔除出去还是非常困难的。

- 当前机体的各项活动都依赖频繁补充葡萄糖。在机体适应将脂肪作为主要能量来源之前，如果我们停止摄入那些最终在体内会被转化为糖分的食物，当糖原储备被耗竭一空的时候，而此时肝脏还不能制造酮体这种比葡萄糖更清洁的替代"燃料"，我们将会一直有饥饿的感觉，并且会非常渴望摄入食物。

  正如米利亚姆描述的那样，摄入富含碳水化合物的食物以后，血糖水平升高，升高的血糖水平会触发胰岛素的释放，而胰岛素又会促进葡萄糖离开血液循环，从而导致血糖水平降低。血糖水平的改变会向大脑传递信号，使机体产生饥饿感。这是一个恶性循环，我们必须坚持下去，挺过这段时间。对于某些人来说，对食物的渴望只会持续几天，但是大部分人需要忍耐一周甚至更长的时间。

  好消息是，一旦机体完成了向代谢脂肪转变，我们对于糖和淀粉类食物（其中也包括那些垃圾食物）的渴望就会消失得无影无踪。在两餐之间，我们会变得更加轻松，不会再经历丝毫饥饿感。

  还有更好的消息，当机体适应了将脂肪作为主要能量来源以后，我们可以在每一个月里的固定几天禁食，而在不禁食的日子里，每天净碳水化合物的摄入量可以提高到 100 克至 150 克，这样可以预防胰岛素水平过低。

- 在没有意识到的情况下，摄入了那些主要由糖类构成的食物。有些我们认为安全的食物中也可能加入了糖，由此导致的结果是，我们有的时候会很困惑，到底能够吃什么？我们可以通过学习后面的内容，了解那些令人惊奇的隐藏的糖类来源。

请回顾有利于 MMT 的食物种类，确保手边有其中的几种，可以随时取用。我发现，一小把夏威夷果或者美洲山核桃就能够非常完美地缓解饥饿感，无论去哪里，它们都非常容易携带。找到几种首选的食物，然后确保在自己的工作场所、汽车上以及家里都能够很容易拿到，这样我们才能够抗拒一包薯片的诱惑。

- 通过摄入脂肪获取足够的能量，以此充分取代糖类和淀粉类食物是一个挑战，特别是在刚刚开始接受 MMT 饮食的时候。由于人类的身体已经经受过长时间的训练，学会了避免以脂肪作为能量的主要来源，因此这种替代过程不会轻而易举地完成，起初很可能无法产生足够的能量，使机体处于能量不足的状态，由此产生强烈的饥饿感。这种情况直到机体完成向代谢脂肪转变后才会缓解。及时地在 Cronometer 中填写自己所食入的各种食物，能够帮助我们看清这一点，从而尽快解决问题。

请好消息是，一旦我们完成了向代谢脂肪的转变，每日进行长达 13~18 小时的禁食就会非常轻松，完全不会有想吃东西的渴望。这是因为此时机体会利用储备的脂肪作为"燃料"，并不会释放饥饿信号。而在过渡时期，"脂肪炸弹"、牛油果以及夏威夷果将会非常有用。这几种食物都很可口，吃起来也十分方便，由它们提供一汤匙或者更多一点的健康脂肪就足以弥补能量的不足。

- 克服对食物的渴望有可能需要精神上的支持。如果有人一直通过摄入富含碳水化合物的食物来寻求安慰，那么在转化过程中不仅肉体上会出现对食物的渴望，情感上也是如此，而且这种情感上的渴望更加难以抑制。在放弃巧克力蛋糕的时候，可以利用"脂肪炸弹"来取代，而一旦我们依赖食物来寻求安慰，就需要找到一种新的方法来使自己产生被爱和被照顾的感觉。此时，我们的支持网络（包括看护人）就要发挥重要作用。对我来说，最喜欢利用情感自由技术（Emotional Freedom Technique，EFT）来解决情感问题。这是一种可以自我操作的指压法，能够释放被困住的情绪，帮助自己重建信念，读者们可以自学相关知识。
下表列出了隐藏的糖类来源。

| 调味品 | 饮料 | 零食 | 正餐 |
|---|---|---|---|
| 洋葱番茄辣酱 | 拿铁咖啡 | 新鲜或干制的水果 | 很多泰国和越南风味的菜肴，例如泰式炒河粉 |
| 番茄酱 | 调味咖啡 | 调味酸奶 | 冷冻食品 |
| 商品化的沙拉酱 | 冰茶饮料 | 加糖的花生酱 | |
| 烤肉调味酱 | 开菲尔调味发酵乳 | 加糖的果仁奶油 | |
| 红烧酱 | 商品化的冰沙 | | |
| 瓶装腌泡汁 | 绝大部分混合饮料 | | |
| 各种腌菜 | 甜白葡萄酒和起泡酒 | | |
| 用水果或蔬菜做的浓调味汁 | 含奶或不含奶的奶精 | | |
| 蜂蜜芥末酱 | 无乳糖牛奶（请在包装盒上寻找是否有"未添加糖"说明） | | |
| 商品化的凉拌卷心菜沙拉 | 果汁或含有根用蔬菜的蔬菜汁 | | |
| 番茄汁 | | | |

# 最好马上放弃吃糖

我知道，很多场合都会诱使我们去吃一小块蛋糕或者甜点，例如孩子的生日派对、家庭聚会，以及在一家不错的餐馆吃晚餐。吃任何一种含糖的食物，都会将我们自己置身于灾难性下滑的状态之中。糖会使人上瘾，仅仅依靠意志力很难抵抗它的诱惑。另外，摄入太多的碳水化合物会使机体向代谢脂肪转化的过程更加困难，我们消除对糖类的渴望也会被干扰。

在我们进行 MMT 计划的时候，特别是在最初试图向代谢脂肪转化的时候，对于那些需要戒除的食物，如果我们希望保留其中的一些特例，那么我们的整个计划很可能将会失败，这是因为在 MMT 计划之中并没有为我们留出多少可供选择的余地。坚持计划的最佳方式就是构建属于自己的、不以食物为中心的新传统。

基于各种各样的原因，有的读者可能会坚持某些传统，诸如感恩节晚宴，此时就需要挑战一下自己，去寻找一种美妙的、碳水化合物含量很低的菜肴。当我们的朋友或者家人发现这道摆上餐桌的新菜肴和传统食物一样美味可口的时候，将会对我们的 MMT 计划产生与以往不同的看法。可以提前做一些准备，例如在网络上用"生成酮体的椰子蛋奶糕""绿皮西葫芦面条"等作为关键词进行搜索。网络上有大量类似的食谱，并且每天还会有新的食谱被添加进去。在机体已经彻底适应了将脂肪作为主要能量来源以后，我们的社交活动就会变得更加令人愉快。如果我们对活动时所提供的食物有所怀疑，可以在前一天主要摄入符合自己要求的食物，这样可以回避对食物的渴望，帮助我们抵御不健康食品的诱惑。

请大家记住，每个人都不可能同时生活在两个不同的世界里。如果你一边吃着富含碳水化合物的食物，另一边又尝试联合高脂肪，那么机体就一直处在胰岛素信号的控制之下，这种联合方式对健康来说是非常危险的。吸引我们偷偷食用碳水化合物的诱惑无处不在，我们需要找到办法来抵御诱惑。在这个过程中，与健康指导人员并肩携手、一起努力将会大有裨益。

## 为自己确定食谱中宏量营养素的含量

我已经说过，MMT 是一种高脂肪、低碳水化合物饮食计划，其中包含充足的蛋白质。在第 5 章中，我也曾经对 MMT 中所包含的各种类型的食物逐一进行了介绍。不过，在个体化 MMT 计划中，每天到底需要消耗多少宏量营养素？现在让我们再深入一点儿，精确地进行选择。为了完成向代谢脂肪转化，在花费时间计算这些特定物质摄入量的时候，有些非常有价值的指导方针需要遵守。

在这里我用了"个体化 MMT"一词，这是因为对于不同的个体来说，每天应该消耗的各种宏量营养素的量并不是固定不变的，这些数值需要根据各人的身体条件以及健康状况进行确定，具体的方法如下。

## 蛋白质

蛋白质的每日摄入要求是 MMT 和其他饮食计划之间的关键性差异之一。与阿特金斯食谱以及大部分原始饮食所推荐的摄入量不同，在 MMT 计划中为了恢复线粒体的健康状态，尽可能减缓 mTOR 以及其他的生化信号通路的活化，应对蛋白质的摄入量进行精确控制。

关于每天到底应该消耗多少蛋白质，有一个普遍性的经验法则可以遵循，那就是每千克去脂体重每天消耗 1 克蛋白质。为了得到具体数值，我们首先需要计算自己的去脂体重。最简便易行的方法是将自己的体型与那些不同体脂率的人员的照片进行比对。与毫无依据地猜测甚至根本不做估计相比，这种方式虽然并不精确，但有一定的价值。读者可以参阅第 6 章，了解其他的评估方法。

在获知体脂率以后，我们用体重的千克数乘以体脂率就可以得到机体内所包含的脂肪的总重量，从体重中减去这部分重量就可以得到去脂体重的千克数，用这个数值除以 1000 就可以得出我们每日消耗蛋白质的目标值（单位为千克）。

举例来说，一位女性的体重为 66 千克，体脂率为 33%（对于这个体重的女性来说，这个体脂率非常具有代表性）。

66 × 33%=21.78 千克（脂肪总量）

66–21.78=44.22 千克（去脂体重）

44.22 ÷ 1000 ≈ 0.044 千克（蛋白质消耗量的目标值）

在这个例子中，将 0.044 千克蛋白质消耗量目标值分配到一日三餐中，每一餐中大约需要含有 15 克蛋白质。对于肉类食物来说，一副扑克牌的 1/4 大小就含有 5~7 克蛋白质，而对于鱼类食物来说，一本支票簿的 1/4 大小含有相同数量的蛋白质。蔬菜、坚果以及植物种子中也含有蛋白质。

因此，如果这位女性想要满足午餐时 15 克蛋白质的摄入量，就可以食用一副扑克牌的 1/2 至 3/4 大小的肉类食物。

一旦我们确定了每日需要摄入的蛋白质的量，下一步就是利用某些视觉线索来保证自己所摄入的食物的量符合要求。称量我们将要食入的每种食物，将数值填入 Cronometer，该系统能够为我们提供非常精确的反馈信息，告诉我们其中包含了多少蛋白质。这样做还有助于训练我们的眼睛，估算每种含有蛋白质的食物的合适分量。当我们有能力估算出食物的合适分量时，外出用餐或者旅行就变得更加简单，也更加不容易偏离自己的饮食计划。

再强调一次，MMT是高度个性化的。如果有的读者患有严重疾病（例如癌症），为了尽可能降低疾病相关信号通路的活性，有可能需要进一步减少蛋白质的摄入量。与那些知识渊博的健康指导师或营养学家商讨，从而确定适合自己的蛋白质摄入目标。我们还要明白，随着时间的推移，机体对于蛋白质的需求也不是一成不变的。

## 碳水化合物

对于MMT来说，它的指导原则要求我们将每日摄入的净碳水化合物限制在50克以下，或者将由净碳水化合物所产生的热量控制在日常所需能量的4%~10%。我们需要记住，不同个体每日所需摄入的碳水化合物的量有很大的不同。针对某一个体，特别是胰岛素抵抗、久坐以及罹患2型糖尿病的人，为了维持机处于代谢脂肪的状态，每日所需摄入的碳水化合物可能要比上述数值少得多，上限甚至可能低于20克，至少在刚刚开始执行MMT计划的时候应该如此。

某些人为了进入或者维持代谢脂肪的状态，需要将净碳水化合物的摄入量限制在非常低的水平，例如每天10~15克，而有些人能够将要求适当放宽，达到每日40克甚至更多。即使我们已经找到了目前适合自己的数值，随着时间的推移，可能也需要适当收紧或放宽要求，这取决于我们自己的健康状况、饮食目标以及身体提供给我们的反馈信息。

找到起始目标的一个好方法就是遵照下面的指导方针，米利亚姆一直在为自己的顾客提供这些方针。

- 如果我们目前的饮食中含有大量的碳水化合物、加工食品和糖类，或者我们正在面临恶性度很高的癌症（如脑癌）的威胁，就需要从非常低的摄入量（如10~15克）开始。将净碳水化合物的总量削减到最低限度有助于我们集中精力，去除饮食中所有没必要存在的碳水化合物，例如番茄酱、洋葱番茄辣酱等含有天然糖分或隐含糖分的食物。

- 如果我们目前的饮食已经基本上以天然健康食品为主，或者选择的是类似于原始饮食的食谱，那么即使正在面临严重的健康挑战（例如癌症），我们也可以将目标放宽到每日摄入 20 克净碳水化合物。对于那些肾上腺功能减退或者正在接受甲状腺药物治疗的读者，这个数值也可以当作开始实施 MMT 的适当目标。此时，可以选择绝大多数净碳水化合物含量很低而又富含营养和膳食纤维的蔬菜。

- 如果我们目前所采取的已经是富含营养的饮食，而我们选择 MMT 饮食计划仅仅是为了优化自己的健康状况，那么我们就可以把每日净碳水化合物的摄入目标设定在 20 克。随着时间的推移，我们也许能够在不影响血糖水平的情况下把这个数值提高到 40 克，但是最好还是从一个比较低的摄入量开始。

一旦机体完成了将脂肪作为主要能量来源的转变过程，我们就能够摄入更多一点儿的净碳水化合物，每天 40~ 80 克。对于有较高能量需求的运动员来说，这个指标还有可能放宽到 100 克。尽管如此，如果我们想要保持代谢脂肪的状态，放宽净碳水化合物的摄入量需要小心操作。在我们尝试摄入更多的碳水化合物的过程中，需要监测血糖和酮体水平。如果血糖水平有上升趋势，同时机体脱离了营养性酮症状态（血液中酮体的水平低于 0.5 毫摩尔 / 升），就说明我们所摄入的碳水化合物已经超出了机体的耐受能力。

我们还应该记住，在这里我们所增加的碳水化合物主要应该来自富含纤维素而净碳水化合物含量较低的蔬菜，也许还可以添加一点儿水果，其中的一小部分也可以用豆类和根类蔬菜替代，而不应该选择谷物或者含糖的食物。

每一天，每一周，机体的代谢水平和活动程度都会有所变化，因此我们应该以现实的态度对待自己的目标，通过监测血糖和酮体水平，了解这些变化所产生的影响。无论希望每日摄入的净碳水化合物是多少，我们所需要明白的本质内容都是不变的，那就是个体摄入净碳水化合物的理想值很可能要远远低于当前的实际摄入量。

一旦我们为碳水化合物的摄入量设定了一个目标，还应该注意这里指的是净碳水化合物。为了确定这个数值，需要从碳水化合物总量之中减去纤维素的量。

利用 Cronometer 可以使计算变得简单，Cronometer 还可以把计算数值精确到 0.1 克，从而使我们确切地知道自己所处的状态。

如果我们在选择食物的时候没有深思熟虑，就会发现碳水化合物的总摄入量会非常迅速地增加。举例来说，如果我们坚持在咖啡中添加自己所喜爱的无糖奶精，那么在早餐之前，宝贵的碳水化合物配额就很轻易地被占去了 6 克之多。

我们应该让自己熟悉那些营养丰富的食物中碳水化合物的含量，在网络上搜索"低碳水化合物水果和蔬菜"，寻找那些自己喜欢或想要尝试的种类。对于水果来说，碳水化合物含量较低的并不太多，浆果类可以满足要求，通常要选择有机浆果。与此同时，我们应该养成仔细阅读营养标签的习惯，记录下自己喜欢且碳水化合物含量较低的食物。这些列表在我们购物或者准备膳食的时候将会非常有用。

还有一点非常重要：我们摄入的碳水化合物越少，机体向代谢脂肪的转变就有可能越迅速。同时，我们在开始的时候也就越容易出现过渡阶段的副作用，例如恶心、疲乏、大脑昏昏沉沉以及便秘。读者们可以参阅前文，了解如何应对这些副作用。

## 脂　肪

现在，我们已经为每日摄入的蛋白质和碳水化合物设定了目标，我们每日所需能量之中剩下的部分就需要依赖健康的脂肪来弥补。读者要记住，正如我在第 1 章中曾经讨论过的那样，我们在选择脂肪的时候需要避免各种精炼植物油和坚果油，它们都会促进炎症的发生，而且市场上销售的绝大部分植物油和坚果油都已经被有毒的除草剂和有机溶剂所污染。我们应该关注添加了哪些饱和脂肪酸（例如与动物蛋白共存的油脂和椰子油）和单不饱和脂肪酸（牛油果和橄榄油），或者从饮食中的坚果和植物种子那里获得多不饱和脂肪酸。读者可以回顾第 5 章，查看有关坚果和植物种子的清单，了解相关信息。我们还需要记得，为了提高营养物质的生物利用度，在食用之前，亚麻籽需要经过研磨。

还有一点需要牢记，在机体所需的总能量之中，由 $\omega$-6 脂肪酸所提供的热量不能超过 4%，这是因为 $\omega$-6 脂肪酸会损伤细胞膜和线粒体膜。另外，我们还不能忘记，动物源性的饱和脂肪通常还含有大量的蛋白质，要确保这一部分蛋白质不会使我们每日的蛋白质摄入量超出自己的目标。

我们希望达到的目标是，在我们每日所需的能量中，70%~85%都是由健康脂肪提供的。在通常情况下，这也就意味着在每一餐中，我们需要额外添加2~3汤匙脂肪，在至少一顿点心中再添加一汤匙脂肪。当然，我们每日摄入的脂肪量需要根据个体的能量需求进行调整。尽管这个指导方针非常简单，但是食用如此多的脂肪远远超出了我们以往所知道的界限。实际上，如果我们从食物中剔除了过量的碳水化合物和蛋白质，而又没有养成进食更多脂肪的习惯，将很难摄取到足够的能量。因此，我们应该留出时间，让自己的味蕾和思想适应这种每餐都食用大量脂肪的饮食方式。

对于这种很明显的高脂饮食，很多人无法轻易地分解脂肪，特别是那些曾经接受过胆囊切除术的人。这部分人非常有必要接受两种补充剂——牛胆汁以及富含脂肪酶的消化酶。在我们接受高脂食物的同时服用这两种补充剂，可以从根本上改善自己消化健康脂肪的能力。

为了帮助自己增加每日的脂肪摄入量，我们可以在网络上查找制作简单"脂肪炸弹"的食谱，可以非常迅速地找到几百个这种食谱。制作几个"脂肪炸弹"放在随手可得的地方，在向代谢脂肪过渡的早期阶段，它们可以为我们增添更多的乐趣。如果能够坚持下去，我们最终就会完成向代谢脂肪的过渡，此后我们的饥饿感将会减轻，对甜食的渴望也几乎消失了，而对于绝大部分人来说，他们一生都会在对甜食的渴望之中挣扎。

# 选择自己的出发点

我意识到，我有时把MMT称作"燃烧脂肪的饮食"，实际上MMT是一种综合性饮食计划，它不仅是一种饮食方案，而且可以不断改善我们的健康状况和生活方式。它会不断演化，但是没有终点。尽管如此，在我们的机体完成了向代谢脂肪模式的转变以后，将会经历需要增加净碳水化合物摄入量的阶段。关于其中所发生的事情，我将在第10章中进行解释。

接受这种代谢脂肪的饮食计划是一个连续而统一的过程，在开始的时候有许多方式可供选择，我喜欢把这想象为驶入匝道。我和米利亚姆一起概括了3种开始模式，在这里我将为大家解释，对于不同的个体来说，为什么其中的某一种模式更有意义。我还会为大家详细介绍，在日常生活中执行不同的模式将会是什么样子。

以下因素可以帮助我们确定哪一种模式最适合自己。

- 当前的饮食状态。具体的问题包括：大家目前的饮食是否以天然健康食物为主，是否选择了一种原始饮食食谱，是否主要依靠那些提前处理过的包装食品。对于那些早就开始采用健康饮食的人员来说，代谢脂肪的饮食计划对味觉产生冲击的可能性并不大。举例来说，如果有人基本上是在家里自己准备每一餐，所选择的食物也都是天然的健康食品，那么他有很大的可能性能够直接实施一个代谢脂肪的饮食计划。如果有的人没有多少自己做饭的经验，那么一种更加平和、逐步接近的方式将会更加适合他。

- 当前的健康状态。具体的问题包括：最近是否被诊断出罹患疾病，疾病的影响是否非常广泛，是否有可能在不久以后就会因为这种疾病去世，机体的恢复能力如何，是否存在超重或者体重过低现象。如果有的人员的健康状况因为某些传统治疗（例如多个疗程的化疗）而受到损害，或者已经处于低体重的状态，他就很可能会从缓慢进入的开始模式中获益。

- 个体的支持网络。具体的问题包括：是否有家庭成员或者朋友能够帮助烹饪、购物或者提供精神上的支持，是否正在单独（单身或者配偶上班）养育小孩，家人是支持选择高脂饮食还是对此表示怀疑，能够从自己的医生那里得到什么样的支持。

为了坚持下去，我们需要信心，同时我们间或也需要支持来推动我们继续走下去。即使没有非常强力的支持，我们最终依然能够适应这种类型的饮食方式，不过我们应该明白，提前将各种事情安排得井然有序，将会更加容易成功。

选择高脂饮食，在早期就会带来一些益处，例如精力更加充沛，渴求食物的感觉不再那么强烈。一旦体验到了这些好处，我们自然而然就会受到激励，坚持下去。

寻找那些专门研究如何帮助别人完成向代谢脂肪转变的健康指导者，在他们的支持下执行自己的计划，将会显著提高成功率。如果家庭成员、朋友以及护理人员希望帮助你明智地选择一种更适合你当前健康和饮食状况的模式，那么他们也可以作为指导者，至少我们可以请求他们帮忙收集物资、购买合适的食物以及准备可口的饭菜。

实际上没有哪一种开始模式是绝对正确的，所谓的正确选择只不过是调整行动的过程，从而帮助我们稳步前进。这也就意味着我们如何开始以及如何前进实际上并不重要，因此，选择一种自我感觉最适合自己的模式就可以了。

## 开始模式1：小心翼翼，逐步适应

优点：我们可以慢慢地清理食品储藏室，购买新的食材，在网络上搜索在开始执行计划的时候会用到的食谱，通过这些环节把所有的事情提前安排得井井有条。我们也有机会在进行下一个步骤之前，掌握各种新的技能，尝试不同的餐食，避免出现不知所措的感觉。通过这种模式，我们逐步调整自己准备食物的习惯，使自己的味蕾对含有更多高脂食物的饮食有一个逐渐适应的过程。

当我们的体重快速下降的时候，会出现各种副反应，其中包括某些激素和毒素的大量释放。在此之前，这些激素和毒素储存在脂肪细胞中，一旦体重快速下降，它们会迅速进入血液循环，而逐步适应的模式能够避免出现这些副反应。另外，这种模式还能够减轻一组通常被称为酮流感的症状，其中包括恶心、疲乏、肌肉疼痛以及大脑昏昏沉沉。机体在转换能量来源的过程中，常常会出现这些症状。

缺点：这种模式只有一个主要的缺点，对于那些罹患严重疾病、情况会迅速恶化的人员来说，这种模式会浪费宝贵的时间。如果不存在这种情况，与直接进入 MMT（模式 2）以及通过禁食启动 MMT（模式 3）相比，逐渐开始 MMT 还有其他的优势。在 2005 年进行的一项前瞻性随机研究中，研究人员选择罹患癫痫的儿童，分别给予不同的方式开始代谢脂肪的饮食计划，结果显示逐渐开始比通过禁食启动时的副作用更小，而且患儿的耐受性更好。[1]

如何操作：起初可以将一天之中的某一餐调整为脂肪含量较高、蛋白质含量适中而碳水化合物含量较低的饮食。米利亚姆建议从早餐开始，用一汤匙椰子油和一汤匙黄油或酥油烹制两个鸡蛋，鸡蛋会将油脂吸收，不会让人感到过于油腻。在进行这项工作的时候，要确保自己已经按照开始前的准备清单完成了检查。

将早餐的数据输入 Cronometer，这样我们就可以看到关于营养素摄入的重要反馈信息。

在早餐的习惯彻底养成以后，我们可以将高脂饮食引入午餐。这种午餐可以包括：用绿叶蔬菜做的沙拉、半个到一个牛油果以及某种类型的蛋白质食物（这种食物的分量由我们每日的蛋白质需求量决定，我在本章前面的部分已经解释过这个问题）。午餐中还可以包括一些碳水化合物含量较低的蔬菜，例如花椰菜或者绿皮西葫芦，稍微加一点草饲黄油就可以了。米利亚姆相信在沙拉上面撒一些乳酪粉也很好，不过要记得在计算每天食物摄入量的时候，这些乳酪粉作为调料的一部分，也应该被包含在内。

对午餐所用的所有原材料进行称重，将它们的数值填入 Cronometer。如果我们每天都使用相同的沙拉原料，则可以先把它们编成一种食谱，在以后记录的时候，我们就可以先点选食谱，然后根据当天的菜肴，单独输入蛋白质食物的数据。从长远来看，这样做可以节省时间。

此后，我们可以照此办理，将晚餐也调整为高脂膳食。如果有需要，在午餐和晚餐之间还可以吃一些富含脂肪的零食，直到我们的全部食物都被调整为高脂类型。如果在我们既往的饮食中有很大一部分是富含净碳水化合物的食物，在调整饮食的过程中，我们就需要彻底摆脱这些食物。

我们可以尝试不同的高脂食谱。当我们将越来越多的高脂食物加入到日常饮食之中的时候，可以开始把自己喜欢的各种组合方式作为完整食谱输入Cronometer。在我们的全部食物都已经被调整为高脂类型以后，每次记录的时候，直接在那些最常用的食谱中进行选择就会使记录变得毫不费力。

## 为逐步适应的开始模式提供一份简单的一日饮食计划

### 当我们开始一天活动的时候

起床以后首先测量血糖水平，如果此时自己并不感到饥饿，就不要吃任何东西，一直等到真正感到饿了再吃早餐。

**早餐**

什么时候吃早餐：当我们明显感到饿了的时候。

早餐吃什么：以蛋白质和脂肪为主。例如用一汤匙椰子油和一汤匙酥油烹制两个鸡蛋，或者一个鸡蛋配两条培根，要保持足够的蛋白质摄入，但不要超量。如果我们没有足够的时间，则可以尝试用无糖杏仁乳、无糖蛋白质粉（使用前需要查看标签上标注的碳水化合物含量）、奶油、一汤匙椰子油（或 MCT 油）、两个草莓（或者一小把蓝莓）制成奶昔，用甜叶菊调味。

**午餐**

什么时候吃午餐：在吃完当日第一餐几小时以后。

午餐吃什么：可以选择一份标准午餐，但是要注意减少碳水化合物的摄入。如果通常会吃一份三明治，则可以做成开放式的；如果通常会吃一份意大利面，则可以用一份材料丰盛的汤来代替。

**晚餐**

什么时候吃晚餐：要比平日稍微提前一点儿，例如在上床之前的 3 小时以前，不过无论提前多少，只要做些调整就好。

晚餐吃什么：可以选择平日所吃的晚餐，不过要比平时增加一些净碳水化合物含量较低的蔬菜，而蛋白质食物要比平时少吃一些。

**零食**

什么时候吃零食：任何需要的时候。

零食吃什么：可以选择一小把夏威夷果，或者将一汤匙杏仁奶油和一茶匙椰子油混合后涂抹在芹菜杆上。

**睡觉之前**

检测自己的血糖水平并进行记录，这样我们就可以追踪血糖水平的变化趋势。

我们还可以利用"生酮"等作为关键词在网络上进行搜索，但是不要用"低碳水化合物"以及"高脂肪"作为关键词，因为利用这两个词进行搜索时得到的食谱中常常含有过量的蛋白质。

## 开始模式2：直接进入

优点：对于那些非常积极地想要开始尝试不同的饮食以及改善自己的线粒体代谢状态的人员来说，这种开始模式可以让人立刻感受到效果。另外，如果有人已经罹患严重的疾病，需要立即进行干预，那么选择这种开始模式也将是一种可行的策略。

缺点：在冰箱或厨房里储备合适的食物之前，一旦我们一头扎入MMT，很可能就会感到不知所措，无从下手。如果选择这种开始模式，在完成将脂肪作为主要能量来源转变的过程中，将会出现更多的副作用，包括恶心、疲劳、肌肉痉挛以及大脑昏昏沉沉的感觉。同时，我们的体重还很有可能会迅速下降。基于当前的体重和健康状况，这种现象并不一定是我们期望的。

如何操作：选择这种开始模式时，我们需要将每日净碳水化合物的摄入量降低至20~25克，蛋白质的摄入量限制在每千克去脂体重1克（参阅本章前面内容，了解有关设定蛋白质目标值的更多信息）。用高质量的脂肪取代碳水化合物和蛋白质，提供机体所需的绝大部分能量。基于自身的能量需求，一日三餐中的每一餐都很可能要增加3汤匙甚至更多的脂肪，零食中也要增加至少一汤匙脂肪。在刚刚开始的时候，摄入足够的脂肪，确实是一个不得不面对的挑战。

另外，我们的每一餐都要在被压缩的时间窗口内完成，我将在第10章中继续讨论这个问题。至少在睡前3小时的时间里不要吃东西，从而保证在下次进食之前有13~18小时的时间窗口。这一点对于维护线粒体的健康状况来说非常重要。举例来说，如果我们头一天的最后一餐是在下午5点，那么第二天的第一餐大约应该在上午9点左右。

保持每一餐的食物尽可能简单，并且由此开始，查看下文内容，了解膳食计划的指导原则。

利用血糖监测仪（见第6章）追踪自己的血糖水平，根据下面的时间表，每日测试3次。

- 在早晨刚刚起来的时候。必须在自己进食或饮用任何东西（包括茶和咖啡）之前进行测量，此时得到的数据就是我们的空腹血糖水平。

- 在我们开始食用当日第一餐之前。在理想情况下，我们需要等自己的血糖水平低于 80 毫克 / 分升以后再进食，不过很多人由于已经存在某些健康问题，血糖从来不会降至如此低的水平。
- 睡前。此时的血糖水平是对我们所选食物的反映。

很多血糖仪都能够储存既往的数值，不过我还是建议大家自己将每次测量的结果记录下来，最好利用 Cronometer 进行记录。当我们开始执行 MMT 饮食计划，机体逐渐向代谢脂肪过渡的时候，我们很可能会发现血糖指标迅速从高水平跳到低水平，而在机体逐渐适应利用脂肪作为主要能量来源以后，血糖读数将会变得稳定，随着时间的推移，还会有不断下降的趋势。这是一种令人难以置信的激励，能够给我们带来强烈的满足感，并且促使我们把新的饮食计划继续坚持下去。

在进入 MTT 以后，我们需要开始利用 Cronometer 来追踪自己的食物摄入情况。起初可以只记录一餐，逐渐过渡到记录我们吃下去的每种东西。如果我们花费一些时间将自己经常选择的膳食作为食谱进行录入，此后我们就会发现每天录入自己所摄取的食物只需花费几分钟时间。这个程序不仅能够帮助我们看到自己的进步，还允许我们与卫生保健人员或者健康指导师分享自己的食物记录以及营养成分。我们可以很轻易地做到这一点。大家应该记住，如果这种记录对于自己来说过于复杂，则可以通过提前规划膳食来替代，然后利用 Cronometer 检查计划的营养价值。

在刚刚开始利用 Cronometer 的时候，建立自己的个人资料以及录入那些我们准备经常选择的食谱，将会花费几小时的时间，但是在付出这些最初的努力以后，我们每天输入自己的监测数据以及食品信息只需几分钟就足够了。

## 为直接进入的开始模式提供一份简单的一日饮食计划

### 当我们开始一天活动的时候

在进食或饮用任何东西之前，测量自己的血糖水平，然后享用咖啡或茶，在这两种饮料之中需要添加 1~2 汤匙草饲黄油、椰子油或者 MCT 油。可以考虑将混合后的饮料用浸入式搅拌器打出泡沫。

**早餐**

什么时候吃早餐：推迟早餐时间，直至真正感到饥饿。正如我将在第10章中讨论的那样，延长禁食时间可以带来很多代谢方面的益处。有朝一日，在我们头一天的最后一餐和第二天的头一餐之间将会形成13~18小时的禁食时间。

早餐吃什么：以蛋白质和脂肪为主。例如用一汤匙椰子油和一汤匙酥油烹制鸡蛋，可以添加切碎的绿皮西葫芦或者菠菜。

我们也可以享用一杯椰奶，用半个牛油果以及1~2汤匙浓奶油或椰子油来进一步增加脂肪，同时将大约30毫升的各种植物种子研磨后加入椰奶中。必要的时候，可以用甜叶菊调味。

**午餐**

什么时候吃午餐：最理想的情况是当自己的血糖水平达到4.44毫摩尔/升或者更低的时候再吃午餐，也可以在当天的第一餐之后间隔数小时再吃午餐。

午餐吃什么：可以选择用2~3杯绿叶蔬菜制作的沙拉、半个牛油果、一份分量合适的蛋白质食物（例如鸡肉、鱼肉或者羔羊肉）。烹饪的时候要使用厨房秤进行精确称量，食用前淋上两汤匙特级初榨橄榄油、少许葡萄醋，也可以考虑撒上两汤匙硬奶酪碎片，例如帕尔马干酪。

**晚餐**

什么时候吃晚餐：至少要在就寝之前3小时。如果晚餐的时间过晚，例如晚上8点才吃晚餐，那么，当我们的能量需求降低的时候，线粒体就会被大量的活性氧包围，从而导致损伤。我将在第10章中进一步讨论这种情况，现在大家知道比平时提前一些开始吃晚餐就可以了。

晚餐吃什么：我们可以从下面所介绍的食谱开始。准备一份分量合适的蛋白质食物（例如鲑鱼、牛肉或者鸡肉），用高质量脂肪（例如鸭油、培根油脂、猪油或者酥油）进行烹制，同时选择一种碳水化合物含量较低的素食，用充足的黄油、橄榄油或者椰子油调配。在理想情况下，晚餐的分量应该比早餐和晚餐少一些。大家要记住：如果我们在马上就要入睡的时候摄入大量的供能物质，就会产生太多的自由基，而此时我们对它们的需求很少。另外，在我们睡眠的过程中，细胞会进行一系列"夜间内务活动"。这些活动有助于细胞保持健康，而睡前摄入过多的供能物质会阻止这些活动的进行，从而导致线粒体损伤。

**零食**

什么时候吃零食：在两餐之间的窗口期内，如果我们有需要的话，随时都可以吃零食。

零食吃什么：可以选择夏威夷果、美洲山核桃、芹菜、牛油果以及"脂肪炸弹"。

## 开始模式3：通过禁食启动

如果读者处于基本健康状态或者并不需要减肥，我认为这种开始模式并不是首选方案，因为它确定无疑会导致体重下降。不过，如果读者像大多数人一样处于超重状态，这种方式就能够帮助机体迅速启动利用脂肪作为主要能量来源的机制，它很可能是最佳选择。对于此类人来说，为了获得代谢脂肪的能力，与其花费几个月甚至更长的时间，还不如通过几个周期的禁食达成目标，而每个周期只需要几天时间（参阅第10章，了解关于如何禁食的更多细节）。

在禁食阶段，我们能够从购买和准备食物中节约出来一部分时间。利用这段时间，可以进行食品清理（见本章前文），将那些不健康的食品从家里清除出去，选择有助于代谢脂肪的食品种类。

禁食并不是仅仅不限制饮水，有些液体也可以饮用，甚至某些植物种子也可以食用。我们遵照下面的指导意见，就可以维持机体水化状态，获取某些营养物质，使消化系统有时间休息，同时让机体有机会启动脂肪代谢机制。

允许饮用的液体如下。

- 清水（没有限制）。
- 茶（没有限制）。
- 咖啡（热的或冰的，每天最多6杯）。
- 自制肉汤（没有限制，当我们逐渐适应了禁食的时候，就会注意到自己对肉汤的需求会减少）。

能够添加到饮用水中的物质如下。

- 酸橙片（不要直接食用酸橙或者其他任何一种水果）。
- 柠檬片。

- 苹果醋（选择有机苹果，利用保留的菌种或者培养有益菌将苹果汁转化为醋，此后不再进行其他的加工处理）。
- 天然岩盐。

能够添加到茶或者咖啡中的物质（上限不超过 1 汤匙）如下。

- 椰子油。
- MCT 油。
- 黄油（有机的、来自草饲牛的黄油，最好是未经加工的生黄油）。
- 酥油（有机的、来自草饲牛的酥油，最好是未经加工的生酥油）。
- 浓奶油（有机的、来自草饲牛的浓奶油，最好是未经加工的浓奶油）。
- 肉桂粉。
- 柠檬（可以放在茶里）。

当我们烹制肉汤的时候，可以添加的物质（饮用前需要过滤）如下。

- 天然岩盐。
- 任何一种蔬菜在地面上的可食部分，特别是绿叶蔬菜。
- 洋葱或者大葱。
- 切碎的胡萝卜。
- 鱼骨。
- 其他动物骨头。
- 各种药草和调味料。
- 天然有机亚麻籽（每杯肉汤中添加 1 汤匙）。

## 成功开始的秘诀

- 制订应对饥饿的计划。在向代谢脂肪过渡的最初几天或者几周里，我们很可能会经历饥饿感，特别是在机体还不能用脂肪完全代替碳水化合物提供能量的时候。此时，在食物或者饮用水中添加 MCT 油能够弥补能量的不足（读者可以回顾第 5 章，了解关于 MCT 油的更多信息）。一定要小心，从较小的、能够耐受的剂量（例如 1~2 茶匙）开始添加，逐渐增加到 1 汤匙甚至更多。如果服用后出现腹胀或者稀便症状，则需要将剂量减少一点儿。如果有的读者不能耐受太多的 MCT 油（不同个体对 MCT 油的耐受性有很大差异），则可以选择椰子油。米利亚姆建议将 1~2 茶匙椰子油与 1 汤匙杏仁奶油混合，然后将其涂抹在一根芹菜杆上食用。我们也可以把这种椰子油和杏仁奶油加入到茶或者咖啡中饮用。在刚开始的几天里，在手边准备几个牛油果是一种好的选择。我们可以直接去壳食用，也可以撒上一些海盐，甚至可以淋上少许橄榄油和鲜榨柠檬汁。我保证，吃了一个牛油果以后，很长时间都不会感到饥饿。牛油果中含有的纤维素可以产生很强的饱腹感，同时它还富含钾元素和单不饱和脂肪酸。

- 收集一些富含脂肪的小吃，放在触手可及的地方。MMT 计划最具挑战性的地方之一，是在机体向代谢脂肪过渡的过程中，为了使自己有吃饱了的感觉以及避免对食物的渴望，需要确保自己摄入足够的脂肪。为了弥补两餐之间的能量不足以及应对饥饿的感觉，同时还不会大量增加碳水化合物和蛋白质的摄入，我们需要保证零食的主要成分是脂肪。下面给读者们列举一些富含脂肪的零食。

  "脂肪炸弹"：一种很小的自制糖果或者美食，含有很高比例的脂肪（通常是椰子油）。可以在网络上以"脂肪炸弹"作为关键词搜索相关食谱。

  牛油果：去皮后直接用勺子挖着吃，可以撒上少许海盐；或者将其捣碎做成牛油果沙拉酱，与几块肉皮一起食用。

  夏威夷果、美洲山核桃以及巴西坚果：直接食用，夏威夷果还可以用来制作一种美味的鹰嘴豆泥。警告：食用巴西坚果，每天不要超过两个。

  椰子油、黄油和（或）奶油：可以加入到咖啡、茶或者肉汤之中。

  野鼠尾草籽布丁：在制作的时候使用椰子油，用甜叶菊调味。

  MCT 油：参阅第 5 章，了解如何使用这种补充剂。

- 缓慢增加食物种类。在刚开始执行 MMT 饮食计划的头几天甚至几周之内，如果我们坚持只选择少数几种食材制作正餐以及零食，操作起来就会更简单一些，还可以降低制订饮食计划的难度，并且很容易观察到这些食材对血糖水平的影响。当我们逐渐适应了基本的高脂饮食以后，可以开始将新的食谱和食物整合进来。不过要记住，MMT 计划是一个连续统一体，总会有一些新的食谱可以去尝试，也总会有一些新的东西需要学习。在最适合自己的水平以简单的方式开始，然后逐渐进行完善。

- 保持水化状态。在机体向代谢脂肪过渡的过程中，肾脏将会改变控制钠元素水平的方式，导致一部分原本保持在机体内的水分被释放出来，与这些水分同时排出来的还有一些钠元素以及其他的电解质，从而产生一些副作用，例如肌肉痉挛、心悸或者疲乏（我将在第 8 章中详细介绍这些副作用）。基于这个原因，在开始执行高脂饮食计划最初的几天时间里，要确保饮用足够多的经过过滤的水。除此以外，还要在食物中添加一些喜马拉雅天然岩盐，这种盐中含有微量元素以及电解质。

- 要抵制那些怂恿我们饮用运动饮料的意见，对于椰子水也是如此。运动饮料中含有大量的糖分或者人工增甜剂，而椰子水中含有大量的碳水化合物。

  由米利亚姆提供的过渡阶段秘诀：无论出现了哪种类型的副作用，例如疲劳、大脑昏昏沉沉或者肌肉痉挛，都可以食用自己腌制的鸡肉或鱼肉，也可以小口饮用自制牛肉汤，这样做可能会彻底缓解症状。最近许多研究结果显示，维生素 K2（也称为 MK-7）可以从根本上缓解在夜里发生的肌肉痉挛，因此在上床睡觉之前最好服用一些维生素 K2。

- 找到一种适合自己的方式来记录所吃的食物。就个人而言，我非常喜欢 MMT 饮食计划的精确性，它要求对食物进行称重，记录每天所吃的任何一种食物，以及进行血糖水平监测。不过我也知道，对于初次执行MMT 计划的人员来说，特别是在最初的几周或者几个月的时间里，因为有太多的东西不够熟悉，这些繁复的记录很可能会令人生畏，甚至不知所措。为了鼓舞大家，我在这里提供一些信息，告诉大家为什么精确记录食物摄入以及监测血糖水平是这种饮食计划不可或缺的关键步骤。

  实时反馈。这样有利于我们定制专属于自己的饮食计划。当我们开始记录食物摄入状况以及监测血糖水平的时候，我们很快就可以知道不同的食物对自己的指标有什么样的影响。这是一种至关重要的信息，我们可以在此基础上进一步改善自己的饮食计划，使自己向着健康的目标不断前进。举例来说，我们可能会看到咖啡因使血糖水平迅速升高，此时我们就会知道咖啡因是导致血糖水平波动的罪魁祸首。这要比在MMT 计划效果不明显的时候胡乱猜测原因要好得多。我们还有可能发现完全相反的现象，一杯咖啡并不会对血糖水平造成丝毫的影响。此时，我们也就不必再逃避咖啡。

精确性。除非记录进入嘴巴的每一点食物，否则我们无法确切地知道，除了减肥以外，我们现在所选择的饮食计划是否还有其他的效果。我们需要更多的数据来了解我们是否正在向着其他的目标（比如降低空腹血糖水平）前进。尽管在本书中，我为如何执行 MMT 计划提供了一些基本原则，但是每个人需要根据自身的特定需求、健康状况、已经罹患的疾病以及自己的目标进行调整。如果对自己所摄入的营养素以及仍然需要的营养素没有清晰的了解，我们就无法对 MMT 计划进行改进。

积极性。随着时间的推移，当我们看到列表中详细记录了自己所摄入的每一种食物时，还能够发现血糖水平以及其他生物学指标的每一点改善，这些都将会激励我们坚持自己的饮食计划，并且根据自身的需求对它进行不断的完善。

承诺。执行一种代谢脂肪的饮食计划绝对需要自己做出承诺，那就是坚持下去。总会有一些时候（例如家庭聚会或者其他的社交场合），丰富的食物会使坚持 MMT 计划成为一项挑战，而精确记录食物摄入情况以及检测血糖水平能够让我们坚守自己的承诺，同时还能够使我们从平日的错误中学到经验，为那些无法避免的场合做好准备。

落实责任。高脂饮食是一种完全可以自己掌控的选择。通过追踪自己所摄入的食物，可以为我们提供一份有关自己选择的永久性记录，使我们能够清楚地看到自己的行动是如何影响身体的，无论结果是好还是坏。

正如我曾经说过的那样，如果对每一种食物都要进行称量并将称量结果事无巨细地录入到 Cronometer 中，以及每天数次测量血糖水平超出了我们目前的承受能力，那么还有另外一个选择。

我们可以提前对每一餐进行规划。首先选择一种开始模式，按照我提供给大家的简单一日饮食计划，写出第二天或者未来几天自己想要吃的食物，将它们组合成为自己的饮食计划，然后坚持执行就可以了。无论是提前规划还是事后追踪，我们对于自己所摄入的所有食物都可以得到一份记录。这样，我们自己或者健康指导师就能够了解各种营养素的摄入是否符合碳水化合物、蛋白质以及脂肪的目标份额。不过，如果我们希望食谱中的食物种类更加多样化，能够富有变化或者更加均衡，与追踪记录自己所摄入的每一种营养素相比，提前规划所提供的数据过于简单，不够清晰和明确。

## 准备开始前的检查清单

为了帮助大家更加容易管理 MMT 计划的初始阶段，我和米利亚姆制订了这个检查清单，大家可以清楚地了解到自己在开始前需要做些什么。

避免在睡前的至少 3 小时里进食。

推迟每日第一餐的进食时间，从而尽量延长前一天最后一餐和当日第一餐之间的时间间隔。我们可以尝试起床以后在咖啡或者茶中添加椰子油或者多脂奶油，这样会使推迟第一餐变得更加容易。

进行初步的血液学检测。

购买血糖仪、血糖测试条和刺血针,如果读者选择自己检测自己的酮类水平,则还需要购买酮类测试条。

购买一台厨房秤以及若干糖果模具（用于制作"脂肪炸弹"）。

制订自己的宏量营养素目标。

复制一份第 6 章所提供的有利于 MMT 的食物列表，将其粘贴在冰箱门上,在采购的时候也携带一份。

购买有利于 MMT 的食物。

清理那些不属于高脂饮食的食物，或者在厨房中专门腾出一块空间，用来储存有利于 MMT 的食物。

每日测量自己的血糖水平 3 次，分别在刚刚起床的时候、第一餐之前以及睡觉之前进行测量，并记录测量结果。

选择开始模式，根据要求，每天食用足够多的含有较多脂肪、较少碳水化合物和适量蛋白质的食物。

注册一个 Cronometer 账户，记录我们经常食用的绝大部分食物。

收藏那些提供食谱和相关信息的网站。

编制 3~5 份自己希望尝试的食谱。

当我们对新饮食计划的每一个步骤都已经熟悉了以后，就可以开始对它进行优化，找出更多的食谱，选择更多的食物并进行记录，对饮食的效果进行更加详细的研究。

### ▶ 清除长期的健康烦恼，享受充沛的精力

杰西卡有多种匪夷所思的健康问题，其中包括湿疹反复发作、一只眼睛发炎、对多种东西过敏、激素失调以及体重下降。她在求医之路上花费了大量时间和金钱，但是没有一位医生能够帮助她，哪怕是稍微缓解一下症状。

杰西卡打算最后再咨询一位专家，如果还不行，就彻底放弃。这一次她来到了丹·彭帕医生的办公室。彭帕医生是盐湖城的一位健康指导师和细胞排毒专家，在聆听了杰西卡的病史之后，他认为她的所有症状并不神秘。

杰西卡在成长过程中曾经接触过多种毒素和霉菌，她把童年时期的自己称为"一个病快快的小孩"。她长到十多岁的时候开始出现抑郁，在生育后症状变得更加明显。对于杰西卡来说，所有的症状都在持续加重。

彭帕医生首先调整了杰西卡的饮食。实际上在此之前，由于碳水化合物含量较低而脂肪含量较高的食物会使她感觉好一些，她已经开始尝试这种饮食结构，不过对于自己做得到底对不对，她毫无信心。彭帕医生对杰西卡当时的饮食结构进行了几处调整，使她很快进入了代谢脂肪的状态，随后开始了以下饮食计划：在一周之中的前 5 天时间里，每日间断禁食，周六可以尽情享受，然后在周日禁食一整天。

在刚刚开始的时候，杰西卡偶尔会偏离轨道，但是密切监测血糖水平（空腹和餐前）以及酮体水平帮助她回归正轨。通过从这些监测中得到的反馈信息，她学会了关注机体的需求，而不是自己想要什么。

对于杰西卡来说，把所有这些因素混合在一起产生了魔法般的效果。仅仅过了 5 个星期，她的情况就彻底改变，再也不必过既往的那种难以忍受的日子。不过坦白地说，类似的改变过程常常会花费更长的时间，因此，彭帕医生经常鼓励患者坚持下去。

　　利用这种饮食计划，杰西卡的体重并没有减轻太多的体重，身高有所降低，体型小了几号，不过她所获得的最大好处完全与减肥无关。杰西卡说，现在她的精力更加充沛，生活也更有目标，感觉自己非常健康，皮肤光滑，无论是头脑还是身体都非常平衡，而最大的好处在于这些策略可以坚持一辈子。

# 第 8 章
# 引导自身向代谢脂肪转变

现在我们已经开始通过代谢脂肪的饮食计划调整自己的饮食，此时机体需要完成从利用葡萄糖作为能量来源向代谢脂肪转变。这是一个由多个步骤组成的过程，需要花费几天甚至几个月的时间才能完成，时间的长短取决于我们当前的健康状况、我们对于自己宏量营养素目标的坚守程度以及机体在开始代谢脂肪时新陈代谢的灵活性。

MMT 可以根据机体的需求在很大程度上进行定制，同时我们可能需要花费一定的时间，找出适合自己的食物以及做法，使机体彻底适应脂肪。在下一章中，我将深入探讨这个问题。本章的目的是帮助大家尽可能地让过渡阶段变得平稳，以及如何应对那些可能会出现的挑战，避免问题过于严峻而扰乱计划的执行。

## 我们的新陈代谢将会出现什么变化

在开始代谢脂肪之前，首先需要将那些储存在骨骼肌和肝脏之中的葡萄糖完全耗尽。在《实施低碳水化合物饮食的科学和艺术》一书中，研究人员杰夫·沃莱克博士和斯蒂芬·菲尼博士估计，在通常情况下，人体内最多储存有 400~500 克葡萄糖，可以转化为 6700~8400 千焦能量。在这些葡萄糖中，大约 100克储存肝脏中。如果某些人的肌肉非常发达，或者选择的是高碳水化合物饮食，他们体内的葡萄糖储存量就可能会比上述数值高一些。

机体内的每克葡萄糖都和 3~4 克水储存在一起，这也就意味着，在我们将储存的葡萄糖消耗一空的过程中，同时也会丢失这一部分水。这种情况在我们开始限制碳水化合物摄入的时候马上就会出现。如果有人想要减肥，那么这是一个好消息。

正如大家可能会猜到的那样，人体只需花费 1~2 天时间就可以将6700~8400 千焦能量完全耗尽。如果我们处于运动状态，这个时间将会进一步缩短，而如果我们久坐不动，则会相应延长。不过完成向代谢脂肪转变并不像耗尽糖原那么简单，脂肪的分解依赖激素敏感脂肪酶，而胰岛素会对这种脂肪酶起到抑制作用，因此想要消耗脂肪，我们需要将胰岛素维持在较低水平，这种状态可能会持续几周甚至几个月的时间，此后机体才能完全激活脂肪代谢系统。如果有的人已经存在严重的胰岛素和瘦素受体抵抗，在挑选开始模式的时候又没有选择通过禁食启动，那么这个时间还会延长（有关禁食的问题，请参阅第 7 章及第 10 章了解更多的细节）。

起初，机体会出现交替代谢酮体、脂肪以及葡萄糖的状态，葡萄糖由肝脏合成，原料来自过剩的蛋白质、肌肉组织的分解产物以及从甘油中释放出来的成分，而甘油正是甘油三酯结构中的支柱。

在糖原被耗尽以后，由于此时机体还不擅长利用脂肪作为能量来源，很可能会出现对碳水化合物以及含糖食品的渴望，或者出现饥饿感。这是由临时性的能量缺乏所导致的，而这种状态会诱使我们多吃一点儿碳水化合物，或者过量摄入蛋白质。这些行为毫无益处，甚至会适得其反。由于补充了更多的葡萄糖和胰岛素，机体将会一直处于过渡状态，延迟向代谢脂肪的转变。

随着机体内储存的糖原被消耗一空，肝脏将会发挥较大的作用，将血糖维持在相对健康的水平，这种状态称为"葡萄糖稳态"。在我们开始采用高脂饮食之前，机体主要依靠胰岛素和胰腺分泌的另外一种信号激素——胰高血糖素来严格控制血糖水平。而现在肝脏内的新陈代谢感受器开始承担这项工作，它们首先寻求通过生产葡萄糖来恢复糖原储备，而制造葡萄糖的原料来自我们摄入的蛋白质以及被分解的骨骼肌。如果我们摄入了足够多的脂肪，甘油就会被用来合成葡萄糖。

　　一旦机体内的血糖水平升高，就会影响脂肪酶的作用，阻碍机体利用脂肪作为能量来源。只有当我们彻底消除了高血糖的干扰，才能开始逐渐代谢脂肪，而避免高血糖需要从两个方面入手，即限制食物中碳水化合物的摄入以及避免葡萄糖在肝脏中合成（糖异生）。为了避免糖异生，我们需要将每日蛋白质的摄入量控制在每千克去脂体重 1 克甚至更低。在这个过程中，我们限制碳水化合物和蛋白质摄入的时间越长，坚持得越彻底，肝脏完成向代谢脂肪的转变就越有效率。

　　在刚刚开始执行 MMT 计划的时候，我们每日必须严格遵守宏量营养素的比例要求，对摄入的每一种食物都进行记录。在这个过程中，我们坚持得越好，向代谢脂肪转化的过程就会越平稳。在最初阶段摄入少量的碳水化合物，尽管看上去无关紧要，但是很可能引起血糖水平升高，从而影响机体对脂肪的利用。而如果我们在转化阶段对碳水化合物毫无节制，这些碳水化合物就会补充机体的糖原储备，延长机体向利用脂肪作为主要能量来源的转化过程。

　　通常来说，实施 MMT 计划的人员越年轻，身体越健康，向代谢脂肪转化的过程就会越短。一名学龄期的儿童可以在 24~36 小时之内完成转化，不过这并不意味着他们需要接受 MMT，除非是在罹患难以治疗的癫痫或者肿瘤的情况下。

　　对于二三十岁的年轻人来说，完成这个转变过程也非常容易。对于四五十岁的中年人来说，除非一直采用类似原始饮食的食谱，并且已经适应了天然健康食品，否则，他们通常会遇到稍微多一些的挑战。而六七十岁的老年人需要非常大的决心才能够完成转化过程，不过即使有的读者正好处于这个年龄段，也完全不必气馁，我在 61 岁的时候才开始实施 MMT 计划，只花了几周的时间就开启了脂肪代谢模式。

　　即使有的读者已经 80 多岁了，也可以适应这种饮食计划，只不过需要更长的时间罢了。老年人在执行 MMT 计划的时候，需要非常小心地监控自己的身体状况，预防出现肌肉萎缩。总之，我们在执行 MMT 计划的时候，完成向代谢脂肪过渡的过程越短，我们坚持这种状态就会越容易，而随着年龄的增长，也就能享受更多的健康效益。

# 利用血糖监测数据指导我们前进

读者要牢记，在开始执行 MMT 计划的时候，每天要进行 2~3 次血糖监测，其中的一次在起床以后准备吃第一餐之前，还有一次在睡觉之前。在向代谢脂肪转化的阶段，我们的血糖水平可能会出现非常大的波动，出现异常结果有的时候是因为我们所使用的仪器仅仅是一种筛查工具，不是很准确，此时需要重新检测（稍后我将进一步阐述这个问题）。即使最初的结果确实难以解释，当我们继续执行 MMT 计划的时候，将会发现自己的血糖水平会按照一种很容易预测的模式稳定下来。

血糖水平能够为我们提供非常有效的反馈信息，告诉我们所选择的食物是否合适。如果血糖水平非常高，则提示我们曾经摄入了过多的净碳水化合物或者蛋白质。其他一些因素也会导致血糖水平升高，请参阅下文的相关内容。

尽管在最初的时候我们的血糖水平会忽高忽低，不过随着我们对食物的选择越来越熟练，能够维持机体处于代谢脂肪的状态，此时我们就会看到自己早晨及夜间的血糖水平非常稳定。不过即使这样，偶尔也会出现非常高的数值，我们要记得，我们关注的焦点不在于某一个数值，而是几天甚至几周时间里的变化趋势。此时我们将会看到回报，那就是血糖水平逐渐下降并稳定下来。这种现象意味着机体内的胰岛素在这两个时间段( 空腹及睡前 )都不需要努力工作。

## 为什么我们会得到一个非常高的血糖数值

有的时候，我们会发现自己的血糖指标高得异乎寻常并为此担忧，实际上有些比较常见的原因可以解释这种现象。

- 月经周期中激素水平的变化。对于女性来说，月经来潮之前的几天血糖指标往往较高。
- 炎症反应。损伤、手术以及疾病都会导致炎症反应，从而出现血糖水平升高的现象。

- 蛋白质过量。如果在一天之中或者某一餐之中摄入了过量的蛋白质，就会触发肝脏通过糖异生的方式合成新的葡萄糖。

- 仪器的局限性。利用家用血糖仪测得的数值可以在真实值上下 20% 的范围内波动。如果我们得到了一个出乎意料的数值，那么就应该马上在同一根手指上再取一滴血做一次检测。如果两次的结果之间有很大的差异，则进行第三次检测，取三次的平均值。

- 没有坚持计划。摄入少量的净碳水化合物，即使看上去无关紧要，也会对血糖水平产生干扰。我们很可能没有意识到所挑选出来的食物中含有糖，因此，如果我们某次血糖检测的结果高于预期，则应该回顾自己在过去的几小时里所吃的食物，仔细阅读食物标签。

- 疾病。普通感冒、流感以及季节性变态反应会刺激免疫系统，导致类固醇激素水平自然升高，而这些激素的作用之一就是升高血糖水平。

- 锻炼。如果在血糖检测之前的几小时内曾经进行过比较剧烈的运动，那么较高的血糖指标有可能意味着体内的酮体已经耗尽，或者机体没有完成向代谢脂肪的转变，此时会分解肌肉，将其转化为葡萄糖来产生能量。实际上，选择那些不太剧烈的锻炼项目（例如行走或者瑜伽），才更容易降低血糖水平。

- 紧张。不要小看紧张程度对血糖水平的影响。我们无论是在真正经历紧张状态还是在想象中承受压力，机体都有可能释放肾上腺素和皮质醇，继而促进葡萄糖的合成。

- 睡眠不足。每天早晨生理节律会提示机体释放皮质醇来唤醒我们，而皮质醇会触发葡萄糖的释放。如果夜间睡眠过少，机体的生理节律和激素平衡会被破坏，由此导致血糖水平迅速升高。

- 化疗和放疗。这些治疗手段会触发炎症反应，由此导致血糖水平升高。此时我们应该认清事实，如果我们不选择 MMT，血糖水平将会更高。这样考虑的话，我们会得到一定的安慰。

# 到底应该在什么时候吃东西

尝试定期禁食可以促进机体向代谢脂肪转化。禁食有多种方法，我们可以从中收获很大的好处，我将在第 10 章中详细介绍这些方法。读者目前应该努力做到的是，吃完当日最后一餐的时间距离睡觉在 3 小时以上，而在第二天尽可能推迟早餐的时间。这样做会帮助你慢慢地进入一种间断禁食状况，这也是我最喜欢的禁食方法，我把它称为"高峰禁食"。

# 每一餐的分量

即使在已经开始代谢脂肪的状态下，机体内的肌肉组织依然能够利用葡萄糖，因此，最理想的情况是，我们应该在经历一天中体力消耗最大的阶段之前，享受当天份额最大的那一餐。这样做的好处是，在过量的葡萄糖和胰岛素干扰脂肪代谢之前，绝大部分就已经被移出了血液。还有一种理想的选择，那就是我们将一天中份额最大的那一餐分成两半，间隔 60~90 分钟食用，这样可以减轻肾脏排出氮元素的压力。

对于我们一天中总的蛋白质摄入目标，我们需要将其化整为零并分到每一餐之中，保证每一餐中的蛋白质摄入量不超过 15 克。这样做就会降低肝脏将过量的氨基酸转化为葡萄糖的可能性，同时还可以减轻肾脏的解毒压力。这一点对于那些已经存在肾功能不全、血清中肌酐水平高于 1 的读者来说更加重要。如果有的人觉得这种程度的蛋白质摄入对于自己来说听上去太少了，那么就需要注意，过量的氨基酸是一种强有力的刺激物，会活化 mTOR（读者可以参阅第 3 章，回顾相关内容）。

在向代谢脂肪转化的阶段，需要在每日的饮食计划中特别添加 1~2 次脂肪含量较高的零食，这样有助于缓解饥饿以及对食物的渴望，使自己产生饱腹感。

# 在向代谢脂肪转化的过程中常常会
# 出现的症状以及应对方法

在向代谢脂肪转化的过程中，机体重新适应利用脂肪代替葡萄糖作为能量来源，在这个阶段出现一种或几种症状是非常正常的。我们可以通过调节进食的速度来控制这些症状的强度，但是我们不可能彻底避免它们出现。机体在学习利用一种新的方式提供能量，在它适应这种方式的过程中总会出现这样或那样的小故障。

下面我将介绍在这个过程中最常见的症状以及简单的应对方法。

* 脱水。在机体向代谢脂肪转化的过程中，肾脏会以与以往不同的方式处理钠元素，这种方式会促使机体释放更多的水，与水同时释放的还有某些电解质。因此，在这个阶段要确保全天充分饮水。米利亚姆还建议患者在家里利用喜马拉雅岩盐制作鸡汤、鱼汤或者牛肉汤，然后通过小口饮用的方式来补充流失的电解质。不过由于这些汤中含有氨基酸，它们可能会被肝脏转化为葡萄糖，因此每天饮用量不要超过一杯。

* 恶心。如果读者看到那些油腻腻的食物后有恶心的感觉，则可以考虑添加富含脂肪酶的补充剂，这些脂肪酶可以帮助你分解脂肪。读者可以直接去寻找胰酶补充剂，其中含有脂肪酶，也可以选择牛胆汁补充剂，它可以乳化脂肪，促进脂肪的吸收。

* 大脑昏昏沉沉。在执行 MMT 计划的时候，大脑无法通过直接氧化脂肪酸获取能量，但是马上就会开始利用酮体作为能量来源。在最初的几天时间里，酮体只能提供大脑所需能量之中的大约四分之一，而其余部分依然需要依靠葡萄糖来补充。随着时间的推移，大脑会逐渐利用酮体提供更大比例的能量，对于某些人来说，最终可以达到大脑所需能量的60%~70%。因此，如果我们在开始执行 MMT 计划的时候出现了昏昏沉沉的感觉，那么随着大脑逐渐适应利用酮体供应能量，症状就会慢慢好

转。再次强调一下，在这个阶段摄入稍微多一点儿的椰子油或者中链甘油三酯油将会有所帮助，摄入量控制在自身消化系统能够适应、不会出现消化不良现象为宜。

- 肌肉痉挛。在向代谢脂肪转化的过程中，出现电解质平衡的改变是正常现象之一，而电解质平衡改变常常会伴随肌肉痉挛。我们可以通过在食物中额外添加 1/2~1 茶匙的盐（例如喜马拉雅岩盐）来增加盐分的摄入，补充机体内的电解质。还可以洗一个泻盐浴，泻盐中含有镁元素，而镁元素可以经过皮肤吸收，是一种天然的肌肉松弛剂。温暖的盐浴绝对是一种妙不可言的放松方式。另外，绝大部分人都不知道维生素 K2（而不是 K1）具有抑制肌肉痉挛的作用，特别是发生在晚上睡眠阶段的肌肉痉挛。在上床之前服用维生素 K2，对于我来说非常有效。

- 疲劳。在执行 MMT 计划的过程中，我们通过减少碳水化合物和蛋白质的摄入，降低了血液中葡萄糖的水平，不过此时我们可能还无法完全通过代谢脂肪来取代葡萄糖为机体提供所需的全部能量，由此产生能量供应不足，导致出现疲劳的感觉。我们可以将健康的黄油、椰子油、中链甘油三酯油加入到黑咖啡或者茶水之中，确保摄入足够多的脂肪。如果疲劳症状一直存在，持续时间超过几周，就应该考虑进行一次血液化验，检测体内肉碱的水平。左旋肉碱是长链脂肪酸的转运载体，负责协助长链脂肪酸跨越线粒体内膜，随后长链脂肪酸将在内膜区域氧化供能，因此，肉碱是开启长链脂肪酸氧化过程的关键。当机体内的左旋肉碱不够丰富的时候，虽然线粒体依然可以利用酮体和中链脂肪酸提供能量，但是长链脂肪酸的氧化过程将会减慢。关于癌症患者补充肉碱可能产生不良反应的问题，目前没有定论，如果有的读者对此有疑问，那么就忽略这条建议。

- 心悸。在执行 MMT 计划的过程中出现心悸是一种常见症状，这通常与脱水和电解质流失有关。最简单的补救方法是先尝试喝一杯水，如果症状没有缓解，就喝一些加盐的清汤。也可以考虑服用镁和（或）钾元素的补充剂，这两种元素的补充剂通常会有所帮助，但是在服用前需要咨询医生。如果症状持续存在，就必须就医，请医生对症状进行评估。

- 便秘。很多人平常也会有便秘症状，对于癌症患者来说，使用止痛药物、接受化疗以及自身消化过程的改变都会导致便秘，甚至使它成为一个大麻烦。防止出现便秘的最好办法是确保自己摄入足够的膳食纤维，维持机体处于良好的水化状态。我们可以在任何食物上撒一些刚刚研磨好的亚麻籽，也可以用坚果和植物种子制作一大份沙拉，淋上足够多的特级初榨橄榄油。我们还可以将亚麻籽浸泡一夜，然后用它们来制作果汁牛奶。有机的欧车前子是另外一种膳食纤维补充剂，服用它也会有所帮助。

中链甘油三酯油由于可以促进肠道蠕动而广受赞誉，不过利用它缓解便秘症状时，需要缓慢地增加剂量，具体方法请参阅第 5 章。如果在增加剂量的过程中出现了胃肠道不适症状，应该将剂量削减至自己感到舒服的水平，此后就维持这个剂量。益生菌也可以缓解便秘症状，最好通过传统的发酵食品（例如德国酸菜或者韩国泡菜）来获取益生菌。只有在无法保证每天都食用这些发酵食品的情况下，才考虑高质量的益生菌补充剂。

# 食谱：制作富含营养的果汁牛奶

## 制作一杯果汁牛奶

在通常情况下，我每天要饮用两次果汁牛奶。我非常喜欢它，因为它不仅味美，还能够迅速补充很多营养素。下面我向大家介绍制作果汁牛奶的原料，在这些原料中碳水化合物的含量很低，脂肪的含量较高，而蛋白质的含量适中。我在制作果汁牛奶的时候一般会用到下面所有的原料，有时也会根据自己所拥有的原材料进行调整。读者不要因为这份原料名单很长就踯躅不前，大家可以尝试在此基础上整合各种东西，只要自己觉得合适，什么都可以添加。

## 基础原料

1 茶匙或 1 汤匙 MCT 油（具体剂量取决于自身的耐受情况）

1/2~1 个牛油果（具体剂量取决于个人的喜好）

1 勺有机蔬菜粉

1 汤匙带壳的有机欧车前子

30~90 毫升冰冻有机水果

1~3 滴甜叶菊（用来调味）

2 汤匙生的有机可可油

1 汤匙有机野鼠尾草籽

1 汤匙亚麻籽（提前浸泡一夜）

## 可以选择添加的原料

1 汤匙黑孜然或者黑芝麻（提前浸泡一夜）

1 茶匙山楂

1/2 茶匙保哥果树皮粉末

1/2 茶匙经过研磨的有机蛋壳

1 茶匙食品级的硅藻土

1 茶匙喇叭菇粉

## 制作方法

把所有的原料放进搅拌机（容量为 1000 毫升）内，加水到接近顶部，搅拌约 2 分钟，然后就可以享用了。

# 在向代谢脂肪转化的过程中控制自己的情绪

在生活中无论我们面对哪一种重大改变，如果我们一直充满希望和自信，就可以很平稳地度过，向代谢脂肪转变也是如此。在应对健康问题的时候，过去我们只会根据医生的指令做出简单的回应，而现在利用 MMT 来掌控自己的健康状态，将会出现与既往截然不同的变化。在这个过程中，我们可能会感到自己无力承担这种责任，也许不愿意放弃那些高碳水化合物食物（例如面包、饼干、薯片）或者那些我们原本认为有益于健康的食品，还可能面对那些令人恐惧的医学诊断，感到不堪重负甚至沮丧。

如果有的读者因为周围的看护人员促使自己尝试 MMT 才开始考虑这个饮食计划，那么我建议你不要急于开始，最好还是先等一等。对于那些仅仅是为了取悦别人才进行改变的人员来说，能够真正执行 MMT 的可能性并不大。你在没有准备好真正接受 MMT 的时候，不会拥有坚持下去的决心，很容易在刚刚遇到挑战的时候就放弃，还会把责任归咎于 MMT 饮食计划。如果是这样的话，先不要执行，仅仅把我在本书中介绍的理念铭记于心就可以了。我希望在未来的某一天你会感到已经做好了准备，能够真正接受 MMT。

在开始的时候，我们还有可能处于另外一种危险之中，那就是情绪混乱。这是因为我们很容易通过进食来满足自己，或者在转变过程中因为一个小小的挫折而感到气馁。例如一次血糖指标升高就会让我们疑惑，从而动摇自信和坚持下去的决心。

---

转化过程中的小窍门：在刚刚开始进行 MMT 的时候，出现对食物的渴望是完全正常的。如果此时我们已经准备好了一些脂肪含量较高的零食，那么应对这个问题非常简单。然而，如果有人渴望通过食物来安慰自己，那么没有一种"脂肪炸弹"能够满足这个要求，此时需要问自己一个问题：到底做什么事才能够让自己感到被关爱以及被照顾？在这个关键时刻，回归到高碳水化合物饮食只会延长转化阶段，甚至使自己完全偏离轨道，最终不会对自己产生什么好的作用。

---

花一些时间仔细考虑，为什么我们要对饮食方式进行这些改变？在这个时候，不应该仅仅限于减肥，还应该考虑到我们希望看到的那些健康方面的改善，把这些内容都记下来，在我们禁不住诱惑、想要回到过去的饮食习惯时，回顾这些内容，可以坚定我们的决心。在记录的时候要尽可能详细，这样我们就可以真实地评估自己的进度。

在开始进行 MMT 的时候，还有一种强有力的策略，那就是设想自己希望达到的健康状态，在想象的同时竭尽所能附带上尽可能多的正面情绪，把它们记录下来，定期与自己的现状进行比对和反思。其中特别重要的是，在达到目标的过程中努力体验尽可能多的正面情绪，这样做会从根本上增加我们实现目标的可能性。

这里我还要大力推荐利用情感自由技术（EFT）来缓解情绪应激反应。EFT 属于针灸的一种无针形式，你完全可以自己进行，操作要点是在反复积极地自我肯定的同时，轻轻拍打面部、上肢以及双手的特定部位。如果有的读者在 MMT 之旅中遇到了情感方面的障碍，我强烈建议他尝试 EFT。可以自己进行，也可以寻找一位获得认证的专业人员，我的网站上提供了相应的资源，可以帮助大家确定哪种方式最适合自己。

## 锻炼，但是要适度

在机体适应了利用脂肪代替葡萄糖作为主要能量来源以后，每天最好保持适度的运动水平。此时进行剧烈运动会分解肌肉组织，然后分解产物会在肝脏中被转化为葡萄糖，从而干扰机体将血糖维持在较低水平的能力。

在锻炼前后检测血糖水平，可以帮助我们了解运动强度是否过高，如果在锻炼以后，血糖水平的升高幅度超过了 0.5 毫摩尔 / 升，则说明这种强度的运动已经触发了肝脏制造葡萄糖的过程。此时应该考虑继续行走 30 分钟，也可以游泳或者平缓地骑自行车，让肌肉摄取这些葡萄糖。这样做的效果优于置之不理，这是因为如果让葡萄糖停留在血液中，将会导致胰岛素水平升高。

对于绝大部分人来说，行走都是一种极好的锻炼方式。除了调控血糖水平以外，它还可以减少与炎症相关的细胞因子和信号分子的形成。行走可以调节心情，培养自尊，最重要的是，我们在行走上花费的时间越多，就越没有时间久坐，而久坐对于每一种常见的慢性病来说差不多都是危险因素。我们只需要适当走走就可以获益，多项研究的结果都显示，每周只需要行走几小时，就可以降低发生乳腺癌的风险。

对于我自己来说，几乎每一天都会赤脚在海滩上行走 1~3 小时，利用这段时间厘清自己的思路，打电话，或者阅读提前储存在电子阅读器里的书籍和期刊。在行走的同时，我还能够享受到晒太阳（仅穿短裤，不穿衬衣）以及与大地亲密接触所带来的益处。当我们直接与土壤接触的时候，可以和大地之间建立起一种联系，此时储存在大地里的正离子能够中和我们体内的自由基（如果读者想获得更多的信息，可以参阅我的上一本书《毫不费力地康复》）。对于我来说，这种行走不仅仅是一种锻炼，它也是一项令人愉悦的运动，同时还伴有很多健康方面的益处，其中包括降低出现肥胖、中风、冠心病、乳腺癌、结肠癌、2 型糖尿病以及骨质疏松的风险，还可以改善心理健康状态，控制血压和血脂。[1]

实际上，我也支持间断进行一些高强度的训练。我完全可以理解，有的读者读到这一章时会产生这样的想法：不可能仅仅依靠行走来进行锻炼。请记住，我在这里提到的轻度锻炼只是临时性的，一旦我们经过了过渡阶段，就可以恢复既往的高强度训练。

米利亚姆的一部分患者不考虑自身疾病和新的饮食模式，依然坚持认为维持高强度的锻炼是关乎生活质量的问题。对于他们来说，任何降低运动强度的想法即使是临时性的，也足以使他们无法坚持那些必要的改变。此时米利亚姆会劝告他们选择高脂饮食有很多代谢方面的优势，但是他们需要明白在过渡阶段进行高强度运动时，必须处于非常仔细的管理和监控之下，特别是那些必须维持高强度运动的运动员，还需要补充酮体以及进行高峰禁食，否则只会减缓自己的进步过程，甚至彻底偏离方向。因此，最终的结果取决于我们所做出的决定，而在做决定的时候不应该盲目。如果对于某些读者来说，高脂饮食和高强度运动确实都非常重要，那么《实施低碳水化合物饮食的科学和艺术》一书非常有指导价值。

# 了解我们可能会遇到的挑战

在接待了数百名患者以后，米利亚姆逐渐了解了人们在接受高脂饮食计划的过程中最常遇到哪些挑战。积极主动地提前为应对这些挑战做好准备，将会减小由于这些常见问题而偏离方向或者动摇自己决心的可能性。

- 食物种类的问题。一直依赖少数几种食物，中午总吃相同的沙拉，或者每一天都用坚果作为零食，时间久了就会厌倦，此时我们会去寻找那些没有被纳入高脂饮食计划中的食物。如果出现了食物厌倦的问题，就必须挑战自己尝试新的菜谱。现在通过简单的网络搜索，上千种食谱唾手可得，我们只需在搜索引擎中输入"低碳水化合物"或者"生酮"等关键词，并确定自己想要搜索的是早餐、午餐还是晚餐，就很可能找到好几种可供选择的食谱。仅仅是在 5 年以前，我们在网络上很难搜索到适用于 MMT 计划的食谱，但是随着这种饮食的逐渐普及，加上很多人愿意分享，网络上不断涌现出新的食谱，我们发现这些食谱的简单程度令人难以置信。不过在选择的时候，我们要仔细分析其中的净碳水化合物和蛋白质的含量，有的需要进行调整。

- 微妙或者明显的社会压力。家人很可能无法理解我们的饮食要求，而当我们和朋友一起外出吃晚餐或者参加聚会的时候，向他们解释为什么自己不吃意大利面、米饭甚至藜麦，更是一项艰巨的任务，常常会使自己感到不舒服甚至气馁。面对不应该吃的食物时，我们不要说"我只吃一小口"，而应该选择其他的方式来保持平和的气氛。如果是出席社会活动，则可以在临走之前先吃完饭，或者携带一份每个人都会喜欢的、符合 MMT 要求的食物，例如蘸了芥末的鸡蛋、经过低温烘烤的坚果或者加有夏威夷果的鹰嘴豆泥。

  你的家人和朋友很有可能需要学习一些有关 MMT 饮食计划的知识，了解它的好处，特别是在他们把 MMT 看作一种极端的减肥食谱时，更应如此。此时，能够为他们提供一些符合 MMT 要求的美味食物，将会有所裨益。如果我们一直强调哪些食物我们可以吃，而不是哪些食物我们不能吃，也会有所帮助。当我们向他人展现自己的饮食计划时，把它作为一种特别饮食而不是限制性饮食，人们可能更容易以开放的态度接受它，甚至跟着做。一旦我们在健康方面展现出了积极的变化，说服效果将会更加明显。

- 全新的食谱。对于大部分人来说，MMT 饮食计划是对既往饮食的重大改变。当我们不再食用那些土豆泥或者涂抹着果酱的烤面包时，我们需要找到方法在饮食中整合更多的脂肪。养成新的饮食习惯，用蔬菜和脂肪取代三明治和薯条，将会需要一段时间。在刚开始的时候，我们最好只选择几种简单而可靠的食物，这样做才不会为准备每一餐而感到负担过重。随着我们逐步适应，自己也会渴望增加食物的种类，此时再逐渐扩展自己的食谱。

- 环境。我们很有可能会像我在第 7 章中描述的那样，进行一次食物大清理。但是这并不是终点，我们需要让厨房一直保持这种状态，能够很容易地制作符合 MMT 要求的食物，同时使我们免于既往偏爱食物的诱惑。这是一个漫长的征途。举例来说，我们有的时候可能会想到自己需要给孩子们购买一些薯条，或者没有足够的精力一次清理好所有的橱柜。节俭也是一个问题，很多人不愿意丢弃那些既往认为有益于健康且没有变质的食物。他们还认为在发现更多食谱的过程中需要用到更多的原材料，届时还有机会用到这些食材。我们需要记住，一间厨房中储存有充足的符合 MMT 要求的原材料，才会激励我们按照自己的饮食计划不断前行。

- 旅行。无论是计划出差还是打算较长时间去旅行，都要提前考虑需要携带些什么。我在旅行的时候常常会携带一系列东西，其中包括多达一打的牛油果（用来加入到果汁牛奶或者沙拉之中）、罐装的沙丁鱼或者凤尾鱼（用来补充健康的蛋白质）、粉末状的 MCT 油、坚果、植物种子以及我平时服用的补充剂。为了避免牛油果被挤碎，我会把它们先装入硬纸筒中，然后放入行李箱中。此后在每次用餐的时候，将其加入到果汁牛奶或者沙拉中。这些东西差不多会装满一个托运箱，不过对于我来说，考虑到旅行中的那些糟糕食物，这样做是完全值得的。

- 庆祝会。设想一个常见的场景：在你的生日聚会上，女儿专门为你制作了一个蛋糕，你将会怎么做？你一定希望尊重她的努力去吃上一块，但是这样做会使你的计划在几天甚至几周内无法回到正轨上，而一次违反原则又会招致另外一次。在这种情况下，用一句话"蛋糕真漂亮，谢谢你还想着我"来感谢她的努力，然后带头为每一位来宾都切上一块，这就足够了。而在其他的场合，有可能需要利用某些暗示来回避这种问题，同时还要让这些特殊人士真的不会对你产生不满，例如你可以说："我现在真的想喝一杯茶。"

  还有另外一种选择，我们可以提前准备符合MMT要求的食物，例如"无糖的奶酪谷物蛋糕"，现在我们能够非常方便地在网络上搜索相关食谱和制作步骤。还有一种更胜一筹的方法，我们可以尽可能地想出新的方式来庆祝生日、假日以及周年纪念日，把焦点集中在同伴以及庆祝的目的上面，而不是某些特殊的食物。

- 进展过于顺利。假设在执行计划一段时间以后，我们发现自己的血糖水平出现了降低的趋势，体重也有所减轻。此时我们将面临极大的诱惑，那就是自己已经圆满地完成了任务，不必再继续遵循这个计划了，或者开始洋洋自得，不再注意执行的细节，例如不再对自己所摄入的食物进行称重。在这个时候需要记住，自己总是还有继续提高的空间，我们应该设定更远大的新目标，而不是中途退出。

我们希望自己持续进行MMT饮食计划的时间长短，在很大程度上取决于我们的期望值。对于癌症患者来说，很可能会希望一直延续下去，特别是在结果出乎意料、反应好得令人惊讶的时候。而其他一些人常常会通过大餐—饥饿循环模式，在相当长的时间里基本上维持MMT饮食计划。我将在第10章中进一步阐述这种模式。

如果有的读者下决心执行MMT饮食计划，但是由于MMT其他方面的问题，或者遇到了我在前面提及甚至没有提及的挑战而导致计划难以执行下去，那么我强烈建议你寻求那些接受过专业培训、支持高脂饮食的健康指导师或者营养学家的帮助。这些专业人士可以通过以下方式帮助我们解决问题：首先他们会询问在执行 MMT 的过程中哪些部分有效，哪些部分没有发挥效果，随后他们会检查你的食物日志和数据记录（例如血糖水平监测结果），接下来他们会就我们的目标提出建议。这些专业人士能够提供全方位的支持，在他们的指导下，我们最终得到的结果将会迥然不同。MMT 是一种强有力的饮食计划，想要成功，我们需要保证自己不要过早放弃，特别是在遇到那些原本非常容易解决的问题时。

在通常情况下，那些寻求米利亚姆帮助的人都是感到 MMT 所要求的改变超出了自己的承受能力。不过，如果他们已经理解了饮食的基本要素，并且已经适应了从头开始准备膳食，米利亚姆常常只需要 3~4 小时就可以解除他们的烦恼，帮助他们恢复自信。寻求专业人士的帮助不是一项大的投资，但是回报是丰厚的。目前，很多经验丰富的人士能够提供在线服务，你还可以通过电话进行咨询。

## 利用MMT优化传统的乳腺癌治疗方案

2015 年 7 月，丹妮丝和大学时期的朋友一起到夏威夷度假，共同庆祝她们的 60 岁生日。在海滩上，丹尼丝正在擦干身体，此时她注意到自己的左侧乳房上好像有一块瘀青。由于此前她曾经和朋友进行过潜水、趴板冲浪，还徒步爬过火山，因此她确信这只不过是碰撞后出现的挫伤，并没有往坏处想，此后也没有留意。

很快就到了 8 月，丹妮丝才获知自己罹患了 IIIA 期的乳腺小叶癌。她和丈夫马上投入到紧张的调查模式中，仔细研究乳腺癌的治疗策略、前沿突破、复发以及生存状况等各种信息。就像每一位乳腺癌患者一样，她必须依靠这些信息来做出复杂的选择。几周以后，丹妮丝和丈夫制订了一个治疗计划，他们相信这个计划会使丹妮丝的生存机会最大化。

丹妮丝在 9 月开始接受化疗加激素抑制剂，这种治疗的目的是让肿瘤组织收缩，并且通过抑制激素，阻止部分肿瘤细胞茁壮成长。与此同时，丹妮丝决定采取生酮饮食，这基于两个原因：首先是剥夺肿瘤细胞的主要能量来源，其次是减轻体重。丹妮丝的身高为 1.68 米，体重为 100 千克。她发现，脂肪特别是腹部脂肪是那些促进肿瘤形成的激素的主要来源。可怕的事实显示，对于体重超过正常范围的女性，肿瘤有较高的复发率，同时更容易导致提前死亡。

丹妮丝开始寻求米利亚姆的帮助，请她制订一份合适的饮食计划，用来应对乳腺癌。针对丹妮丝的状况，她需要对含有大量雌激素的奶制品进行限制，因此她最终选择了一种减少碳水化合物含量、含有少量奶制品的生酮食谱。

丹妮丝曾经说过："我非常喜欢碳水化合物，但是在面对死亡威胁的时候，我更爱自己的丈夫和孩子。我必须活下去，因为我还要照顾自己患有老年痴呆症的母亲。"丹妮丝很快就适应了自己的新饮食计划：用几枚鸡蛋作为早餐，午餐是牛油果咸肉拼盘，5块百合牌黑巧克力用甜叶菊增甜后当作零食，沙拉、法式煎蘑菇以及她自己选择的蛋白质作为晚餐，最后利用黑莓、杏仁或椰子作为甜点。丹妮丝用这些食品设计一整天的食谱，非常完美。在外出看电影的时候，丹妮丝会携带一根裹有巧克力的椰子条。根据丹妮丝的说法，这种餐条的口味与杏仁乐公司的产品相似。如果去餐馆中就餐，丹妮丝会点鲑鱼、西兰花和沙拉。在感恩节的时候，她会在捣碎的菜花中添加很多黄油来代替土豆泥，这个菜非常受欢迎。

丹妮丝还对我们说："我正在坚持活下去，我相信真的是食物选择延长了自己的生命。我的体重减轻了34千克，我现在觉得自己很健康且精力充沛。"即使在化疗阶段，丹妮丝还是重新开始了跳舞和有氧健身课程，她的睡眠状况也有所改善，正如她自己指出的那样："我看上去很不错，我的丈夫曾经开玩笑说：'与癌症作战好像更适合改善你的健康状况。'"

丹妮丝对于减肥并不陌生，她曾经因为对食物的渴望以及饥饿感而放弃了减肥。不过这一次她发现，这些症状差不多在调整饮食10天后就消失了，自此以后继续坚持新的饮食计划非常容易。丹妮丝警告大家说："如果有人作弊的话，将会重新经历饥饿和渴望食物的过程，这样做太不值得了。"

丹妮丝在2016年四五月间接受了一个周期的放疗。在这个过程中，除了少数几天之外，她一直坚持自己的饮食计划。为了减轻治疗的副作用，增加肿瘤细胞对放疗的敏感性，她还进行了间断禁食。具体的方法是：在每次治疗之前，丹妮丝都会至少16小时不吃东西，只是在下午摄入食物，时间控制在5小时以内，其余的时间通过大量饮水保持水化。

**脂肪革命：高脂低碳，科学生酮**

　　在经历了药物治疗、饮食调整、乳房切除手术以及放疗之后，丹妮丝的乳腺癌被认为已经治愈了。不过，与其他的乳腺癌患者一样，她还有比较高的复发风险，因此需要继续服用激素抑制剂 5~7 年。在这段时间里，她计划继续坚持生酮饮食。丹妮丝的逻辑是："既然要剥夺残留肿瘤细胞的激素，为什么不同时剥夺它们的碳水化合物和糖？癌症预防看上去非常关键，我可不想再把整个过程经历一回。"丹妮丝的努力在很多方面都成功了，她没有理由不坚持这种有效的饮食计划。

# 第9章
## 长期坚持MMT

到目前为止，你可能已经完成转化过程，进入了代谢脂肪的状态。关于更好地修复线粒体新陈代谢的问题，我曾经与相关专家进行过多次交谈和沟通，并为此建立了指南和基准。把这些指南和基准提供给你，是我现在的目标。对于读者来说，本书只不过是一个起点。理解这一点是非常重要的，为了在相当长的时间里将代谢脂肪坚持下去，读者需要根据自身的需求对 MMT 进行调整，并制订自己的目标。

这是非常关键的一步。MMT 的价值远远超过了一份食谱的作用，我们不应该只坚持几周，当体重下降时就停止，也不应该为了达到某些目标只坚持几个月，然后就很快恢复原来的饮食习惯。一旦机体在生理上适应了利用脂肪作为燃料，这种独一无二的代谢模式就可以伴随我们一生，特别是在我们把大餐—饥饿循环模式整合到 MMT 饮食计划之中的时候。我将在第 10 章中进一步阐述这种模式。MMT 能够为我们带来生理上和精神上的好处，这些好处可以持续激励我们把这种饮食计划坚持下去，我们需要做的就是坚持。

我确信，一旦有人体验到了这种饮食方式所带来的美好感觉，很可能就会长期坚持下去。本章将会介绍在我们的一生中，如何让代谢脂肪成为长期的伴随状态。在长期坚持 MMT 的过程中，有几个阶段可能会比较困难，在本章之中的稍后部分，我将对此进行介绍。

# 脂肪适应的定义

首先让我们花费一点儿时间确定什么是充分适应代谢脂肪，它分为以下两个层次。

## 生理性适应

如果读者遵照我在前面章节中提及的要求，减少净碳水化合物和蛋白质的摄入，同时增加食物中健康脂肪的含量，机体就会自然而然地开始代谢脂肪。这些脂肪之中的一部分将会被转化为酮体，这是一种"清洁燃料"，可以被机体内的绝大部分细胞（其中也包括脑细胞）利用。一旦这种情况出现，就说明你已经进入了"酮症"状态。

有一点需要记住，细胞需要依靠不同的酶来分解酮体和葡萄糖，因此细胞有效地利用酮体需要一段适应过程。也就是说，尽管机体已经进入了"酮症"状态，开始产生酮体，不过由于此时用来代谢酮体的酶还不够多，细胞还不能适应利用酮体作为能量来源。理解这个过程非常重要。对于老年人、存在胰岛素抵抗或者血液循环中含有大量胰岛素的人员来说，由于这些状态会干扰机体维持"酮症"状态的能力，适应时间将会延长。据估计，他们需要经过几个月而不是几周，机体才能够充分适应代谢脂肪。

在这个过程中，机体还需要进行其他一些调整。在血糖水平下降的时候，原本可以利用多种"燃料"的肌肉组织将会加速将脂肪移入线粒体，而在线粒体中，脂肪将会被用来氧化供能。对于心脏来说，在正常情况下本身就无法利用很多的葡萄糖提供能量，它们可以利用脂肪酸，但是只要有供应来源，它马上就会利用酮体。

大脑对于"燃料"有更大的选择性，这是因为它被一层特殊的膜所保护，这层膜结构又称为"血脑屏障"，它不允许大分子（例如长链脂肪酸）通过，然而小分子的酮体可以通过这层屏障，然后在专门的转运蛋白的帮助下进入大脑组织。在通常情况下，大脑中存在这些转运蛋白，不过在血糖水平下降而酮体水平升高的情况下，机体会制造出更多的转运蛋白。此时大脑在代谢方面的灵活性也会随之发生改变，最终大脑所需能量中的60%~70%都将通过代谢脂肪来提供。

维持机体代谢脂肪的能力，可以使相关的酶维持在高水平，从而使大脑组织能够更好地利用酮体。这个适应过程对于人类生存来说非常关键，大脑组织可以比其他组织更快地增加相关酶的产量。至于需要花费多长的时间大脑才可以达到对酮体利用的最大化，有非常大的可变性，很难预测，影响因素包括年龄、新陈代谢的健康状态、遗传背景、个体在执行MMT的过程中遵守要求的严格程度以及对MMT的反应。

## 精神和情绪方面的适应

对利用脂肪作为主要能量来源的适应过程并不仅仅是生理上的问题，同时需要思想上的转变，以及对新的生活方式进行调整。起初抵制那种偷偷吃一点儿碳水化合物的想法非常困难，特别是在经历饥饿以及对甜食或者富含净碳水化合物的食物非常渴望的时候。在节假日或旅行期间，我们的饮食计划也非常容易偏离正轨。不过随着时间的推移，我们将会泰然自若地应对这些挑战，这是因为此时我们已经养成了新的饮食习惯，同时我们也已经对食物和健康之间的关系有了全新的认识。

选择MMT饮食方案，我们将会享受到含有少量碳水化合物、适量蛋白质以及大量脂肪的食物所带来的好处，而这些好处又会促使我们坚持下去。一段时间以后，我们将不再认为那些在执行MMT饮食方案的过程中需要做出的改变是无法承受的，这将会变成我们自己的正常行为。这种态度和自身感觉上的转变在整个适应过程中非常重要，不过完成这种转变是一个过程，一定要为它留出足够的时间。

# 分析自己的主观数据，了解MMT的进行情况

在执行MMT的过程中，机体会持续为我们提供反馈信息，这些信息可以指导我们到达符合自己要求的最佳位置，没有哪种普遍适用的饮食计划能够做

到这一点。尽管在本书中我向大家提供了行动指南，介绍在每一餐中应该摄入多少蛋白质和净碳水化合物，但是每个人应该知道自己需要对具体数值进行调整，使其更加适合个人的具体情况。举例来说，有的人为了维持代谢脂肪的状态，可能需要减少碳水化合物的摄入量，至少是在某一个时段内临时性地减少，或者调整当日头一餐的用餐时间，从而使每日的禁食时间更接近 13 小时，而不是 18 小时。

我们需要定期评估下述几个方面的情况，根据反馈信息调整自己的 MMT 计划，使其符合自己的需求。

## 饥饿和渴望食物的感觉

在机体适应了代谢脂肪以后，我们所面临的饥饿感将会有所改变。此时，食欲将不再完全处于某些激素（例如胰岛素和胰高血糖素）的控制之下，含有碳水化合物的食物原本就容易使人上瘾，而现在我们将不再渴求它们。与此同时，肚子由于排空而出现咕咕叫的可能性也会大大减少。

尽管在某些时刻我们依然会意识到该吃东西了，但是这种感觉并不会像以葡萄糖作为主要能量来源的时候那么强烈。大家要记住，在血糖水平降低的时候，机体会有补充"燃料"的需求，大脑将会对此做出反应，释放某些激素信号，而这些信号提醒我们需要进食。紧迫感的减弱绝不会干扰我们享用食物时的乐趣，我们依然可以尽情享受美味的食物，但是对食物的生理需求不会再控制我们的想法和行动。

如果我们在执行 MMT 的时候再次经历那些既往熟悉的饥饿感，或者软弱无力，那么很可能出现了下面 4 种情况之一。

- 能量摄入不足以满足需求。举例来说，出现这种情况的是一位景观设计师，而当时正值种植季节。这种问题很好解决，仅仅增加一些高脂零食就可以了。而软弱无力可能与疾病、紧张、睡眠不足或者过度的体育运动所导致的疲劳有关。
- 在一天的时间里，高峰禁食的时间过长，或者机体已经重新获得了利用脂肪作为主要能量来源的能力，而自己还没有把周期性的大餐整合到饮食计划之中，由此导致胰岛素水平过低，肝脏制造葡萄糖的糖异生过程无法停止。如果我们处于这种状态，那么将会出现以下现象：血糖水平持续高于我们的期望值，如果我们摄入10~20克健康的净碳水化合物，1小时之内血糖水平反而会降低。

- 由于新陈代谢功能受损，机体以及机体内的激素需要花费几个月到1年甚至更长的时间，才能对MMT有所反应并正常化，由此导致适应脂肪代谢的过程只能以非常缓慢的速度进行。如果有人属于这种情况，他们很可能在感受到MMT的好处之前，就已经由于忍受不了而放弃。对于他们来说，非常有必要寻找一位对营养性酮症非常了解的健康指导师、新陈代谢专业医生或者注册营养师，并进行咨询。如果有人已经连续数年一直食用富含碳水化合物和蛋白质的食物，那么他体内用于代谢葡萄糖的酶就会过度表达，而用于代谢脂肪的酶无法满足有效利用脂肪酸和酮体的要求。此时需要花费时间来激活那些负责制造脂肪代谢酶的基因，如果有人存在这种情况，则需要认真考虑禁食问题，请参阅第7章和第10章中的相关内容。

- 对于女性来说，还有几个因素需要考虑。此时需要注意几个问题：症状是否与月经周期之中的特定时间有关，是否存在围绝经期常见的激素紊乱现象，甲状腺功能是否正常。如果存在这些问题中的一个或几个，则最好寻求医疗服务人员的帮助，解决这些激素方面的问题。

## 能量水平

机体在代谢葡萄糖的时候，每隔几小时就需要重新补充能量，而一旦适应了利用脂肪作为能量来源，自身的基础能量水平将会明显升高。另外，机体在产生了大量代谢脂肪所需要的酶并激活了相关处理机制之后，既可以代谢食物中的脂肪，也可以利用体内储存的脂肪产生能量，不必完全依靠即时的食物摄入，此时机体的能量水平将会稳定得令人惊讶。基于这个原因，我们可以推断能量水平的稳定程度也是反映机体是否进入代谢脂肪状态的标志之一。

如果某人的能量水平出现波动，则提示他可能在不断进入和脱离代谢脂肪的状态，具体原因可能是在不经意间对葡萄糖储备进行了补充，此时需要仔细检查净碳水化合物和蛋白质的摄入量。为了达到持续代谢脂肪的状态，可能需要进一步减少这两种营养素的摄入量。

如果有的人员持续感到疲劳，请回顾第 8 章的内容，查找导致这种现象的常见原因，了解如何进行补救。

## 头脑的清晰状态

如果有的人员在实施 MMT 的时候再次出现了大脑昏昏沉沉的症状，则需要检查自己的食品日志。这种现象可能与我们的食物选择有关，摄入过多的净碳水化合物或者蛋白质，能够触发胰岛素的分泌，由此导致机体脱离燃烧脂肪的状态。如果我们没有食品日志，那么可以在 Cronometer 上连续记录几天所摄入的食物，然后查看是否符合自己的宏量营养素摄入目标。

睡眠不足也是导致大脑昏昏沉沉的常见原因之一，过大的压力以及没有足够的身体活动同样如此。还有一个因素也会发挥作用，那就是硫胺素缺乏。硫胺素是一种 B 组维生素，它在代谢葡萄糖的过程中会被耗尽，因此富含碳水化合物的食物会降低大脑中硫胺素的含量。大脑对于葡萄糖的需求量非常大，机体每日产生能量之中的 20% 都要供应给大脑，在进行紧张的脑力工作的时候这个比例会更高。对于糖尿病患者和酗酒的人来说，常常伴有硫胺素缺乏。硫胺素轻度缺乏的时候就会出现一些神经方面的症状，其中包括记忆力下降、疲劳、焦虑、冷漠、易怒、抑郁以及睡眠不足。

人类的肠道和大脑之间存在着密切的联系，因此，如果我们出现了大脑昏昏沉沉的现象，还需要查找是否存在影响肠道内菌群平衡的情况。抗生素能够杀灭有益菌，由此导致那些致病微生物过度生长，继而损害肠道和大脑的健康。对于微妙的菌群平衡，干扰肠道功能的药物（例如常见的处方药质子泵抑制剂）也会发挥干扰作用。未经过滤的市政供水中含有氯离子，它同样会损害肠道内的正常菌群。在食用发酵食品或者补充益生菌的过程中出现失误，同样也会导致大脑昏昏沉沉的现象，其他可能的原因还包括对环境中的某种物质敏感或者出现过敏现象，也要考虑到不能耐受组胺，还有病毒感染以及病毒感染后综合征。

抗生素和质子泵抑制剂还会干扰某些营养素的吸收，其中包括维生素 B1、维生素 B2、维生素 B6、叶酸、钙元素、镁元素以及锌元素。所有这些营养素都是大脑发挥正常功能所必需的，它们的缺乏也会影响头脑的清晰状态。

## 消化功能

如果我们一直坚持高脂饮食，就很可能会注意到自己的消化功能得到了明显改善，排便习惯更加规律，更少出现腹胀和食物反流的现象。传统的美国饮食以加工过的食品为主，其质量远远低于符合 MMT 要求的饮食。符合 MMT 要求的饮食含有更多的膳食纤维，它们是有益菌的食物。另外，致病菌（例如大肠杆菌）以葡萄糖为食，因此当我们明显减少糖类摄入的时候，会促进有益菌的生长，同时会通过限制能量来源的方式抑制致病菌的生长。事实上，一项在 2016 年发表的有关自闭症的研究结果显示，生酮饮食能够明显改善肠道菌群的健康状态。[1]

如果有的人员在执行 MMT 的过程中出现了消化道症状恶化或者便秘现象，则需要仔细检查自己的食物日志。如果他在此之前没有坚持记录，也可以连续几天追踪自己的食物摄入情况，联系自己的健康指导师或者医疗服务人员，寻求他们的帮助（参阅第 8 章），检查是否存在其他的可能性。

## 慢性疾病

我们根据 MMT 的要求进行了很多改变，作为它们的效果之一，很多慢性疾病的症状会减轻，甚至完全消失。请参阅附录 A，了解更多的相关信息。之所以会出现这种现象，是因为 MMT 能够改善线粒体的代谢状态，减轻系统性炎症，而这两者正是很多慢性疾病的根源所在。在我们的健康状态改善以后，不要自作主张，但是可以咨询自己的医疗服务人员，决定是否可以减少甚至完全停用药物。此时，大家要记住食物也可以治疗某些疾病。

## 肌肉质量

利用脂肪作为能量来源能够为机体提供所有必需的营养物质，从而帮助我们维持肌肉质量，即使是在减轻体重的过程中。最理想的状态是，我们减轻的所有重量都来自脂肪而不是去脂体重。不过，有的人员可能会注意到，在定期锻炼的过程中，肌肉组织并没有增加，或者尽管食物中的宏量营养素处于正确的平衡状态，但是自己的肌肉张力下降了。这些情况可能是一个信号，提示此时的蛋白质摄入量需要增加 25%，如果正处于力量训练阶段，这个比例还需要进一步提高。

# 我们还需要关心的客观指标

在收集那些主观感受的同时，还需要留意下面这些可以测量的数据。

## 血糖水平

随着时间的推移，我们会观察到自己的空腹血糖水平有下降的趋势。这是一个非常好的信号，它提示我们的身体有机会再次获得对胰岛素的敏感性，同时还会降低系统性炎症，而胰岛素抵抗和系统性炎症正是阻止我们恢复健康的两个最基本的障碍。

如果我们的血糖水平没有出现下降的趋势，或者日复一日出现了大量相互矛盾、无法解释的血糖数值，请回顾第 7 章的内容，了解导致这种现象的可能原因以及相应的解决办法。

## 酮体水平

读者需要记住，除非正在应对某种逐渐发展的慢性病，否则我们只需要在执行 MMT 计划最初的几周或者几个月的时间里监测酮体水平，此后只有在核实自己的饮食计划是否依然在发挥作用的时候，才需要偶尔进行这项监测。在理想状态下，我们血液中酮体的水平应该维持在 0.5~3.0 毫摩尔 / 升。

我建议大家利用一部家用血液酮体监测仪或者一部呼吸测试仪（例如

Ketonix品牌的酮体呼吸监测仪）来进行酮体监测。就我本人来说，为了验证自己是否处于生酮状态，特别是在头一天摄入了150克的净碳水化合物之后，我在次日清晨会利用Ketonix酮体呼吸监测仪来监测酮体水平。大家需要记住，处于生酮状态就提示机体正在利用脂肪作为能量来源。

我在第2章中曾经介绍过，高脂饮食之所以对新陈代谢的健康状态有如此显著的影响，酮体自身并不是主要原因。它只不过是机体消耗的营养素之一，但是机体在消耗酮体的同时会触发多个有益的连锁反应，因此酮体可以被看作这个过程中的意外收获。把它作为评价我们MMT计划是否成功的主要指标有点儿类似于利用学生用坏了多少支钢笔和铅笔来判断他们的学习成绩。酮体的产生与我们摄入的营养素类型有关，而不仅仅是脂肪代谢的结果，不过MMT的益处主要发生在中间环节。

正如前述，酮体并不是促进机体健康状况发生改变的主要驱动因子，我们只要摄入MCT油就可以产生大量的酮体，但是，除非我们对饮食中的其他成分也同时进行调整，否则的话，尽管一份碳水化合物含量较低、富含脂肪、蛋白质含量充足的食谱能够提供多种好处，但是我们也只会收获其中的很少一部分益处。

## 体重变化

在开始执行MMT计划以后，体重会立即下降，这是因为当机体内的胰岛素水平降低、葡萄糖储备被消耗一空的时候，与葡萄糖储存在一起的水分会被同时释放出来，此后体重会维持下降的趋势，一直到我们达到自己的理想体重。之所以会出现这种现象，是由于机体在代谢脂肪的时候产生能量的方式与代谢葡萄糖时产生能量的方式存在差异。

如果机体利用葡萄糖作为主要能量来源，那么就会处于储存脂肪的状态，而在机体通过代谢脂肪提供能量的时候，会把一部分脂肪转化为酮体，这些酮体如果没有被利用，将会随尿液排出体外。胰岛素是促进脂肪储存的主要激素，但是在我们执行MMT计划的时候，不会非常频繁地触发储存脂肪的机制，因此在这种状态下，维持体重甚至减肥就更加容易。

与此同时，在我们消耗了更多的脂肪而不是把它们储存起来的时候，饥饿感将会减轻，我们也不会非常渴望食用那些经过加工的含糖食品，这也是此时我们更容易减肥的原因之一。如果有的人员在执行 MMT 的时候已经存在体重过轻的情况，就需要确保每天能够从脂肪中获得大量的能量，以维持当前的体重，如果有需要的话，还可以增重几千克。

我建议大家每隔几天就称一次体重，每次都选择相同的时间点，最好在早晨起床以后刚刚排便，还没有喝任何饮料以及吃早餐的时候。除了体重，大家还会希望看到自己体脂率的变化，如果发现它有逐渐下降的趋势，则会帮助我们维持前进的动力。

还有一项有价值的指标，那就是去脂体重，我们希望它能够随着时间的推移保持稳定，甚至小幅升高。如果有的人员正在执行强化肌肉的锻炼方案，希望自己的去脂体重增加，就需要稍微增加蛋白质的摄入量。如果有的人员完全遵照指南的要求，已经在食用经过精心设计的高脂饮食，保证每天每千克去脂体重摄入 1 克蛋白质，但是去脂体重还是在逐渐下降，那么我建议他们去寻求那些了解营养性酮症的健康指导师的帮助，对整个 MMT 计划或者食谱进行微调。在这里我要强调一点，这些健康指导师必须充分了解这种碳水化合物含量较低、富含脂肪、蛋白质含量充足的食谱，而那些传统的健身教练通常会建议摄入过量的蛋白质。

## Cronometer记录

随着时间的推移，每天记录自己摄入的食物将会变成我们坚持 MMT 计划最有效的方式之一。生物学指标是记录中另外一个必不可少的部分。

有些人员会利用 Cronometer 事无巨细地进行记录，其中包括自己的体重以及吃下的任何一种食物，而另外一些人员不太愿意花费时间做这些琐事。为了确保自己没有偏离方向，我们需要每周至少记录一天的饮食和运动情况。

利用 Cronometer 进行记录能够帮助我们坚持自己的食谱，这是因为一想起要记录每一份炸薯条或者每一块生日蛋糕，就会影响我们对食物的选择。与此同时，Cronometer 还是一个学习工具，能够持续不断地帮助我们鉴别哪一餐或者哪一种食物对我们的营养状况的影响最大。经常使用 Cronometer 可以帮助我们避免偏离轨道。

Cronometer 还可以帮助我们评估典型营养素的摄入情况，利用它我们可以很容易地发现营养素供给和需求之间是否存在缺口。

利用 Cronometer，我们可能会发现，随着时间的推移，为了改善自己的空腹血糖水平，需要限制非纤维性碳水化合物的摄入量，或者根据自己的大餐—饥饿循环时间表（我将在第 10 章中对此进行详细介绍），在增加非纤维性碳水化合物摄入量的同时，还能够维持代谢脂肪的状态。

利用 Cronometer 追踪几种微量营养素之间的比例也会对维持健康有所帮助，特别是在我们持续关注这些比例的时候。

- ω-6 与 ω-3 脂肪酸：理想的比例在 5 : 1 到 1 : 1 之间，但是很难达到这种状态。先将目标确定在最大的 5 : 1，然后通过不同的饮食和 ω-3 补充剂进行试验，直到我们可以适应更加理想的 3 : 1 或者 2 : 1。如果条件许可，我们最好是在 Quest 或 Labcorp 公司的实验室中进行 ω-3 指数和全面的脂肪酸谱两项检测，了解体内不同脂肪酸的组成情况。

  ω-3 脂肪酸能够为机体提供一种被称为消散素的物质，当机体不必再依靠消散素对抗感染的时候，这种非凡的物质能够抑制机体内的其他炎症反应，因此补充 ω-3 脂肪酸是我们可以用来对抗炎症反应的最佳方式之一。

  有一个问题读者们需要记住，很多人都会过度摄入鱼油，从而提升机体内二十碳五烯酸（EPA）的水平。EPA 是一种特殊类型的 ω-3 脂肪酸。当我们从补充剂（例如鱼油）中摄入大量 EPA 的时候，体内花生四烯酸（AA）和 EPA 之间的比例就会降低，而 AA 减少会导致细胞膜的不稳定和出血。生命处于微妙的平衡状态之中，同时机体也需要 AA 来维持细胞结构，为生命提供支持以及作为信号递质。基于这些原因，我们最好通过海产品或者用完整海产品制成的补充剂（例如磷虾油），而不是那些通过分离萃取方式制成的补充剂（例如鱼油）来获取 EPA。健康的海产品优于磷虾油，但是当我们无法获得健康海产品的时候，磷虾油同样也会有所帮助。与鱼油相比，磷虾油是以乳化的磷脂形式存在的，它更容易被吸收。

- 钾元素 / 钠元素：钠元素经常受到诽谤，人们一直在宣传它会导致高血压和心脏病，而实际上钠元素本身并不坏，导致高血压和心脏病最典型的原因在于，相对于钾元素，机体摄入了过多的钠元素，而钾元素对钠元素有天然的拮抗作用。

钾元素可以抵消由钠元素引起的血压升高效果，它还有助于维持机体处于合适的 pH 水平。1985 年，在一篇发表于《新英格兰医学杂志》上的文章中，作者评估了旧石器时代钠和钾元素的每日摄入情况，发现当时的人们每天会摄取 11000 毫克钾元素和 700 毫克钠元素 [2]，钾元素的摄入量差不多是钠元素的 16 倍，而现在这个比例颠倒了过来，现代人每日钾元素的平均摄入量为 2500 毫克，而钠元素是 3400 毫克。

为了使自己的钾元素摄入量高于钠元素的摄入量，我们可以在那些适合 MMT 要求的食物中优先选择富含钾元素的种类，其中包括菠菜、西兰花、抱子甘蓝、牛油果、芦笋、坚果以及植物种子。我们所追求的钾元素和钠元素之间的理想比例为 2：1，对于大部分人来说，每天需要补充差不多 5 克钾元素。值得注意的是，为了真正享受到由此带来的健康福利，这些钾元素应该来自蔬菜等，而不是钾盐。

- 钙元素 / 镁元素：在机体内含量最多的矿物质中，镁元素居第 4 位。目前，人们已经发现人体蛋白上镁元素的结合位点数目超过了 3750 个 [3]，并且人体内 300 多种不同的酶都需要镁元素，在这些酶的帮助下，机体才能够制造蛋白质、DNA 和 RNA，线粒体才能够产生能量。在对线粒体进行优化的过程中，镁元素是不可或缺的。

镁元素还对钙元素有天然的拮抗作用。若摄入的钙元素过多，而镁元素不足，将会导致心脏病发作、中风以及猝死。我们的目标是将镁元素和钙元素之间的比例维持在 1：1。

幸运的是，那些富含钾元素的食物同样含有充足的镁元素，例如绿叶蔬菜、坚果、植物种子、西兰花和抱子甘蓝，可可粉也是如此。对于那些"巧克力脂肪炸弹"的粉丝来说，这可是一个好消息。关于每日食物中镁元素的含量，目前推荐值为 310~420 毫克 [4]，具体数值需要根据年龄和性别进行调整。不过我和很多研究人员都相信，如果希望健康状况达到最佳，我们每日可能需要 600~900 毫克镁元素。

- 纤维素 / 热量：我在第 5 章中曾经介绍过，我们每日至少需要摄入 35 克纤维素，最好通过那些当地出产的新鲜有机蔬菜、坚果和植物种子获取。如果通过食物无法达到推荐量，有机的欧车前子壳来补充也可以满足要求。

如果我们发现自己无法满足这些营养素的摄入需求，则应尽早解决问题。比如，寻求他人（例如健康指导师）的帮助，让他们客观地审查我们的食物日志和血液检测结果，帮助我们发现哪些方面可以改进。

## 胆固醇水平

在所有选择高脂饮食的人群中，25%~30% 的人在最初的时候会出现甘油三酯和胆固醇水平升高的现象，而其他人的甘油三酯和胆固醇水平会保持稳定甚至下降。在面对这些情况的时候，有几个因素需要考虑。

- 胆固醇和心血管疾病之间的相关性并不像传统医学坚持的那样稳固。一项在 1996 年发表的研究结果显示，心肌梗死幸存者之中 50% 的人以及冠心病患者之中 80% 的人的胆固醇水平都是正常的。
- LDL-C 检测常常用来评估血清中低密度脂蛋白胆固醇微粒的水平，而实际上这种检测只是对微粒的数目进行估计，而且这种估计很容易出现较大的误差。
- 人们通过对接受高脂饮食的癫痫患儿的长期观察后发现，即使出现了低密度脂蛋白胆固醇水平升高，在 6~12 个月以后，他们的低密度脂蛋白胆固醇水平常常（但不是全部）会恢复到接受这种饮食之前的状态。对于成人来说，低密度脂蛋白胆固醇水平回归基础水平的现象同样存在。
- 人们通常认为低密度脂蛋白胆固醇是不好的胆固醇，不过就像我在第 1 章中曾经提到过的那样，低密度脂蛋白胆固醇是由两种类型的微粒组成的，其中一种类型（模式 A）的体积较小，而且致密，与动脉粥样硬化有一定的关联，而另外一种类型（模式 B）的体积较大，密度较小，对动脉不太可能产生损害作用，因此即使检测结果显示低密度脂蛋白胆固醇水平升高，除非我们所选择的是一种较新的、更加精细的血脂检测方法，能够对这两种类型的微粒的数量分别进行计算，否则的话，检测结果能够提供的信息也非常有限。

- 对于可以真正反映出现心血管疾病的风险，甘油三酯看上去是一个更好的指标。在我们开始执行 MMT 以后，绝大部分人都会经历甘油三酯水平的急剧下降，这主要是因为，之前甘油三酯处于高水平是由于既往摄入了过量的碳水化合物。在机体向代谢脂肪转化的过程中，少数人的甘油三酯水平会升高，但这种现象通常都是临时性的，碳水化合物摄入量的减少会触发既往储存在脂肪之中的甘油三酯被释放出来，随后它们会被当作"燃料"进行代谢。这也正是在进行血脂检测之前需要禁食的原因，这一点非常重要，头一天释放出来的甘油三酯会在夜间禁食的过程中被用来代谢供能。

- 《能够产生酮体的改良阿特金斯食谱》之中曾经提供的证据显示，如果有的人员确实出现了甘油三酯水平升高现象，那么这种情况很可能是临时性的，其中绝大部分人的甘油三酯水平会在 1~2 年之内回落至饮食调整之前的水平。该书是由约翰·霍普金斯医院的生酮饮食专家索夫等人共同撰写的一部以研究证据为基础的专著。

- 正如我在第 8 章中曾经讨论过的那样，有的人员可能存在肉毒碱缺乏的情况。由于肉毒碱负责转运长链脂肪酸经过线粒体膜，与普通饮食相比，高脂饮食需要更多的肉毒碱，因此，对于选择高脂饮食的人员来说，机体内的游离肉毒碱水平会有所下降。我们可以通过血液监测了解机体内的游离肉毒碱水平，从而判断是否存在肉毒碱缺乏的情况。如果有的人员体内游离肉毒碱的水平确实很低，同时还表现出了相关症状（例如疲乏和酮体水平降低），就需要加用肉毒碱补充剂。不过在做出这个决定之前，需要与自己的医生或其他的医疗服务人员进行商议，这是因为关于肉毒碱补充剂是否会导致癌症恶化的问题，现有证据有的支持，而另外一部分反对，无法得出确切的结论。在本书的第 11 章中，我将向大家提供有关肉毒碱补充剂的更多信息。

- 某些药物会影响血脂水平，当我们在判断高脂饮食是否发挥作用的时候，也应该把这个因素考虑进去。睡眠不足、疾病以及过于紧张同样会影响血脂检测的结果。

- 如果有的人员正在面对某种可怕的疾病（例如进展期肿瘤），则需要决定哪些因素对自己来说更加重要，比如是把威胁自己生命的肿瘤细胞饿死，还是将自己的血脂水平维持在人们公认的正常范围内，尽管确定这个范围的依据并不是来自真正健康的人群。

如果有的读者出现了血脂水平升高现象，而又对此感到困惑或者丧失了坚持下去的勇气，则可以求助于那些精通高脂、低碳水化合物饮食的健康指导师或者医疗服务人员，他们会帮助我们在放弃之前对自己的状态有一个更加客观的了解。

## 长期优化代谢脂肪的基本原则

这些原则只是一个出发点，每个人都可以根据自己的健康状况、健康目标以及生活环境的差异进行大范围的调整，每个人也会发现最适合自己的基准点。

空腹血糖水平：低于 4.4 毫摩尔 / 升

酮体水平：血液中酮体水平高于 0.5 毫摩尔 / 升。如果利用尿液检测试纸，那么每次检测时都应该呈现一定程度的粉红色。如果选择的是 Ketonix 酮体呼吸监测仪，那么一旦看到闪烁的红光，就说明机体处于酮症状态，闪烁的次数越多，说明体内的酮体水平越高。

确定蛋白质需求量的公式：除非是处于妊娠期和哺乳期的女性、竞技运动员、老年人以及其他需要额外补充蛋白质的人群，否则每日蛋白质的需求量应该控制在每千克去脂体重 1 克。

在任何一餐中动物性和植物性来源的蛋白质最大量：绝大部分女性应该将这个数值控制在 12~15 克，处于妊娠期和哺乳期的女性需要更多的蛋白质，而15~20 克适合绝大部分男性。

MMT 计划中宏量营养素之间的比例（有很大的变化范围）：在机体每日产

191

生的总能量中，脂肪所占的比例为 50%~85%[*]，碳水化合物为 4%~32%，蛋白质为 8%~12%[**]。

高峰禁食的时间：13~18 小时。

---

---

[*] 一旦机体能够非常轻易地产生酮体，就可以将总能量中脂肪所占的比例降至 50%，由此产生的能量缺口由来自纯天然食品而不是谷物的净碳水化合物提供，在机体代谢脂肪的过程中可以一直保持这个比例，不过要注意检测自己产生酮体的能力，将血液中的酮体水平维持在于 0.5 毫摩尔 / 升以上。

[**] 只有在进行力量训练和希望增加肌肉量的时候，才需要考虑增加蛋白质的摄入量，达到建议的水平。

# 第 10 章
## 禁食对线粒体的积极作用

在前面的章节中，我已经向大家详细介绍了如何通过选择食物为线粒体提供最佳的支持，以及如何显著改善自己的健康状况。但是，一般而言，对于维持或改善自身健康状况来说，特别是在考虑到线粒体的时候，选择最有益于健康的食物只具备了成功的一半条件。

当我们过于关注吃什么的时候，就忽略了进食本身有一个天生的、非常强大的制衡因素，那就是不吃东西。

自然界中的一切事物都具有两面性，例如光明与黑暗、活动与休息以及冷与热。正如《禁食指南大全》和《肥胖法则》两部书籍的作者詹森·冯博士曾经说过的那样，禁食正是进食的另一面，在维持机体各项功能处于最佳状态方面，它也发挥着重要的作用。

为什么会这样？这是因为我们的机体原本就被设计为如果一直吃东西，就无法保持最佳的运行状态。

如果定期不吃东西就会使健康状况恶化，那么人类绝对无法幸存下来，更不要说作为一个物种蓬勃发展了。现在是 21 世纪，我们可以随时获得食物，但是在此之前不是这样，时不时会出现饥荒，人类早就通过进化获得了平安度过饥荒的能力，甚至在饥荒时也可以成长。

然而，有些人不想让我们相信这些真相，媒体、传统医学以及食品加工业反复向我们灌输，每个人都需要全天进食。某些观点不断被重复，久而久之，大众就把它们当成了真理：早餐是一天中最重要的一餐；每天都需要好好吃三餐，还得补充一些零食，才能够维持较高的代谢水平；上床前吃一些零食有助于入睡。

但是我们并不是生活在每周 7 天、每天 24 小时时时刻刻都可以找到食物的情况下。冯在《禁食指南大全》一书中曾经如此描述禁食："禁食是世界上最古老的饮食干预方式，它并不新奇，也不伟大，但是久经考验，确实是有效的办法。"

## 彻底禁食以及补充脂肪的禁食方案

目前，超过 2/3 的美国人处于超重或者肥胖状态[1]，而且肥胖人数还在稳步攀升，这种悲剧同样没有放过我们的孩子。基于这种现状，那些超重的人们考虑进行一段时间的禁食完全是合理的，禁食时间短则几天，也可以长达几周。对于绝大部分人来说，通过禁食可以简化 MMT 计划，还可以加快向代谢脂肪转化的过程，迅速开始改善多条代谢通路，而这些代谢通路正是导致很多健康问题的根源。在开始禁食的第二至三天，很可能会面临饥饿感以及对食物的渴望，不过此后这些感觉会显著减轻。

在执行经过精心设计的营养性生酮计划的时候，饥饿感以及对食物的渴望会破坏我们努力的效果，因此，在此之前利用禁食方式适应代谢脂肪的状态，提前跨越产生饥饿感以及渴望食物的临界点，能够改善计划的执行情况。与彻底禁食（仅仅饮水）相比，还有一种值得考虑的禁食方案：并不是完全不吃东西，而是补充健康的脂肪，同时将每日碳水化合物和蛋白质的摄入量限制在 5 克以下，这样做会使整个禁食过程更加容易被接受。实际上，只有碳水化合物和蛋白质才会活化 mTOR、胰岛素、瘦素以及 IGF-1 通路，因此，在补充脂肪的同时，几乎彻底消除这两种宏量营养素的摄入，既可以获得完全禁食的绝大部分好处，又不会因为能量摄取不足而出现相应的症状。我们可以考虑将草饲黄油、椰子油、MCT 油等加入到茶水或者咖啡之中。尽管绝大部分执行这种饮食计划的人员都不会再出现非常渴望甜食的现象，但是，如果你觉得口味不好，则可以加入经过天然炮制的甜叶菊来改善口感。很多研究结果都显示，这种禁食方式比彻底禁食更容易被人们接受。

无论选择哪一种类型的禁食方案，比如是彻底禁食还是补充脂肪的禁食，在完成禁食过程以后，需要放弃既往的传统食物，开始选择那些碳水化合物和蛋白质含量很低而富含优质脂肪的食物。对于那些利用禁食过程达到代谢脂肪的状态、已经可以产生酮体的人员来说，这种改变食物种类的过程也会更加容易一些。

如果有的读者对禁食非常感兴趣，或者希望学习更多的相关知识，那么我强烈建议你们购买一本《禁食指南大全》，它的内容非常详尽，对于任何一位考虑禁食的人员来说都是宝贵的资源。

禁食也是一种仪式，在几乎所有的主要宗教传统中，它都是不可分割的一部分。希波克拉底是西方医学之父，他建议超重的人士每天只吃一餐。本杰明·富兰克林曾经写道："休息和禁食是最好的药物。"马克·吐温是一名禁食的拥护者，他也曾经说过，对于普通的病人来说，稍微饿一饿的效果超过了最好的医生和药物。

直到最近，我们才和禁食断绝了联系，由此也就无法享受到它为健康带来的好处。这个过程发生在20世纪，在很大程度上是因为人类学会了通过农业以及远途运输控制食物的供给，每周7天，每天24小时都可以得到丰富的食物。而在过去除了少许例外情况，大部分人口都会定期经历或长或短的饥饿甚至饥荒。

研究结果显示，绝大部分美国人每天都在不停地吃东西，一天内的进食次数达到了15.5次。[2] 在这些人之中，热量的摄取主要集中在晚上，而此时正好是机体最不需要能量的时候。这也正是我建议大家（这里面包括每一个人）无论选择哪一种饮食方式，在就寝之前至少3小时内不要吃东西的原因。在禁食阶段，机体将进行修复和恢复活力的过程，而持续进食将会对此产生妨碍。

# 禁食所能带来的惊人好处

对机体来说，禁食在很大程度上和锻炼类似，都是一种应激源，可以启动那些能够改善整体健康状况的代谢过程。通过在日常生活中重新获得停止进食的时间段，模拟祖先在无法获得食物阶段的饮食习惯，我们可以将机体恢复到更加自然的状态，获得一系列生物化学方面的好处。

禁食在生理方面带来的好处如下。

- 血糖水平稳定。在禁食过程中，由于我们停止摄取能量，血糖水平会降至空腹血糖水平，远远低于 5.6 毫摩尔／升。此时肝脏将会通过糖异生产生葡萄糖，使血糖水平变得更加稳定，至少对于没有罹患糖尿病的人员来说是如此。

- 胰岛素水平更低，胰岛素抵抗现象得到改善。由于血糖水平下降，机体不再需要把过多的葡萄糖从血液中转运到细胞里，也就不再需要释放过多的胰岛素，因此胰岛素的水平也会降低，此时机体才有机会从胰岛素抵抗状态中恢复过来。

- 肠道和免疫系统有机会休息。禁食使消化道有时间休息，再生黏膜层。同时，免疫系统也不必一直应对源源不断的食物抗原，从而使它能够参与体内器官的重建过程。另外，短期的禁食就可以触发干细胞的活化，产生新的白细胞，从而增强免疫功能。

- 制造酮体。酮体是机体的替代能源之一，可以取代葡萄糖为大脑和中枢神经系统提供能量，还能够避免肌肉萎缩。

- 提高代谢率。人们都传言禁食会抑制代谢，使机体进入一种所谓的饥饿模式，而实际上在缺乏食物的时候，机体会通过升高肾上腺素水平的方式提供能量，这也就意味着机体的总代谢率得以提高。

- 清除受损细胞。禁食会触发自噬，这是一种天然的清理过程，机体利用它来清除细胞残骸和毒素，而受损的细胞组分也由此被回收利用。在第2 章中，我曾经介绍过自噬，它的含义是"自我吞噬"，能够帮助干细胞保持维护和修复组织的能力 [3]，参与机体多种重要功能的行使，同时还可以抑制炎症，减缓衰老过程，延缓肿瘤生长以及优化机体的生理功能。

- 减轻饥饿感。与大家普遍的看法相反，一旦机体适应了禁食，我们对饥饿的主观感受就会减弱。为什么会这样？在很大程度上这是因为禁食降低了机体内胰岛素和瘦素的水平，同时还改善了胰岛素受体和瘦素受体的敏感性。而这两个代谢方面的重要改变会帮助机体动员那些被储存起来的脂肪，使其氧化供能，同时还会影响其他导致肥胖和多种慢性病的主要激素。

- 摆脱过多的身体脂肪。在 30 年的临床工作中，我亲身感受到间断禁食是最简单有效的减肥方式之一，同时还不会降低去脂体重。如果我们延长禁食时间，将会消耗更少的总能量，这也就意味着机体的组成会自然而然地向最佳比例发展。人们在禁食过程结束的时候可以大吃一顿，不过研究显示，结束禁食后的第一餐通常只会比平日的一餐多提供 20% 的热量，并不足以抵消在禁食过程中所减少的能量摄入。[4]

  曾经有人进行了一项小型预备试验，用来评估间断禁食在减轻人类体重方面的效果。在这项研究中，对饮食计划所做的唯一改变就是将每天的进食时间限制在 10~12 小时的时间窗口内，而在剩余的 12~14 小时内，研究参与者不吃任何东西。4 个月以后，每天禁食的人员的体重平均减轻了 3 千克以上。另外，尽管试验中没有特意指示要限制每日的能量摄入，最终他们还是将每日的能量摄入量平均减少了 20%。[5]

- 降低那些被认为能促进肿瘤生长的激素水平。定期禁食不仅能够降低胰岛素和瘦素水平，也能够降低 IGF-1 的水平。这种强效激素作用于脑垂体，对新陈代谢和内分泌产生强大的影响，其中也包括细胞的生长和复制。

  IGF-1 水平升高和多种癌症（例如乳腺癌和前列腺癌）相关。与正常的细胞相比，肿瘤细胞拥有更多的 IGF-1 受体，当 IGF-1 水平降低的时候，多种肿瘤都会出现细胞增殖水平下降的现象。同时，禁食还会降低促炎细胞因子的水平，而这些小分子蛋白在促进癌症发生的过程中同样发挥着作用。

- 减缓老龄化过程。除了促进人类生长激素的释放以外，禁食还会减少细胞内自由基的积聚，由此避免细胞的蛋白、脂质以及 DNA 出现氧化性损伤，而这种氧化性损伤与老龄化以及绝大部分慢性疾病都有密切的联系。

  禁食同时还会对 mTOR 通路产生抑制作用，我在第 3 章中曾经介绍过这种古老的细胞信号传导通路，它能够根据自身被刺激或者被抑制的情况，把胰岛素、瘦素以及 IGF-1 等信号编排在一起，最终使机体出现生长或者修复等不同反应。如果我们希望上调维持和修复的机制，延长寿命，减少罹患癌症的风险，那么抑制 mTOR 通路恰恰是我们的目标。这也就意味着，除了那些从事健美运动的人士和竞技运动员以外，禁食对于差不多每一个人来说都是一个好主意。

- 促进脂肪燃烧。如果我们处于全天都在进食的状态，就没有机会利用那些被储存起来的葡萄糖。而如果我们禁食 18 小时（适用于那些还没有能力利用脂肪作为主要能量来源的人士）或者 13 小时（适用于那些已经能够利用脂肪作为主要能量来源的人士），肝脏内的葡萄糖会被完全耗尽，此时机体将会被迫开始利用储存的脂肪供应能量。这正是在 MMT 饮食计划中我们所希望维持的脂肪代谢状态。

- 保护大脑功能。禁食会对大脑功能产生非常有益的影响，它甚至是预防阿尔茨海默症以及其他慢性大脑疾患的关键。马克·马特森博士曾经主持了一项动物试验，其中以经过基因工程处理、将会出现阿尔茨海默症的小鼠为研究对象。该试验结果显示，如果这些小鼠接受隔日禁食的饮食计划，将会在差不多 2 岁的时候才会出现阿尔茨海默症，而这个年龄相当于人类的 90 岁。[6]

如果没有任何干预措施，这些老鼠将会在 1 岁，也就是上述年龄一半的时候发病，相当于人类的 40~50 岁。而当马特森利用垃圾食品进行喂养的时候，它们差不多在 9 个月的时候就会出现阿尔茨海默症的症状。

马特森的研究提示，隔日禁食的饮食计划能够促进脑源性神经营养因子（BDNF）水平的升高，依据大脑内区域的不同，升高的水平在 50% 到 400% 之间。而 BDNF 能够活化大脑干细胞，使其转化为新的神经元。另外，禁食可以触发某些化学物质的释放，这些物质能够改善神经的健康状况，保护大脑细胞免受那些与阿尔茨海默症和帕金森病相关的不利改变的影响。[7]

机体在进食和禁食的时候分别会出现什么情况？下表简要列出了两者的差异。

| 进食 | 禁食 |
| --- | --- |
| 能量以脂肪的形式被储存起来 | 以代谢脂肪的形式供应能量 |
| 胰岛素水平升高 | 胰岛素水平降低 |
| 人类生长激素处于被抑制状态 | 人类生长激素被释放 |
| 产生的自由基增加 | 产生的自由基减少 |

研究结果证实，除了禁食以外，还有另外一种策略对延长寿命有很多好处，那就是长期限制能量的摄入。它要求我们在相当长的时间里明显减少进食量，使自己一直处于饥饿的边缘。有的人也许认为，长期坚持能量限制是一件糟糕透顶的事情。好消息是，禁食有多种方法，每个人都很可能从中找出一种无需承担太大的压力就可以忍受的方法，并且把它整合到自己的生活之中。稍后，我将向大家介绍这些可供选择的禁食方法。大家需要记住，和能量限制相比，禁食可以为我们带来几乎完全相同的好处，而且没有痛苦，也更容易坚持下去。

在进行能量限制的时候，我们调控的是自己吃多少食物，而在禁食的时候，我们只需要修改什么时候吃东西就可以了。当然，我们应该明智地选择自己所吃的食物。研究结果显示，利用每日、每周或者每个月的时间表进行进食和禁食之间的循环，可以获得和长期限制能量摄入相似的好处。利用这种方法选择什么时候吃东西以及什么时候禁食就是所谓的间断禁食。正如我的同事、禁食行动的倡导者丹·庞帕常说的那样，不用少吃，减少进食的次数就可以了。

# 不同类型的间断禁食计划

间断禁食很快就得到广泛流行基于一个非常简单的原因，那就是它的效果。无论是希望减轻体重还是想优化与健康相关的生物学指标，它都可以帮助我们实现。一般而言，无论是在一个月或者一周之中选择几天不吃东西，还是隔日禁食，甚或每天选择在某个时段禁食，都会完全或者部分削减能量的摄入，对于我自己来说，我最喜欢每天选择一个时段禁食，也就是所谓的高峰禁食。

禁食有很多方式，我们可以在每个月之中挑选出 2~3 天只喝水，不吃东西，也可以和平日一样摄取相同的食物，但是把进食的时间限制在一个较小的时间窗口内，这样在一天的其他时段里，机体就处于禁食状态。

各种禁食方式并没有好坏之分，选择自己最容易遵从的就可以了，有以下几种可供选择。

## 连续2~3天的彻底禁食计划

对于大部分健康人来说，我不建议进行任何时间长度超过 18 小时的彻底禁食计划，但是超重人员或者有严重健康问题的患者在医疗监督下进行 2~3 天的彻底禁食有可能是恰当的。

顾名思义，彻底禁食就是在一个限定的时段内不吃东西，仅仅饮水和补充某些矿物质。由于这种禁食计划可以快速消耗掉机体内储存的葡萄糖，促使机体通过代谢脂肪提供能量，因此它可以让我们在较短的时间内完成向代谢脂肪转化的过程。

对于那些刚刚被确诊罹患严重疾病（例如脑癌）的患者来说，可以选择这种禁食计划，但是，如果有的人员存在下述情况之一，在开始进行连续 2~3 天的彻底禁食计划之前，需要与自己的健康指导团队商议。

- 已经存在体重过低现象。
- 营养不良。
- 正在服用利尿剂或降压药。
- 存在血压过低现象。
- 罹患糖尿病、甲状腺疾病、长期的低钠血症或者心血管疾病。

## 连续5天的禁食计划

这种禁食计划由迈克尔·莫斯利博士提出，他是《轻断食》一书的作者。莫斯利建议，在每一个月里选择连续 5 天的时间，在这个时段里采取一种经过改良的禁食计划，并不是完全不吃东西。第一天可以摄入 4000~4600 千焦能量，在随后的 4 天中每天可以摄入 3000 千焦能量。在食物种类的选择方面，与其他禁食计划一样，应该选择碳水化合物和蛋白质含量较低且富含健康脂肪的食物。

一项发表在 2015 年的试验结果表明 [8]：研究对象每个月接受连续 5 天的禁食计划，3 个月后与细胞再生有关的生物学指标得到了改善，而罹患糖尿病、肿瘤、心血管疾病以及衰老的风险有所降低。

值得注意的是，在连续 5 天的时间里，每天都只吃很少的食物，想要完成这种禁食计划还是有一定难度的，特别是对于那些从来没有禁食经验的人士来说，非常具有挑战性。因此，如果想要选择这种禁食计划，一定要缓慢地逐步进行。

## 1日禁食计划

如果选择这种禁食计划，那么可以每周挑出一天只喝水，不吃东西。在禁食结束的时候，按照平日正常的分量进食，要避免禁食后的第一餐比平时增加 20% 以上的分量。如果当天是锻炼日，则我们可以按照原计划照常锻炼，不必为此对饮食做出专门的调整。

对于某些人来说，持续 24 小时禁食是一件困难的事情。不过，如果平日所采取的是高脂、低碳水化合物饮食，完成这种禁食计划就会容易一些，这是因为高脂饮食会使机体内与饥饿感相关的激素水平正常化，并且可以在较长的时间里保持满足感。我们还可以从头一天的晚餐时间一直禁食到第二天的晚餐之前，这样既可以保证在 24 小时内不吃东西，又可以使每天都有进食的机会。

## 隔日禁食计划

这种计划和它的名字完全一致，一天吃东西，一天禁食。在禁食的那一天，我们只吃一餐，它所含有的能量还需要限制在 2000 千焦之内。在另外一天，我们可以正常进食。

如果把睡眠时间也包含在内，我们在一个断食周期（2 天）里的禁食时间长达 32~36 小时。克丽斯塔·瓦拉迪博士在她的著作《隔日饮食计划》中曾经提到，隔日禁食可以帮助我们每周减轻 0.9 千克体重。

隔日禁食还有另外一个好处，机体更容易适应这种规律性的计划，与之相比，下文将要介绍的 5 : 2 禁食计划的随机性会使机体更加不容易据此进行调整。在一项临床试验中，90% 的参与者都可以坚持隔日禁食计划，剩余的 10% 都是在刚刚开始的头两周里就退出了。[9]

对于我自己来说，并不是特别喜欢这种类型的禁食计划，我相信还有其他效果更好的禁食方法，人们也更容易坚持。一项以啮齿类动物为观察对象的研究发现，长期采取隔日禁食还有可能降低心脏的舒张期储备 *。[10]

## 5：2禁食计划

在《轻断食》一书中，迈克尔·莫斯利博士还介绍了另外一种禁食方法，那就是5：2禁食计划。如果选择这种禁食方法，则可以在每周中挑选出两天，将这两天的进食量削减至正常情况下的1/4，差不多每天摄入2500千焦（男性）或者2100千焦（女性）能量，在一周之中的其他5天时间里正常进食。

有件事需要提醒大家注意。有些证据显示，由于5：2禁食计划的不规律性，它可能会干扰机体的正常生理节律，而这种自主节律控制着我们的睡眠/清醒周期以及内分泌系统多方面的功能，因此5：2禁食计划可能会对睡眠和内分泌产生不利的影响。

## 高峰禁食计划——我最喜爱的间断禁食方式

在通常情况下，我都会推荐一种特殊类型的间断禁食计划，我把它称作高峰禁食。毫无疑问，它是我最喜欢的，也是我自己所采用的禁食方式。一旦我们的机体从代谢葡萄糖转变为利用脂肪作为主要能量来源，高峰禁食就成为了最容易坚持下去的禁食方式，同时它还有助于维持生理节律的稳定。

与其他几种禁食方式在每周或者每个月内选择几天不吃东西不一样，高峰禁食每天都会进行。不过，在执行的过程中，为了适应自己的日程安排或者社会责任，可以随时中断和恢复。这种灵活性正是高峰禁食的另外一个主要优势。如果情况允许，我建议每周在5天里进行高峰禁食，过程非常简单。

---

\* 舒张期储备：在机体处于安静状态的时候，心脏舒张末期的容积要小于舒张末期所能够达到的最大容积，随着机体代谢的需要，心脏可以通过增加舒张末期的容积而增加心输出量，这种现象称为舒张期储备。——译注

高峰禁食计划的关键是把我们每天的进食时间限制在一个 6~11 小时的时间窗口之内。由此在每天就会产生一个 13~18 小时的禁食时段。进行高峰禁食最简单的方法是在就寝前至少 3 小时停止进食，然后推迟第二天的头一餐，直到距离前一餐的时间间隔达到 13 小时以上。最近的一项研究明确显示出了这种禁食方式的价值。在这项研究中，那些在晚餐后禁食时间达到 13 小时甚至更长的女性降低了早期乳腺癌的复发风险。[11] 有一点非常重要，对于那些已经能够代谢脂肪的人员来说，仅仅禁食 13 小时就足以享受到禁食带来的好处，但是如果有的人员还是以碳水化合物作为主要能量来源，禁食时间只有在更接近 18 小时的时候才会受益。

每天长时间不吃东西看上去很可怕，不过一旦完成了将脂肪作为主要燃料的转化过程，机体将不会频繁出现饥饿感。高峰禁食还有另外一个好处，那就是脂肪可以连续不断地供能，此时将不会出现能量不足的情况。这与利用葡萄糖供能不同，代谢葡萄糖会导致血糖和胰岛素水平忽高忽低，频繁出现饥饿感和能量不足现象，从而诱使去我们摄取更多的高碳水化合物食物。

过渡阶段小贴士：如果禁食 13 小时或者更长的时间对于某些人员来说有些困难的话，那么就可以在一杯咖啡或者茶水中加入 1~2 汤匙的椰子油或者 MCT 油。这些油脂可以帮助我们消除饥饿感，还不会升高血糖。这样做本质上能够帮助我们延长禁食的时间，同时将饥饿感降至最低。

# 就寝前停止进食能够带来的好处

无论我们选择的是哪一种禁食方式，甚至不打算禁食，在就寝前至少 3 小时内都应该避免进食。最近我越来越意识到这样做的重要性，仅仅如此简单的改变就有助于优化线粒体的供能效果，预防细胞损伤。为什么养成这个习惯会带来益处？其中有许多因素在发挥作用。

- 在睡眠过程中，机体的能量需求处于最低水平，此时提供过多的能量会产生大量的自由基，对健康造成损害。
- 机体利用睡眠时间进行排毒和修复，在这个阶段消化食物会削弱这些重要的过程。

- 由于机体内的葡萄糖储备在 18 小时内就会被消耗一空（如果是低碳水化合物食物，这个时间将会缩减至 13 小时），机体在夜间通常利用酮体供应能量。如果进食的时间过于接近就寝时间，就会补充葡萄糖储备，使机体无法在夜间利用脂肪供能。
- 在就寝前至少 3 小时停止进食能够使我们延长每天的禁食时间，从而使高峰禁食成为一种简单而有益的生活方式。

2011 年曾经发表了一篇综述性论文 [12]，提供了很多的研究证据，都支持要避免在就寝前进食。其中透露出来的信息非常明确：既然在睡眠阶段机体只需要很少的能量，就应该避免进食的时间过于接近就寝时间，这是因为此时提供过多的燃料会产生过量的自由基，由此导致组织损伤，加速老龄化，诱发多种慢性疾病。

基于这个原因，我相信在睡眠这个机体最不需要能量的阶段，限制能量供应是减少线粒体产生自由基的最佳策略。正因为如此，尽管在入睡前留出 3 小时的禁食时间就足以产生良好的效果，多数人也更容易做到这一点，但是我通常在入睡前 4~6 小时就不再吃东西了。

# 禁食的禁忌证

尽管我相信间断禁食特别是高峰禁食能够从机体的生理机能到线粒体层面全面改善我们的健康状况，但是并不是每个人都适合禁食。正在接受药物治疗的人员，特别是糖尿病患者，在禁食的过程中需要接受医疗监督，否则会有出现低血糖的风险。

如果有的人员已经罹患严重的肾上腺疾病或者慢性肾功能障碍，那么在这种状态下就会伴随着慢性应激，由此导致肾上腺功能疲劳或者皮质醇调节异常。此时需要先解决这些问题，然后才能够执行禁食计划。同样，卟啉症患者也不宜禁食。

如果有些人希望强壮自己的肌肉，或者正在从事短跑等竞技运动（此时需要利用葡萄糖通过无氧的方式为快缩肌纤维供应能量），那么他们就不适宜间断禁食。

孕妇和哺乳期妇女不应该进行间断禁食，无论是在妊娠过程中还是生产以后，胎儿（婴儿）都需要更广泛的营养物质，目前也没有相关研究证实在这个非常关键的时期间断禁食是安全的。

18周岁以下的未成年人同样不宜接受时间过长的禁食计划，其他不宜禁食的情况包括：无论多大年龄，已经存在营养不良现象；体重过低（BMI小于18.5）；存在进食障碍，例如神经性厌食症。

在执行间断禁食计划的过程中，要时刻注意是否有以下低血糖症状出现。

- 头晕目眩。
- 颤抖。
- 意识模糊。
- 昏厥。
- 大量出汗。
- 视物模糊。
- 言语不清。
- 出现心脏跳动不规律的感觉。
- 指尖发麻。

如果有的人员怀疑自己出现了血糖过低现象，则可以吃一些肯定不会影响血糖水平的食物，例如在黑咖啡或者茶水中加入一些椰子油。

在前面我曾经提到过，肾上腺功能异常的时候不宜禁食。有点儿矛盾的是，高峰禁食与其他治疗手段配合在一起却能够使肾上腺功能恢复正常。因此，对于肾上腺功能异常人员，如果希望进行高峰禁食，则需要专业指导。

# 适应定期禁食的小贴士

无论哪一种间断禁食方案，在进行过程中总是在一开始的过渡阶段最困难，这个过渡阶段一般需要1周到2个月的时间，有些人甚至会更长。时间的长短取决于胰岛素抵抗的程度以及其他的一些因素，包括体重、血压以及对禁食计划的依从程度。

差不多 10% 的人员在刚刚开始禁食的时候会出现头痛，不过抱怨最多的还是饥饿感，此时保持机体处于良好的水化状态是非常重要的，还需要注意额外补充镁元素。我们应该知道，我们渴望食物的原因之一是机体还没有完成从利用葡萄糖向利用脂肪作为主要能量来源转化的过程，我们利用糖类供应能量的时间越长，就越容易频繁出现饥饿感，而脂肪作为"燃料"所产生的满足感要远远超过葡萄糖，并且它的代谢速度更加缓慢。记住这一点也会有所帮助。

在过渡阶段，单纯的心理作用是另外一个可能产生障碍的因素。如果有的人已经习惯了晚上吃零食，那么改变这个习惯需要花费一定的时间。有一个小窍门可以帮助我们比较容易地延长禁食时间，那就是多喝水。人们常常会把口渴和饥饿混为一谈。

在一开始的时候，我们通常需要花费几天的时间才能够达到每天禁食 13 小时，而一旦机体激活了脂肪代谢系统，这项工作就可以轻松完成。坚持代谢脂肪的饮食计划最有效的方法是把每天的净碳水化合物摄入量限制在 40 克以下，同时保证每天的蛋白质摄入量不超过每千克去脂体重 1 克。

一旦机体获得了利用脂肪作为主要能量来源的能力，我们就会希望在计划中增加一些花样。我将在随后的大餐—饥饿循环部分对此进行介绍。

# 大餐—饥饿循环模式的好处

我在前文中曾经提到过，将机体代谢转变为利用脂肪作为主要能量来源是一种非常强力的干预措施，能够提高线粒体的健康水平，进而改善机体的整体健康状况。不过，可能有的人想要知道这种饮食计划需要坚持多久。

为了追求更好的健康状况，MMT 的很多方面都需要终生坚持，例如选择高质量的脂肪，尽可能选择当地出产的有机产品。也许有人相信这种选择食物的方式可以坚持一辈子，对于某些人来说，这样做是最理想的，但是据我猜测，并不是每个人都是如此。

在执行 MMT 计划 6 个月以后，我观察到了一些新陈代谢方面的改变，从一生的长远角度看，这些改变不一定都是有益的，它们主要与胰岛素及其工作方式有关。

绝大部分卫生专业人员都曾经学过，胰岛素会驱使葡萄糖进入细胞内，而这并不是胰岛素发生作用的主要机制，实际上胰岛素会把葡萄糖从细胞中赶出来。

那么为什么当注射胰岛素的时候，特别是那些从来没有接受过胰岛素注射的人会出现血糖水平下降现象？[13]

实际上，在这个过程中，胰岛素真正发挥的作用是抑制肝脏产生葡萄糖，也就是糖异生。不过这种解释并没有得到广泛的认可，这是因为几乎没有人的胰岛素水平能够低到肝脏开始制造葡萄糖的水平，唯一有可能出现这种现象的情况是长期禁食的人员，他们的机体处于营养性酮症状态，而其食物中净碳水化合物的含量非常低。

如果胰岛素降至非常低的水平，由于肝脏开始制造葡萄糖，因此血糖水平会升高，我们就会惊奇地发现，此时摄取少量的碳水化合物，血糖水平反而下降了，这是因为在胰岛素水平非常低的状态下，肝脏制造的葡萄糖超过了机体的消耗，而一旦我们摄取少量的碳水化合物，就足以导致胰岛素水平升高，从而抑制糖异生过程。

在撰写本章的时候，我已经连续 6 个月一直佩戴着动态血糖监测系统。我发现，当我食用一份净碳水化合物含量很低的食物以后，如果血糖没有明显的原因就升高 0.5~1.7 毫摩尔 / 升，此时就提示胰岛素水平过低，需要摄取更多的碳水化合物，而当我照此执行以后，血糖水平又会迅速下降。

为什么会出现这种现象？

正如我们知道的那样，尽管酮体和脂肪可以作为主要能量来源为大脑供应能量，但是大脑依然需要一定量的葡萄糖才能够正常行使功能，如果机体无法从食物中获取葡萄糖，就会指示肝脏开始制造葡萄糖。

另外一个解释相对简单：机体为了保证生存下去会一直处于适应状态，在禁食和营养性酮症持续一段时间以后，机体会开始寻求方法保留脂肪。读者应该记得，细胞只能利用葡萄糖或者脂肪提供能量，在机体处于酮症状态的时候，细胞的大部分能量来自脂肪。此时机体会认定食物缺乏，并据此调整计划，确保有足够的葡萄糖来供能。

由此所产生的后果是，机体的新陈代谢模式将会调整，减缓脂肪的代谢，同时分解肌肉，通过糖异生途径，将蛋白质转化为葡萄糖，取代脂肪作为"燃料"供应能量。机体之所以这样做是为了尽可能保留脂肪储备，留待未来使用，就像在寒冬到来之前我们把最耐烧的木头储存起来一样，特别是在我们不知道这个冬天会有多冷，也不知道它什么时候才能结束的时候。

为了撰写本书，我采访过很多临床医生，他们都把酮症当作一种治疗策略。其中很多人都发现，自己的患者在经过较长时间的酮症状态以后出现了肌肉萎缩，同时有脂肪组织增多的现象。对于每个人来说，出现这种现象所需要的时间并不相同，不过看上去遗传和线粒体功能的差异在这个过程中发挥着决定性作用，那些存在激素方面问题的人员（例如甲状腺功能减退的患者）会比大部分人更早地成为自然适应的牺牲品，出现上述现象。在这种现象发生的过程中，人们常常会抱怨精力不足以及体重增加，而且增加的体重很难减掉。

# 饮食的多样性

我坚信多样性是一条非常重要的生物学原则。无论某一种饮食计划或者锻炼方式多么有效，长期坚持下去而不进行调整也会导致意想不到的不良后果。因此，在我们重新获得将脂肪作为主要能量来源的能力以后，在饮食计划中添加一些变化因素是非常明智的。

那么，营养性酮症状态最好维持多长时间？

饮食调整的具体细节，其中包括食物的类型和数量，很明显是一个个体化的问题，它还依赖我们在重新获得代谢脂肪的能力之前新陈代谢的受损程度。我建议大家最好坚持本书中所介绍的代谢脂肪饮食原则，使机体达到利用脂肪作为主要能量来源的状态，此后可以通过我所谓的大餐—饥饿循环模式，长期从代谢脂肪的饮食方式中获益。下面我将会对此进行详细的介绍。

如果有的读者正在与肿瘤进行斗争，那么你在对饮食进行任何调整的时候，应该提前咨询自己的医生。不过，在问题被彻底解决之前一直维持代谢脂肪的模式还是有道理的。

在介绍大餐—饥饿循环模式之前，读者需要了解几个隐藏在这个理论背后的基本前提。

- 人类的本能认为繁殖是第一要务，这一点对于我们的生存来说既有有利的一面，也有不利的一面。
- 定期对饮食进行较大的调整时，似乎可以通过刺激不同的机制，增加生存的概率。[14]
- 在古代，季节和环境因素会影响食物供给，各个古代文明都会通过相应的饮食调整自然而然地强化自己的生存机制。[15]
- 通过调整饮食模式，使自己的新陈代谢处于不断适应的过程中，从而提高对激素的敏感性，优化生长激素以及其他重要激素的水平，维持大脑的功能[16]，强化肠道内的微生物菌群。

# 如何进行大餐—饥饿循环

一旦机体获得了利用脂肪作为主要能量来源的能力，就可以根据身体的需求，增加饮食的灵活性。只要谨慎操作，这样做就不会影响机体代谢脂肪的能力。

我建议大家通过大餐—饥饿循环模式来灵活地调整饮食，这种饮食模式与我们古代祖先的饮食模式有些类似。

据我所知，尽管很多健美团体都使用相似的饮食模式来优化自己的表现，不过现在还没有相关的对照研究来调查这种饮食策略的细节问题。

丹·庞帕博士正在和他的医生团队一起利用一种精心设计的有趣方法使自己的患者进入营养性酮症状态。以一周的时间为一个循环，首先选择 4~5 天进行高峰禁食，然后 1~2 天完全禁食，只饮水，在剩余的 1~2 天里尽情享受。如果有人也希望采取这种饮食方式，则必须密切关注机体所提供的反馈信息，根据自身生物学指标（例如体脂率、体重以及酮体和血糖水平）的变化，进行合理的调整，确定最适合自己的策略。

还有一种历史更悠久的方法，那就是根据季节变化调整自己的食物，就像我们的祖先一样。当时由于环境压力、食物供给缺乏以及食物的季节性增长模式，他们不得不做出相应的调整。现在我们也可以模拟类似的饮食变化，在整个冬天遵照 MMT 的要求，维持代谢脂肪的状态，春天来临以后可以执行 4~7 天的禁食，只饮水或者骨头汤，而在夏天可以享用更多的蔬菜、浆果、口味清淡的肉食和鱼。

有的人可以在执行 MMT 计划的过程中，通过时而严格控制时而适当放松要求来增加饮食的变化，不过在转换过程中依然以天然的健康食品为基础，每隔 3~4 个月转换一次，这样可以提供更多的变化。每次转换为严格执行 MMT 以后，都能够重新燃起减轻体重的热情，而适当放松要求的时候，也会重新获得坚持下去的动力。

无论选择哪种变化策略，我发现定期调整饮食计划有助于激励自己把健康的生活方式长期坚持下去。这是因为变化会帮助我们摆脱挫败和食物匮乏的感觉，也不会因为一直吃相同的食物而厌倦。

# 什么情况下应该调整饮食计划

- 没有适应代谢脂肪的状态，即没有进入营养性酮症状态。
- 体重没有减轻。
- 虽然体重有所减轻，但是减少的主要是去脂体重，而不是脂肪组织，由此呈现一种被称为"瘦胖型"的体型。这个词是指尽管体重没有达到超重的标准，但是肌肉的紧张度不足，脂肪主要集中在腹部。与此同时，与健康相关的指标不太正常，其中包括高血糖、甘油三酯水平升高以及高血压等。
- 尽管处于代谢脂肪的状态，但是感到精力不足。
- 出现激素方面的问题，特别是甲状腺激素水平过低。

# 在实现饮食多样性的时候
# 需要考虑的一般原则

不要把自己限制在一个非常严苛的时间安排之中，诸如每个星期五都必须禁食。要记住，多样性是关键，因此我们可以考虑在每周中按照庞帕博士推荐的 5-1-1 模式（高峰禁食 5 天，紧接着彻底禁食 1 天，只喝水，然后尽情享受 1 天）或者 4-2-1 模式安排饮食。然后把不同的模式混合在一起，形成每个月的饮食计划。其中安排尽情享受的目的是告诉机体自己并不是处于挨饿状态，由此可以阻止肌肉组织的分解，重新激发脂肪代谢，而安排不同的禁食方式可以提高机体对脂肪的利用效率。

在尽情享受的那几天，我们可以减少食物中脂肪的含量，增加健康的碳水化合物和蛋白质的比例。尽管不定期地少量食用垃圾食品很可能不会对新陈代谢产生严重的影响，不过对健康肯定没有好处，因此我在这里所说的尽情享受并不是说可以食用那些垃圾食品。我们可以利用富含健康碳水化合物的食物（例如白薯、山药、浆果、甜菜或者其他的根菜），把自己每日净碳水化合物的摄入量提高到 100~150 克，甚至可以享用少量的健康谷物，例如糙米和藜麦。

我们还可以增加蛋白质的摄入量，不过同步进行力量训练是明智选择。这是因为增加的蛋白质会活化 mTOR 通路，同步锻炼才能够享受到合成代谢增加所带来的好处。此时，我们最好把蛋白质的摄入量限制在正常情况下的 2 倍以内，不过在某些情况下，我们最多可以把蛋白质的摄入量提高到正常情况下的 3 倍。

记住下面这一点非常重要，那就是没有哪一种情况需要我们把一餐中的蛋白质含量增加到 25 克以上，因为如此高的摄入量已经超出了机体有效利用氨基酸的最高水平，只会为肾脏增加不必要的负担。因此，在安排三餐的时候，要把蛋白质仔细地划分到每一餐中。

在尽情享受的那几天，我们依然要遵循以下策略：在就寝之前的几个小时内不吃东西，如果确实要吃的话，则选择一些清淡易消化的食物，从而尽可能保护线粒体的功能。

## 利用大餐—饥饿循环治疗睡眠障碍、偏头痛和慢性疲劳

吉娜是我家的保姆和园丁，现年48岁，我非常看重她。尽管吉娜的生活方式非常健康，但是她还是有一些健康问题。她在30多岁的时候出现了很可能会伴随终身的睡眠障碍：在睡眠过程中开始严重地磨牙，还有夜惊现象。这些问题对她的健康产生了非常不好的影响。

吉娜曾经去过睡眠障碍治疗中心，医生为她开具了氯硝安定，不过这种药物并没有缓解她的症状。此后医生增加了药物剂量，并且许诺症状马上就会消失，然而事实并非如此，不但问题没有解决，吉娜还出现了毒性反应。

吉娜的症状变得广泛而严重，由此导致她在很多年里一直被误诊。吉娜曾经先后被诊断为：纤维肌痛、焦虑症、抑郁症、狂躁症、创伤后应激障碍、解离性应激障碍、严重的肾上腺功能不全、肾上腺素失衡、寄生虫感染、血液感染、慢性疲劳综合征、系统性红斑狼疮、类风湿性关节炎以及莱姆病。

吉娜多年来一直在与多种健康问题进行斗争，水肿、慢性荨麻疹、偏头痛、体重过度增加、严重的大脑昏昏沉沉的感觉、失眠、血液黏稠、广泛的神经问题、味觉和嗅觉丧失以及极度疲惫。她开始灰心丧气，体重超重，无时不刻不感到疲倦。

我和吉娜一起对她一周的营养素摄入情况进行了追踪和评估，此后我们一同决定，让她开始接受高脂肪、低碳水化合物、蛋白质充分的饮食计划。最初的两周，吉娜过得非常艰难，不过此后她发现坚持这种饮食计划不仅容易，还很有满足感。吉娜回忆道，进入到代谢脂肪的状态使她的思维变得清晰，精力也更加充沛。另外，吉娜的体重下降了，有些症状也在一定程度上得到了缓解。

在坚持这种饮食方式差不多一年以后，吉娜进入了平台期。尽管当时她的情况比之前有所改善，不过还是有很多困扰，特别是在日常活动很多且没有久坐的情况下，她依然超重。当时我们重新回顾了她的饮食情况，为了知道她到底吃了些什么以及各种营养素之间的比例如何，我让吉娜利用 Cronometer 详细记录自己所吃的任何一种食物。此后，我们一起制订了一份更加严苛的饮食计划，希望她能够重新恢复正常状态。

　　吉娜首先接受了为期 4 天的彻底禁食，只能饮水，在此后的 23 天时间里，吉娜的日常饮食中只含有极少量的碳水化合物（5 克）和少量的蛋白质（5 克），而有益于健康的脂肪不限量。吉娜在回顾那个阶段时曾经说过，坚持这种饮食计划非常困难，不过最终她还是做到了。

　　在此后的 21 天里，我们把饮食中的碳水化合物含量放宽到 20 克，蛋白质含量也放宽到了 20 克。与之前一样，有益于健康的脂肪依然不限量。吉娜发现坚持这种饮食计划变得更加容易，体重在继续减轻，各种症状也在持续缓解，尽管过程非常缓慢。随后她到达了另外一个平台期。此时我们开始执行大餐—饥饿循环，连续 4 天选择高脂肪（不限量）、中低含量的蛋白质（20 克）以及低含量的碳水化合物（20 克）的饮食结构，此后一天彻底禁食，在随后的两天时间里采取较高含量的碳水化合物（100~150 克）、较高含量的蛋白质（50 克）以及脂肪含量适当降低的饮食结构。为了找到最合适的模式，同时满足吉娜身体和精神健康的需求，我指导吉娜对循环中的天数、循环的频率以及顺序不断进行调整。

　　在最近 3 个月时间里，吉娜的体重减轻了 9 千克。她说，10 年以来，目前是自己感觉最好的时候，睡眠质量明显改善，精力更加充沛，双手的肿胀消退，偏头痛发作的次数减少了 90%，全身肌肉灼痛的感觉消失了，睡眠过程中的磨牙次数也减少了，而夜惊现象发作的次数和强度都明显减少和减轻，头脑也更清醒了。尽管还没有完全康复，但是吉娜非常乐观，感觉自己能够控制自身的健康状况，最终会彻底恢复健康，重新变得精力充沛和头脑敏捷，还可以保持健康的体重。

# 第 11 章
## 改善线粒体状态的其他方法

我们可以通过调整饮食结构，轻而易举地改善自己线粒体的健康状况。在这个方面，这是最有效的方法。禁食紧随其后，因此读者可以回顾第 10 章的内容，选择一种禁食的方法，把它整合到自己的生活方式之中，让它为我们效力。

我们还可以利用其他一些策略作为补充，进一步对线粒体提供支持。本章中将就此进行讨论。

关于老龄化有一点需要提醒大家，线粒体的生物发生（即机体内新线粒体的生成）通常会随着年龄的增大而衰退，导致机体内线粒体数量减少，因此年龄越大，从这些附加策略中得到的好处就会越多。

## 与大地接触

在本书中，我一直在向大家灌输这个理念：利用葡萄糖作为主要能量来源会比利用脂肪产生更多的活性氧，随之而出现的自由基又会损害线粒体的功能。

迄今为止，我所关注的重点都在选择健康脂肪作为机体的主要能量来源，由此降低活性氧损伤的威胁，这是因为脂肪作为能量来源更加清洁，在代谢的过程中产生的自由基较少。

不过，还有另外一种方式可以减轻自由基损伤，那就是为机体提供过剩的电子，使它们与过多的自由基相互中和。与大地接触是一种很好的方法，可以帮助我们获得这种保护机制。简单来说，与大地接触就意味着光着脚直接站在地面上。

大地表面是导电的，并且一直维持在负电位，这是由以下多种因素造成的。

- 太阳风进入地球的磁气圈。
- 雷暴。
- 在地核中有熔融的磁铁矿，它们处于旋转的状态之中，能够产生大量的自由电子，其中的一部分会逃逸到地球表面。

因此，地球表面可以被看作一个巨大的蓄水池，里面装满了自由电子。如果我们直接和大地接触，就可以把这些有益的电子传递到体内。但是不幸的是，大部分人都生活在已经开发的世界，他们行走的时候总会穿鞋，而鞋底都是由合成橡胶制成的，会阻断脚底和大地之间的直接接触，因此，尽管大地可以提供丰富的电子，但是人们无法获取。除了抗氧化作用，与大地接触还有许多其他方面的好处。[1][2]

- 有助于减轻那些非天然电磁场的影响，这些电磁场来自电子设备，例如移动电话、计算机以及无线网络。
- 加速伤口愈合。
- 缓解疼痛。
- 改善睡眠质量。
- 减轻炎症。
- 产生幸福感。
- 改善心率变异性。

医学红外成像显示，与大地接触时，在30分钟之内机体内的炎症反应就开始减弱，40分钟之内机体会产生更多的能量，同时氧气消耗、脉搏以及呼吸频率都有所升高。

除此以外，与大地接触有助于让交感神经系统平静下来，进而维持正常的心率变异性，促进自主神经系统的稳定或者平衡。这一点非常重要，这是因为无论我们什么时候改善了心率变异性，都会改善机体的整体健康状况，有利于各项功能的发挥。很少有书籍或者文章涉及心率变异性，不过它是反映机体整体健康处于良好状态的有效标志之一。

很多美国人在行走的时候都会穿着橡胶或者塑料底的鞋。这些材料都是有效的绝缘体，常常被用来作为电线的绝缘层，因此它们会阻止我们接触大地表面的天然电子流。光脚允许我们直接与大地接触，不过也不是所有的地面都适合直接接触。

适合直接接触的地面如下。

- 沙地（海滩）。
- 草地（最好是潮湿的）。
- 裸露的土壤。
- 没有涂漆或者密封的混凝土和砖。
- 瓷砖。

下面列举的各类表面都无法达到直接接触大地的效果。

- 由沥青铺成的路面。
- 木头。
- 橡胶和塑料。
- 乙烯树脂。
- 焦油路面。

最适合光脚行走的地方是海滩，海水是良好的导体，我们可以在海水旁边行走，甚至直接在水里行走。其次是青草地，特别是在带有露珠的时候，早晨可能会碰到这种情况。

如果我们无法在海滩或者带有露珠的草地上行走，那么在与大地接触的时候，就应该尽可能让太阳直接照射在皮肤上。此时会在太阳、我们的身体以及大地之间形成一条生物回路，从而使细胞产生更多的能量。请阅读下文，我会为大家详细解释为什么会这样。

这也正是差不多每天我都会光脚在海滩上行走 1~3 小时的原因，这不仅能够满足我一天的运动需要，使我有机会与大地亲密接触，而且可以享受到晒太阳的好处。而如果我全天都待在家里，所有这些就无法实现。

尽管来回走动是一个很好的选择，但是我们也没有必要单纯为了与大地接触而一直保持运动状态。我们也可以在户外放置一把椅子，在每天早晨读报纸的时候，光脚坐在椅子上休息。

如果我们生活在市区，没有办法很轻易地和大地直接接触，或者由于某些原因，无法定期在户外运动，此时我们可以购买接地垫和接地片。我们可以从亚马逊网站或者附近的五金店购买这些材料，差不多只要 10 美元。然后将它们与导线连接，再经过窗户或者墙上的孔洞引至室外，与放置在室外土壤里的接地棒相连，最后将墙上的孔洞用硅胶封堵好。这是在室内接触大地的理想方式，尽管很多人会担心在室内接通与大地相连接的电路，可能会因为所谓的肮脏电流（指高频电压瞬变）而使人体处于非天然的电磁环境之中，不过这只是一种可选择的方法。大家要记住，在室内与大地接触的作用要比在室外接触大地差得多，最起码无法获得晒太阳的好处，我将在下文详细讨论这一点。

# 合理地晒太阳

在日常生活中，我们可以执行的重要策略之一是，根据季节的不同，尽可能选择合适的日子到户外接受阳光的照射。我倡导合理地晒太阳，这不仅仅是由于晒太阳可以提高人体内维生素 D 的水平，其好处远远不止如此。

实际上，我们人类在很多方面都和植物类似，可以接收各种波长的太阳辐射，用来调控多种重要的生理过程，甚至为它们供应能量。现在我们只是刚刚开始全面认识和理解晒太阳对人体的作用，我对此非常感兴趣，这也很可能成为我下一本书所关注的焦点。

阳光由不同波长的光线组成，各种光线之间的比例理想而均衡。我们的祖先会定期暴露在阳光之下，由此也就导致我们的身体得到了优化，能够从阳光中获取益处。

在我们把大部分时间都花费在室内的时候，机体就丧失了接触某些重要波长的光线（例如紫外线和红外线）的机会，室内的绝大部分人造光通常都不含有这些波长的光线。即使在白天，窗户玻璃也会把很多有益的光线过滤掉。

在历史上，我们的祖先会在室外度过很多甚至是大部分时间，他们通常还会同时与大地直接接触。在阳光所能带来的健康福利之中，很大一部分是因为阳光中富含光子。光子是一种基本粒子，存在于电磁辐射（也包括光）之中。光子是能量的载体，太阳能电池可以产生电流是因为光子与太阳能电池之中的原子相互作用，原子会释放出电子，从而产生电流。

人体在某些方面和太阳能电池相似。当我们在室外与土壤直接接触的时候，阳光照在皮肤上以后，会产生连锁反应，为机体提供能量来改善线粒体的功能状态。这种连锁反应在接地状态下特别有效，这是因为接地状态有助于产生一个电流回路，当能量经过机体的时候会被明显增强。

如果我们的细胞膜和线粒体膜之中已经整合了足够的 ω-3 脂肪酸和 DHA，晒太阳的好处就会更加明显。DHA 是目前已知的唯一一种能够接受阳光中光子的脂肪酸，它还会把光子转化为直流电流。这个过程称为光电效应，爱因斯坦在 1921 年就是因为发现了光电效应而荣获诺贝尔奖的。

由光子所转化的电流有助于重新组织细胞内的水分，使水分子有序排列，更容易穿过细胞，从而使机体能够处于更好的水化状态。同时，这些水分子还可以储存电荷，为线粒体提供能量。

紫外线照射还有另外一个作用，那就是刺激皮肤中一氧化氮的生成。一氧化氮可以舒张血管，从而使 60% 的血液分流到皮肤表面。在这种情况下，日光辐射能够更加容易地传递到血液之中。

能够影响维生素 D 产生的光线是紫外线 B，不过其他波长的光线同样也具有重要的功能，接下来我将为大家介绍红光和红外线的作用。

# 红外桑拿

为了优化我刚刚介绍过的生物电路，最好的方法就是每天在直接接触大地的情况下，晒几小时的太阳。显然，对于大部分人来说这样做不太现实，不过，如果有的人员由于健康问题而疲惫不堪，则可能会更加积极地创造机会，接受诸如此类的干预措施。

有些人可能需要搬家到更接近热带或亚热带的地区，结合 MMT，将会产生明显的协同效应，帮助扭转任何正在面对的健康问题。

有些人没有严重的健康问题，同时也无法保证每天都在室外逗留足够长的时间，他们可能会从低电磁场效应的全波段光谱红外桑拿治疗中获得好处。

红光和红外线能够深深地穿透机体组织，把能量传递给线粒体，而线粒体会利用这些能量制造更多的 ATP。除了改善线粒体功能的重要作用以外，红外桑拿还有助于机体排除那些长年累月积攒下来的毒素。

据我的推测，绝大部分人员都可以通过定期（例如每周 2~3 次）的红外桑拿，排除体内留存的毒素，并由此获益。对于我自己来说，在家的时候，我差不多每天都会做一次红外桑拿。

如果有的人员正在定期接收红外桑拿，则要确保使用模式属于低电磁场效应，其他的绝大部分模式都会放射出非天然的高水平电磁场。检测桑拿房放射出的电磁场强度非常简单，我们只需要开启桑拿模式，然后用电磁辐射检测仪在桑拿房内进行测量，磁场强度应该低于 1 毫高斯，最好低于 0.3 毫高斯。有些电磁辐射检测仪比较便宜，例如 Trifield 品牌的电磁辐射检测仪。

很多公司出品的桑拿房都宣称是全波段的，实际上却不是。大部分红外桑拿房都只是利用远红外线，尽管远红外线很有用，特别是对于排毒来说，不过它是不完整的。波长位于近红外区的光线，特别是波长为 800~850 纳米的光线，可以使细胞色素 C 发生共振。细胞色素 C 是线粒体中电子传递链上的一种蛋白质，位于第四位。我们希望优化 ATP 和细胞能量的产生，那么利用近红外线使细胞色素 C 发生共振就非常重要。

当我们购买桑拿房的时候，应该要求生产厂商提供第三方的分析报告，确保这一款产品能够提供与远红外线差不多水平的 800~850 纳米波长的近红外线。实际上，绝大部分桑拿房所能提供的近红外线只能达到远红外线的 5%，因此在购买时需要提前做好准备工作。

桑拿时产生的热量也能够为代谢带来额外的好处，这是因为将机体暴露在高温之下有助于激活细胞内那些对优化热休克蛋白来说非常重要的基因。随着时间的推移，热休克蛋白会受到损伤，需要恢复。受损的热休克蛋白逐渐积累，将会导致大脑或血管系统内斑块的形成，而热应激有助于预防这一系列不利事件的出现。

热休克蛋白还参与延长寿命的过程，因此拥有较多的热休克蛋白是一件好事。同时，在预防骨骼肌萎缩方面，热休克蛋白由于可以阻止蛋白分解，同样发挥着重要作用。

作为一种应激状态，高温环境会触发活性氧的释放，而活性氧又会激发更多线粒体的形成，因此高温会促进线粒体的生物发生。不过我要说明一点，对于那些健康状况已经明显受损的人员来说，在接受桑拿治疗之前，征询自己医生的建议是非常必要的。

# 人工照明

光学工程师发明了发光二极管（LED），这是一个伟大的成果，因为 LED 是非常节能的光源。在 2010 年左右，我开始使用 LED 作为光源。当时我没有意识到，在 LED 所产生的光线中，蓝光过于明亮，而红光的比例不足。蓝光本质上没有危险性，但是从生物背景来看，它并不安全。事实上，人类的机体经过长期进化已经适应了只在清晨的几小时接收蓝光照射，而在晚上或者午夜时分不应如此。另外，我们可以接收的蓝光应该来自阳光，而不是 LED 灯。

阳光是非常均衡的，它含有等量的红光和蓝光，红外区、近红外区以及紫外区之间也处于平衡状态，可以相互弥补，从而进一步提升了阳光对健康带来的好处。而当我们暴露在 LED 光线之下的时候，高强度的蓝光会导致某些严重问题。

众所周知的是，在太阳落山以后继续暴露在蓝光下，会干扰昼夜节律，褪黑素的自然产生也会相应减少，从而增加罹患肿瘤的概率。[3] 这也正是在日落后应该佩戴阻断蓝光的眼镜的原因，这种做法能够减少在蓝光下的暴露，是一种非常有用的生活策略。

然而很少有人能够理解，即使在白天，暴露在非阳光来源的蓝光之下，同样会导致问题。相关研究结果清楚地显示，暴露在 LED 或者荧光灯所产生的蓝光之下，会增加视网膜内活性氧的产生。不过，只有当蓝光来自人造光源，特别是位于室内且无法通过窗户接触到自然光的时候，这种情况才有可能导致损伤。这是因为阳光中的蓝光会被同样存在于阳光中的红光和红外光谱所平衡，由此刺激修补和恢复通路，帮助视网膜和机体从蓝光暴露所产生的损伤中恢复过来。

视网膜上的一个卵圆形区域称为黄斑。很多研究结果都显示，由于蓝光的穿透性比紫外线更强，能够进入到眼球中更深的地方，到达视网膜，因此暴露在来自LED光源的蓝光之下，会导致黄斑变性。尽管早期阶段黄斑变性的进展非常缓慢，但是一旦未经治疗进入比较严重的状态，由黄斑变性所导致的视力丧失将会是无法逆转的。

黄斑变性是目前视力丧失最常见的原因。据我的猜测，除非大众都已经获知这些LED和荧光灯所产生的非热能性人造蓝光存在危险，否则在未来的10~20年里很可能会出现黄斑变性的大流行。有人曾经估计，到了2020年，90%的人造光都会来自LED。[4]尽管没有人可以否认这些照明设备在节能方面的价值，但是目前也没有人研究由此所导致的生物学后果。我们可能需要再一次应对大量出乎意料的后果，用节能积攒下来的钱来治疗视力丧失。

显色指数（CRI）有助于我们更清楚地理解蓝光对眼睛造成的危害。CRI所描述的是某种光源在照射目标的时候，在人眼中所呈现出来的颜色以及显示出来的微妙色差变化。CRI用数字0~100反映某一种特定光源和参照光源相比在显色方面的精确性。

CRI越大，说明这种光源的显色能力越好。如果某种光源的CRI能够达到85~90，就认为它具有良好的显色性。CRI达到90以上时，则认为这种光源具有优异的显色性，全日光的CRI为100。

绝大部分白炽灯的CRI为99，而绝大部分LED灯的CRI都在70以下。但是，我们已经把白炽灯划入"效率低下"的范畴，因为在它所消耗的能量之中，只有不到5%用来产生可见光，其他的能量都被转化为热量，换句话说就是红外线。

尽管白炽灯确实把大部分能量浪费在我们看不见的光线上，但是它是一种能够产生热量的光源，由它所产生的光线具有和阳光相似的波长分布，其中那些不可见的光线看上去浪费了能量，而实际上有重要的生物学价值。

我们还需要在人体上进行多项研究来确认暴露在LED光源下将会产生什么样的生物学效果，不过这并不意味着我们需要等待几十年，一直暴露在LED光源之下，直到每个人都认同我们需要更加均衡的光源。

另外，LED光源会以非常高的频率进行开关动作，也就是形成闪烁，而闪烁可能会产生某些负面的生物学后果。与之相反，白炽灯模拟的是热光源，与几千年来我们的祖先所使用的光源几乎相同。正因为如此，我们的身体已经非常适应此类光源。

我相信，只要采取一些简单的策略，我们就可以保护自己，免受 LED 蓝光暴露所产生的伤害。最理想的方法是在晚上尽可能减少灯光的使用，即使要使用，也要选择那些具有透明外壳的白炽灯，而不要使用那些为了产生更白的光线而在外壳上加上涂层的白炽灯。即使使用的是白炽灯，佩戴能够阻断蓝光的眼镜也是一个明智的选择。在太阳落山以后，避免使用任何一种 LED 光源也是非常明智的。除了白炽灯，还可以考虑卤素光源。

在白天使用 LED 光源潜在的风险相对较小，此时蓝光有较小的可能性会减少褪黑素的产生以及破坏昼夜节律。不过，需要注意的是：如果在白天没有外界光线来平衡 LED 所产生的过量蓝光，那么最好还是佩戴能够阻断蓝光的眼镜。

尽管 LED 是蓝光的主要来源，但是很少有人会意识到电视机、显示器、笔记本电脑、平板电脑以及手机在这方面的危险性，在使用它们的时候一样要注意减少或避免蓝光暴露。和 LED 光源一样，白天它们的问题相对较少，但是在日落以后，还是尽量不要在没有佩戴能够阻断蓝光的眼镜时长时间观看。

谢天谢地，人们现在已经开始意识到蓝光在夜间的风险，电子工业也提供了一系列解决方案。苹果公司的产品在操作系统 iOS9 之中可以开启夜间模式，安卓系统在版本 6 中也提供了蓝光过滤器。对于显示器来说，有一种被称为 f.lux 的程序可以阻断大部分蓝光，不过 Iris 软件的效果更好，它使用起来更加简单，对蓝光的过滤效果也更胜一筹。我已经在自己的每一台电脑上都安装了 Iris，用来消除所有的蓝光。这一点是 f.lux 无法做到的。

读者要记住，把蓝光阻断到非常低的水平，同时还不会影响我们阅读屏幕上的内容是非常重要的。而在明亮的阳光下，如果我们对蓝光进行了阻断，将无法看清屏幕。实际上，由于阳光中所包含的红光及其他波长的光线可以抵消蓝光带来的风险，此时不阻断蓝光也没有什么问题。

我们还需要注意，如果在日出前起床，佩戴能够阻断蓝光的眼镜是一种明智的策略。应该一直佩戴，直到太阳升起，这样做有助于维持重要的昼夜节律。在冬天日光不足的时候，这一点更加重要。

# 体育锻炼

已经证实，体育锻炼是一种有效的方法，可以改善机体内线粒体的功能，还可以通过线粒体的生物发生过程促进更多线粒体的生成，由此为细胞提供更多的 ATP。在这个过程中，锻炼是通过活化过氧化物酶体增殖物激活受体 γ 辅激活子（PGC-1alpha）来增加线粒体的生成的，而这种名字冗长而拗口的物质是促进线粒体生物发生的最重要的刺激物。

体育锻炼还会激活另外一种强力的信号分子，这种信号分子称为腺苷酸激活蛋白激酶（AMPK），它可以通过上调 PGC-1alpha 促进线粒体的生物发生，同时通过线粒体自噬破坏那些已经存在缺陷的线粒体。

在我们锻炼的时候，机体为了满足细胞增加的能量需求，会反应性地产生更多的线粒体。对于维持最佳的生理功能以及健康状况来说，我们拥有的健康线粒体越多，获得的回报就越多。由于体育锻炼还可以提升机体的核心温度，它还是一种有益的热应激。

我是一名真正的运动爱好者，关于这一点有很多内容可以说。读者可以阅读我所撰写的一本篇幅较短的书籍《麦卡拉博士关于最佳健身方法的指南》，了解更多实用信息，学会如何把更多的体育锻炼整合到自己的生活中。

# 寒冷环境的生热作用

暴露在寒冷环境中，可以让机体产生热量，这是一种和热应激类似的应激源，它们都可以刺激机体产生有益的生物学适应。定期暴露在寒冷的环境中会增加机体内棕色脂肪的储备。这是一种特殊类型的脂肪组织，当它们作为"燃料"供应能量的时候，效率要远远高于更普遍的白色脂肪，因此寒冷应激有助于机体利用脂肪作为主要"燃料"。当机体暴露在寒冷环境之中的时候，大脑会增加去甲肾上腺素和多巴胺的产生，这两者都有助于集中注意力，它们还会调节心情和缓解疼痛，其中的部分原因在于它们可以减轻炎症反应。我们仅仅跳入到 4 摄氏度的水里停留 20 秒，或者是在 14 摄氏度的水里待几分钟，就可以使去甲肾上腺素的水平提高两倍。

众所周知，去甲肾上腺素是一种神经递质，实际上它也会发挥激素的作用。去甲肾上腺素的功能之一是收缩血管，由此帮助机体保存热量。它还会作为一种信号分子，在脂肪组织（机体主要的能源储备）中制造更多的线粒体，而能量产生过程中的副产品正是热量。

除了提供能量，产生更多的线粒体也会帮助机体为应对下一次暴露在寒冷环境中做好准备。机体暴露在寒冷环境中的次数越多，脂肪细胞中生成的线粒体就越多，机体也就能够抵御越低的温度。

随着时间的推移，我们的身体能够逐渐适应更低的温度。这是因为前一次的寒冷暴露会提示脂肪组织制造更多的线粒体，这也就意味着机体有能力代谢更多的脂肪提供能量，由此产生更多的热量，使我们在更长的时间里耐受更冷的情况成为可能。

正如我们暴露在高温环境中时机体会产生热休克蛋白一样，机体暴露在寒冷环境中时，大脑中也会产生一种冷休克蛋白，它被称为 RNA 结合基序蛋白 3（RBM3）。动物研究结果显示，RBM3 可能有助于预防阿尔茨海默症的发生[5]。这也就提示，除了提升线粒体的能力、帮助减少机体内的脂肪组织以及纠正瘦素抵抗以外，冷疗还有神经保护作用。

需要提醒大家注意的是，当我们进行力量练习的时候，机体会产生活性氧来帮助增加肌肉量。如果我们在力量训练结束后的 1 小时之内就暴露在寒冷环境中，则会抑制肌肉增加的过程，因此在力量训练结束后不要马上浸泡在冷水中，例如洗冷水澡或者冰浴。

尽管通常来说，桑拿浴和冷水浸泡是安全的，不过对于那些伴有疾病的人员，无论是哪种类型的疾病，在接受桑拿浴或冷水浸泡之前都应该征求医生的意见，因为冷和热都会对心血管系统产生压力。同时还要关注自己身体的反应，每个人对冷和热的耐受能力存在很大的差异，置身于远远超出自己耐受程度的环境之中，可能会伤到自己。

我们可以通过以下方式接受寒冷暴露。首先在一个水槽中装满冷水，测量水温，使水温保持在 10~14 摄氏度。在开始之前，我们需要从脸上除去所有的化妆品，并且食用富含脂肪的食物。在做好准备以后，把脸浸入水中，尽可能保持这个姿势。我们可以逐渐延长在水里停留的时间，直到我们不得不抬头呼吸。

随后，我们可以开始洗冷水澡，最后可以尝试利用几袋冰进行冰浴。无论什么时候，如果出现了头晕目眩的症状或者皮肤由浅粉变为苍白，则应该立刻停止这种治疗，在下次尝试的时候应该缩短时间。

# 补充剂

线粒体需要多种成分才能够恰当地行使功能，其中的绝大部分可以通过 MMT 饮食计划从食物中获取。不过，为了确保其他几种成分的充分供应，我们需要考虑以补充剂的形式进行额外补充。

## 黄连素

黄连素（又称小檗碱）是一种黄色的生物碱，存在于几种不同的植物之中，包括欧洲小檗、白毛茛、黄连、俄勒冈葡萄、黄柏和姜黄。它具有抗菌、抗炎以及增强免疫力等特性，可以有效对抗多种细菌、原生生物和真菌。局部应用黄连素可以治疗割伤和其他类型的伤口，而它最常见的应用是治疗胃肠道疾病，例如旅行者腹泻和食物中毒。

为了了解黄连素的真正效果，也为了明白为什么现在它能够在最有效的补充剂中占据一席之地，我们首先需要了解 AMPK。黄连素中的活性成分能够通过活化 AMPK，对机体产生多种好处，与优化饮食结构和进行锻炼相似。而优化饮食结构和进行锻炼主要也是通过活化 AMPK 发挥作用的，在我们已知的非药物性化合物之中，只有很少几种有这样的效果。

AMPK 是一条重要的营养感受通路，与 mTOR 水平呈负相关。因此，在机体内胰岛素、瘦素或者 IGF-1 水平较高的时候，mTOR 水平会升高，相应减少 AMPK，长此以往，会对健康产生不利的影响。相反，在机体内胰岛素、瘦素或者 IGF-1 水平较低的时候，mTOR 会被抑制，同时活化 AMPK，推动机体向健康的方向发展。

AMPK 还会通过纠正脂质、葡萄糖以及能量之间的失衡状态，在调控代谢方面发生重要作用。与此同时，它还积极参与细胞的修复和维持。一旦 AMPK 被激活，将有助于机体更有效地利用脂肪供应能量。

除了激活 AMPK，黄连素还会活化棕色脂肪。棕色脂肪是一种特殊类型的脂肪组织，主要用来提供能量而不是储存能量。棕色脂肪中含有线粒体，这正是它呈现棕色的原因。这些线粒体负责直接代谢脂肪产生热量。

黄连素的其他作用如下。

- 作为一种强力抗氧化剂，负责清除自由基。
- 刺激机体从血液中清除葡萄糖。
- 抑制肝脏中的糖异生过程。
- 改善胰岛素的敏感性。
- 参与多条信号网络途径的调控，对多种类型的肿瘤细胞有明显的抗肿瘤活性作用。

黄连素的半衰期很短，因此，如果有的读者对补充黄连素感兴趣，则每天通常需要服用 3 次，才能够保持血液中的药物浓度稳定。很多研究结果显示，每天可以补充 900~1500 毫克黄连素。我们可以把它分成 3 份，每日三餐前各服用 300~500 毫克。

## 还原型辅酶Q10

还原型辅酶 Q10 是辅酶 Q10（CoQ10）的缩减版。线粒体内电子传递链中含有 5 种细胞色素，在 ATP 的产生过程中，细胞色素之间会发生反应，而还原型辅酶 Q10 是这些反应的重要参与者，因此它能够促进能量底物*和氧气向能量转变的过程。

还原型辅酶 Q10 是少数几种脂溶性抗氧化剂之一，这也就意味着它能够在

---

\* 能量底物：是指机体用来氧化产生能量的各种能源物质，包含蛋白质、碳水化合物和脂类等。

机体内的脂肪部分发挥作用。举例来说，细胞在代谢过程中会产生具有潜在危险性的副产品——活性氧，而还原型辅酶 Q10 可以在细胞的膜性结构中清除活性氧。因此，使用还原型辅酶 Q10 补充剂能够保护线粒体膜免受氧化性损伤。

每个人对还原型辅酶 Q10 补充剂的剂量要求都会有所不同，这取决于个体当前的状况和需求。不过一般来说，身体状况越差，所需的剂量就越大。如果有人已经罹患了严重的疾病，那么每天补充 600 毫克是适当的。不过对于那些刚刚开始补充还原型辅酶 Q10 的人员来说，最好从每天 200~300 毫克的剂量开始，逐渐增加。

在通常情况下，在三周内我们血浆中还原型辅酶 Q10 的浓度就会趋于稳定，达到最合适的水平。此时我们可以把剂量降低到每天 100 毫克，这是一个合理的维持剂量，对于健康人来说已经足够了。如果你的生活方式非常健康，经常进行大运动量的锻炼，或者由于工作或生活的原因，一直承受很大的压力，就需要把剂量增加到每天 200~300 毫克。

如果有的人员正在接受他汀类药物的治疗（在目前年龄超过 40 岁的美国人当中，服用他汀类药物的人数超过了 1/4），每天就需要服用 100~200 毫克的还原型辅酶 Q10。这是因为他汀类药物是通过抑制羟甲基戊二酸单酰辅酶 A 还原酶（HMG-coA 还原酶）发挥作用的，不仅会抑制内源性胆固醇的合成，还会干扰还原型辅酶 Q10 的前体物质——辅酶 Q10 的生成，而一旦还原型辅酶 Q10 缺乏就将会导致严重后果。

最理想的情况是，我们和医生一同确定最佳剂量。医生可以为我们进行血液检测，测量体内辅酶 Q10 的水平，或者进行一项有机酸检测，由此告知我们当前的剂量是否足以将机体内的还原型辅酶 Q10 维持在健康水平。

对于那些正在服用他汀类药物的人员，准备开始执行 MMT 的时候需要注意：他汀类药物会抑制 HMG-coA 还原酶，而这种酶也参与酮体的产生。因此，服用他汀类药物，会严重干扰肝脏产生酮体的能力。即使刚开始服用还原型辅酶 Q10，我们也需要面对现实，那就是此时机体将脂肪转变为酮体的能力明显受损。因此，如果正在服用他汀类药物的人员想要尝试 MMT，则需要和医生商议能否停止服用他汀类药物。

还有一件重要的事情需要注意：还原型辅酶 Q10 和辅酶 Q10 都属于线粒体

的抗氧化剂，因此它们有可能干扰化疗药物的治疗效果。当我们准备利用营养性酮症治疗癌症的时候，请注意这个问题。电子传递链中辅酶 Q10 活性的增加会使癌症细胞内的线粒体产生更多的能量，由此增加癌症细胞诱导出现内在回收（凋亡）的可能性。在接受抗癌干预的过程中要避免口服抗氧化剂，包括维生素 C、大多数形式的维生素 E 和硒元素，其中最重要的是乙酰半胱氨酸。同时，应用这些抗氧化剂会提高肿瘤细胞线粒体的强度，使它们获得生存优势。然而，正如我在第 1 章中曾经提到的那样，很多综合癌症内科医生会通过静脉输注大剂量维生素 C 或者口服维生素 C 脂质体来杀灭肿瘤细胞，因此癌症患者在接受这些药物或者补充剂之前，需要咨询医生，根据自身情况做出决定。

癌症患者的线粒体管理策略与罹患其他慢性疾病的患者存在本质上的差别，那些优化非肿瘤细胞线粒体的治疗手段对于癌症患者来说，却可能是非常危险的，它们会使肿瘤细胞变得更加强壮，对于特异性癌症治疗的耐受性更高。

在自然医学从业者中，很多人并不了解癌细胞和其他细胞的线粒体在分子生物学方面存在差异，他们常常会在不知不觉中为癌症患者开具抗氧化剂，从而产生强化癌细胞的后果。这是一个非常严重的问题。

## 镁元素

镁元素是一种矿物质，对于人体内的每个器官（特别是心脏、肌肉和肾脏）来说，它都是不可或缺的营养素。然而，大部分人都存在镁元素缺乏的现象，只不过很少有人察觉到。据估计，高达 80% 的美国人平日并没有摄取到足够的镁元素，可能存在镁元素缺乏的情况。因此，镁元素缺乏又被称为"无形的营养素缺乏"。

一个世纪之前，由于土壤肥沃，其中出产的农作物富含镁元素。据估计，人们每天可以从中获取大约 500 毫克镁元素。而现在，我们每天只能从食物中获取 150~300 毫克镁元素。对于镁元素来说，每日推荐的摄取量随年龄和性别的不同在 310~420 毫克之间波动。不过有的研究人员相信，要想使健康状况达到最佳，我们每天需要摄入高达 600~900 毫克的镁元素。

镁元素是决定能否成功执行 MMT 的重要因素之一，这是因为它通过活化 ATP 参与能量的产生过程，所以，镁元素对于优化线粒体来说至关重要。

如果有的人员出现了镁元素缺乏的任何一种早期症状，例如肌肉痉挛、头痛、食欲丧失、恶心呕吐、疲劳或者虚弱无力，都应该考虑服用镁元素补充剂。我个人最喜欢的方式是服用苏糖酸镁，这是因为苏糖酸镁穿透细胞膜（其中也包括线粒体膜）的效果最好，由此提升机体的能量水平。它还可以通过血脑屏障，有助于改善大脑的血液循环和记忆力。

## 肉毒碱

左旋肉碱源自氨基酸，存在于红肉、鸡蛋以及其他符合 MMT 要求的食物之中。肉毒碱能够帮助长链脂肪酸穿过线粒体膜，随后被氧化供能。与代谢葡萄糖的时候相比，如果利用脂肪作为能量来源，机体将会消耗更多的肉毒碱，有可能出现肉毒碱临时性缺乏现象。此时机体需要花费一段时间才能恢复肉毒碱的数量，把它稳定在一个合适的水平。当我们进行 MMT 的时候，通常都会经历这个过程。我们需要理解的是，线粒体一直有利用酮体和中链脂肪酸的能力，但是如果肉毒碱的水平很低，那么线粒体氧化长链脂肪酸将会是一项艰巨的任务。

我在第 8 章中曾经就肉毒碱和它的作用进行过讨论，正如其中提到的那样，确定机体内肉毒碱水平的最佳方法是接受血液检测。如果结果显示体内的肉毒碱水平确实很低，同时还伴随有肉毒碱缺乏症状（例如出现精力不足和疲劳现象，或者机体无法产生足够的酮体，没有完全适应代谢脂肪），就需要考虑服用肉毒碱补充剂。在补充的时候，我们只需要暂时性地每天补充 500 毫克或者 1500 毫克肉毒碱就可以了。一段时间之后，机体就可以自己制造出足够的肉毒碱，并且恢复内部的平衡状态。

需要记住的一点是，关于补充肉毒碱是否会导致癌症进展的问题，目前尚无定论。对于罹患肿瘤的患者来说，即使体内的肉毒碱水平很低，也最好避免服用肉毒碱补充剂。

## 结构化水

对于优化健康状况来说，拥有清洁的水资源是最重要的因素之一。考虑到水无处不在，却没有多少与之相关的科学分析，这是一件令人惊讶的事情。

杰拉德·波拉克博士是华盛顿大学的生物物理学家，主要致力于分析水对人体生物学的影响。他是这个领域的领军人物之一，曾经撰写了一部书籍《水的第四种形态》。如果有的读者希望进一步了解水对人体的生物学影响，特别是它在维持机体健康方面的巨大作用，我强烈建议阅读这本书。

在这本书之中，波拉克详细介绍了水如何转化为结构化水，也就是水的第四种形态。波拉克把这种形态称为禁区水（Exclusion Zone Water，EZW），EZW 是一个科学术语，指当水转化为结构化水的时候所出现的结构上的改变。实际上，此时它和普通水（$H_2O$）在化学结构上存在差异，EZW 中含有不同的氢键，结构式应该是 $H_3O$。

定期晒太阳有助于促进水向结构化水的转化，这是在细胞内产生更多结构化水的最佳方式之一。阳光中的大约 40% 都是红外线，特别是近红外线，它们能够催化细胞内的水转化为结构化水。我们还可以通过低电磁场效应的红外桑拿达到相同的效果，这样做还有助于把那些储存在脂肪中的毒素释放出来。

如果基于各种原因，我们确实无法定期晒太阳或者进行低电磁场效应的全波段红外桑拿，饮用结构化水也会有所帮助。在压力、运动（特别是涡流）、低温、有益的电磁场、单极静电磁场、红外线照射或者紫外线照射等条件下，普通水会转变为结构化水，因此我们可以通过以下途径获得结构化水。

- 地底深处的天然泉。
- 把水冷却至大约 4 摄氏度。
- 在一个圆形罐子中，用汤匙搅拌水，使其形成涡流，也可以专门购买一台涡旋机。
- 直接食用生蔬菜，或者饮用生蔬菜汁。蔬菜中富含结构化水，但是在烹调或加热以后，这些结构化水会丧失。

# 结　语

总之，我们现在应该摒弃过去那种把健康脂肪妖魔化的看法，同时由精制或加工碳水化合物构成的饮食结构使我们丧失了利用脂肪作为主要能量来源的能力，同样应该将其抛弃。

在减轻体重、缓解炎症和不适症状、预防慢性病的过程中，培养机体重新获得燃烧脂肪的能力，是我们自己能够实施的一项最重要的基础策略。

我强烈建议大家善待自己的身体，让它利用自己所需的能源，从而使我们达到更好一些的健康状况。坚持下去，我们将会惊喜地发现，我们对食物的渴求减少了，而精力有所提升，这就是我们得到的回报。

读者要记住，改善线粒体的功能状态还是一门新兴的学科，可能还需要很长时间才能够被广泛采纳。如果有的读者希望在这个科目得到充分巩固之前能够对其有进一步的理解，更加深入地了解如何照料自己的线粒体，持续改善自己的健康状况，我为大家提供以下两条建议。

- 寻求那些经过培训并获得认证的专业人员的帮助，他们可以指导你成功地执行MMT 计划，还可以帮助你更加深入地理解哪种方法才是最佳途径，能够为机体提供所需的能量来源，使机体更好地存活下去。
- 通过我的网站及时了解有关 MMT 的最新研究进展以及随后对 MMT 进行的改进。我会在网站上定期回顾最新发表的研究结果，而对于我在本书中所描述的项目内容，一旦出现重大进展或者改变，我将会在线进行更新。在这个网站上，所有文章现在都可以免费阅读，这种状态也会一直维持下去。读者还可以利用每一页顶部的搜索标签，查找有关任何健康问题的详细内容。

祝贺大家，你们已经通读了本书。我知道其中的一些科学内容有些晦涩，我所建议的饮食调节方法乍看上去也有些令人却步，不过我希望你们发现它是一部有价值的指南，能够为我们带来更加健康的未来。最后，我祝愿大家在维护自己健康方面一切顺利。

# 相关资源

## 书　籍

《低碳水化合物生活的艺术和科学》（*The Art and Science of Low Carbohydrate Living*），作者斯蒂芬·D. 菲尼和杰夫·S. 沃尔克。

《实施低碳水化合物饮食的科学和艺术》（*The Art and Science of Low Carbohydrate Performance*），作者斯蒂芬·D. 菲尼和杰夫·S. 沃尔克。

《有关脂肪的大惊喜：为什么黄油、肉类以及奶酪应该被划入健康食谱》（*The Big Fat Surprise：Why Butter, Meat and Cheese Belong in a Healthy Diet*），作者尼娜·泰丘兹。

《癌症是一种代谢性疾病：癌症的起源、管理和预防》（*Cancer as a Metabolic Disease：On the Origin, Management, and Prevention of Cancer*），作者托马斯·塞弗里德博士。塞弗里德博士是波士顿学院的生物学教授，曾经进行过生酮研究。

《禁食指南大全：通过长期间歇性隔日禁食恢复身体健康》（*The Complete Guide to Fasting：Heal Your Body by Intermittent, Alternate-Day, and Extended Fasting*），作者吉米·摩尔和詹森·冯博士。

《经过篡改的数据：如何从废话中挑选出医疗建议》（*Doctoring Data：How to Sort Out Medical Advice from Medical Nonsense*），作者马尔科姆·肯德里克博士。

《抛弃铁元素：如何摆脱这种隐匿的杀手，恢复机体健康》（*Dumping Iron：How to Ditch This Secret Killer and Reclaim Your Health*），作者 P·D. 曼根。

《好卡路里还是坏卡路里：脂肪、碳水化合物以及膳食与健康之间富有争议的科学观点》（*Good Calories, Bad Calories：Fats, Carbs, and the Controversial Science of Diet and Health*），作者加里·陶布斯。

《谷物大脑：令人惊讶的真相——谷物、碳水化合物和糖分竟然是人类大脑的隐匿杀手》（*Grain Brain：The Surprising Truth about Wheat，Carbs，and Sugar—Your Brain's Silent Killers*），作者戴维·普尔穆特和克里斯汀·洛伯格。

《了解生酮：引导大家从低碳水化合物、高脂饮食中获益》（*Keto Clarity：Your Definitive Guide to the Benefits of a Low-Carb，High-Fat Diet*），作者吉米·摩尔和埃里克·韦斯特曼。

《为癌症患者生酮：基于癌症的代谢理论，将生酮饮食作为针对性营养策略，为癌症患者和治疗人员提供指导》（*Keto for Cancer：The Ketogenic Diet as a Targeted Nutritional Strategy，a Guide for Patients and Practitioners Based on the Metabolic Theory of Cancer*），作者米利亚姆·卡拉米安。

《肥胖密码：揭开减肥的秘密》（*The Obesity Code：Unlocking the Secrets of Weight Loss*），作者詹森·冯博士和提摩西·诺克斯。

《肥胖流行：是由什么原因导致的，我们该如何阻止》（*The Obesity Epidemic：What Caused It? How Can We Stop It?*），作者佐伊·哈尔科姆。

《被真相颠覆：癌症的代谢理论推翻了医学界最根深蒂固的范例》（*Tripping over the Truth：How the Metabolic Theory of Cancer Is Overturning One of Medicine's Most Entrenched Paradigms*），作者特拉维斯·克里斯托弗森。

## 烹调食谱

《200个低碳水化合物、高脂肪食谱：利用低碳水化合物饮食快速启动减肥》（*200 Low-Carb，High-Fat Recipes：Easy Recipes to Jumpstart Your Low-Carb Weight Loss*），作者德纳·卡朋德。这部食谱通过直截了当的方式把更多的脂肪整合到膳食之中，读者要注意，本书的作者并不关心食物的质量问题，换句话说，本书中并没有提到来自放养和集中饲养的食物之间甚至生熟食物之间的差别。尽管如此，本书依然有很强的实用性，特别适合那些刚刚开始接触天然健康食品的人员。

《生酮食谱：利用古老的低碳水化合物、高脂膳食滋养机体，恢复健康》（*The Ketogenic Cookbook：Nutritious Low-Carb，High-Fat Paleo Meals to Heal Your Body*），作者吉米·摩尔和玛利亚·埃默里赫。这部食谱为我们优雅地展示了高脂美食，其中的插图异常精美。与日常膳食相比，这些食品更适合特定场合。对于那些担心饮食过于单调的美食家来说，这部食谱值得一试。

《生酮厨房：低碳水化合物、高脂以及非凡的健康》(*The Ketogenic Kitchen*：*Low carb*, *High fat*, *Extraordinary Health*)，作者帕特丽夏·戴利和多米尼·肯普是癌症幸存者，他们在本书中向读者介绍了自己的经历，提供了很多与癌症斗争的秘诀，同时还为那些低碳水化合物、高脂饮食的初学者准备了膳食计划和食谱。

# 设　备

雅培公司的 Precision Xtra 或者 Freestyle Optium Neo 血糖和酮体检测系统：它们可以利用测试条（可单独购买）来检测血液中的 β - 羟丁酸和葡萄糖。读者需要注意，在美国以外的国家，它们可能会使用其他名称。

拜尔公司的拜安康血糖仪：利用它检测血糖水平的经济性最好。

拜尔公司的 Ketonix 系列酮体检测系统：可以利用尿液测试条检测尿液中的乙酰乙酸盐。在刚刚开始执行 MMT 计划的几个月里，最好利用它来监测酮体水平。

EatSmart 数字式精确塑身体脂秤：这是一种体重秤，可以利用生物阻抗评估机体的体脂率。

Ketonix 系列呼吸式酮体分析仪：可以评估我们呼出的气体中的丙酮含量，特别适合运动员使用。

纯动力 Mitomix 营养条：为了达到完美的标准，这种营养条的配方调整了 17 次，其中含有杏仁黄油、欧车前子、椰子、南瓜子、夏威夷果、可可粉、野鼠尾草籽粉、大麻仁、椰子油、赤藓糖醇，巧克力包衣中还含有甜叶菊。它可以为我们提供高水平的营养素，口味绝佳，宏量营养素的比例非常适合 MMT，可以随时取用，食用十分方便。

Skulpt Aim 和 Skulpt Chisel 健康追踪系统：它们可以利用电阻抗肌电图（EIM）评估体脂率。

# 附录 A

对线粒体的治疗发生在细胞水平，但是由此带来的益处将会波及全身，影响健康的方方面面，从而使那些正在影响我们生活质量的慢性疾病发生戏剧性的变化。

从 20 世纪 20 年代开始，科学界逐渐认识到含有大量脂肪、能够产生酮体的饮食有助于癫痫的治疗，但是评估一种饮食是否对于其他多种情况也有好处是一个非常缓慢的研究过程。在这里，我为大家简单介绍最新的研究成果，某些类型的疾病即使无法通过代谢脂肪的饮食得到根治，也能够有所缓解。

## 痤　疮

差不多 85% 的人在一生中的某个阶段会出现痤疮。在美国，痤疮是最常见的皮肤病。[1] 典型的痤疮出现在青春期，不过并不是仅限于青少年，它可以影响各个年龄段，甚至是 50 岁以上的人群。

虽然罹患痤疮并不会导致身体上的危险，但是会对患者产生非常严重的心理影响，其中的一部分人会由于难为情和局促不安而影响日常生活和工作，甚至出现疏远他人、抑郁以及社交退缩的现象。

很多人都会错误地认为痤疮主要是青少年的问题，实际上它是机体内部系统出现了较深层次的不平衡的标志，问题的根源常常在于肠道。绝大部分内科医生都完全忽视了其中的关联，只给患者开具痤疮药物或者进行局部治疗。

美国人每年在治疗痤疮上的花费超过 22 亿美元，其中包括处方药以及非处方的产品。[2] 但是，由于绝大部分痤疮患者的病因在于饮食不当，如果在治疗的过程中忽视了这个因素，大部分药物和产品都会毫无作用。

饮食中富含糖类以及精制碳水化合物是导致痤疮的主要原因之一。实际上，在一些国家里，由于精制碳水化合物和糖类的消耗处于相对较低的水平，痤疮问题的严重程度远远没有美国那么明显。[3]

碳水化合物和痤疮之间存在关联的原因在于，谷物、富含净碳水化合物的蔬菜和水果以及糖都会导致机体内胰岛素和 IGF-1 水平的飙升，过量的蛋白质同样会引起 IGF-1 水平的升高，进而产生过量的雄性激素（例如睾酮），而这些雄性激素会使我们的毛孔分泌皮脂。这是一种油腻的物质，会吸引那些促进痤疮形成的细菌。皮肤细胞（通常称为角质细胞）还会在 IGF-1 的刺激下进行增殖，这个过程同样与痤疮的形成有关。

此外，食物中所含有的精制碳水化合物会提升机体内的炎症反应水平，继而触发痤疮或者使痤疮的症状恶化。

有充分的证据表明，调整饮食能够改善痤疮症状。尽管这些研究之中的绝大部分并没有特意关注高脂饮食，但是它们都证实了血糖指数较低的饮食是有益的。血糖指数是指食物升高血糖水平的能力，这也就意味着那些净碳水化合物含量超过纤维素（有助于稳定血糖水平）含量的食物具有更高的血糖指数。尽管这些研究并没有提示高脂饮食对痤疮的治疗效果，不过 MMT 饮食同样具有降低血糖的作用，因此它和血糖指数较低的饮食之间有很大的相似性。

《美国临床营养学杂志》在 2007 年发表了一项研究，其结果显示，伴有痤疮的年轻男性（年龄为 15~25 岁）连续 12 周选择血糖指数较低的饮食，也就是说食物中各种能够升高血糖和胰岛素水平的碳水化合物含量都处于比较低的水平，痤疮的症状得到了明显改善，同时还增强了对胰岛素的敏感性。[4]2012 年韩国的研究人员进行了一项随机对照试验，结果显示痤疮患者在选择血糖指数较低的饮食 10 周以后，炎症反应明显减轻，痤疮病损的数量也明显减少。[5]2014 年，纽约州立大学下州医学中心的研究人员发表了一篇综述性论文，其中调查了其他文献中反映精炼碳水化合物食物消耗和痤疮之间相关性的证据，最终的结论显示，皮肤科医生应该指导自己的痤疮患者避免食用血糖指数较高（例如富含碳水化合物）的食物。[6] 在这种情况下，如果我们选择高脂饮食，自然而然地会有所帮助，同时还不会有食物被剥夺的感觉。

## 阿尔茨海默症

截至 2015 年，有 530 万美国人被诊断患有阿尔茨海默症。[7] 从那时起，这个数值还在稳步上升，预计到了 2050 年阿尔茨海默症患者的数量将达到 2015 年的

3倍。[8] 在美国，每年50多万人因为这种疾病而去世。继心脏病和癌症之后，阿尔茨海默症已经成为导致美国人死亡的第三大主要因素。[9]

逐渐增多的研究结果显示，现代饮食在阿尔茨海默症迅速流行的过程中发挥着重要作用。加工食品中含有大量的精制糖，同时几乎不含健康脂肪，这种组合对于线粒体来说是致命的。正如我在第2章中介绍过的那样，从2005年开始，人们发现糖尿病患者罹患阿尔茨海默症的风险比正常人增加了两倍，阿尔茨海默症已经被看作"3型糖尿病"。

从那时起，研究人员逐渐开始为我们揭示出胰岛素抵抗和阿尔茨海默症之间的复杂联系。胰岛素受体广泛存在于大脑之中，在调节饮食结构和控制体重的同时，也参与学习和记忆。

在胰岛素信号偏离正轨的时候，将会通过两种途径为认知能力的下降铺平道路，最终形成阿尔茨海默症。首先，它会增强某些关键性的信号分子，这些信号分子在被刺激的情况下将形成特定的蛋白质，进而促进大脑中出现斑块和神经元纤维缠结，而斑块和神经元纤维缠结正是阿尔茨海默症的标志。[10] 另外一条途径并不是源于大脑，而是源于肝脏。在存在胰岛素抵抗的情况下，肝脏将会产生被称为神经酰胺的有毒脂肪，它们可以通过血脑屏障，在大脑内导致胰岛素抵抗、氧化应激、炎症反应以及细胞死亡。[11]

基于一项发表在2012年的研究结果，人们开始专门为阿尔茨海默症患者制定特殊饮食。在这项研究中，梅奥诊所的研究人员发现，食用富含碳水化合物的食物时，罹患痴呆的风险将增加89%，而选择高脂饮食时这个风险将会降低44%。[12]

MMT饮食计划有很大的潜力，能够支持健康的大脑功能，这是因为它可以改善胰岛素受体的敏感性，进而改善整个代谢信号通路的健康状态。同时，它还会促使机体利用脂肪作为"燃料"，从根本上增加酮体这种清洁能源。另外，MMT还可以减轻慢性炎症，使较高的血糖水平下降，而炎症和高血糖都与阿尔茨海默症密切相关。

目前出现了一种被称为"艾克桑那"（Axona）的功能性食品，由中链甘油三酯组成。这是一种饱和脂肪，与那些存在于椰子之中的脂肪相似。现在已经有少量研究在调查艾克桑那对阿尔茨海默症的治疗价值，其中一项在2009年进行的随机对照双盲试验（这种试验方式被认为是研究领域的金标准）发现，与安慰剂相比，艾克桑那可以明显改善阿尔茨海默症患者的认知功能。[13]值得注意的是，尽管外源性酮体可能会对阿尔茨海默症患者有帮助，甚至带来非常大的好处，不过首先需要做到的是让机体能够自己制造酮体。

高脂饮食还可以通过另外一条途径减少导致阿尔茨海默症的危险因素，那就是改善线粒体的健康状况。人们通过对阿尔茨海默症患者进行脑部扫描以及尸体分析发现，这种疾病伴随着线粒体功能受损。[14]由于 MMT 可以保护线粒体免受氧化性损伤，因此，它很可能对阿尔茨海默症有防护作用。

关于禁食，我已经在第 10 章中进行了详细讨论，它可以进一步促进 MMT 对阿尔茨海默症的防护作用。这是因为禁食可以加速淀粉样斑块的分解，淀粉样斑块是一种蛋白质片段，它的出现是阿尔茨海默症患者脑部异常的标志之一。如果我们能够保持食物内的蛋白质和净碳水化合物处于较低水平，就会增加大脑移除和回收这些有害蛋白质片段的能力。

目前科学界依然在研究高脂饮食和阿尔茨海默症之间的直接联系。由于罹患阿尔茨海默症以后没有任何一种已知的方法可以逆转病情，因此预防成了关键问题，而 MMT 拥有成为有效防御手段的所有特征。此外，阿尔茨海默症一旦发作，将会迅速恶化，而 MMT 是唯一一种我们可以百分之百控制的关键因素。

## 关节炎

目前有 2100 多万美国人因为关节炎而无法爬楼梯、穿衣服以及运动，而仅仅在几年之前，这个数值还只有 1900 万。在罹患骨关节炎的时候，关节内的软骨将经受渐进性破坏，通常关节内的滑液（它们具有保持润滑和缓冲的作用）会减少，同时骨关节炎还伴有炎症反应。

据估计，到了 2040 年，在 18 岁以上的美国人之中，将会有 7800 多万人被诊断患有骨关节炎，而其中超过一半的新发病例的发病年龄会提前至 45~64 岁。[15]

从历史角度来看，退行性关节病变与人们一生中的关节磨损和退变有关，那么为什么如此多的中老年人将会承受这种痛苦的疾患？

超重和肥胖的发生率升高可能在这个问题中发挥作用。过大的体重将会对关节产生更大的压力，还会加剧体内的炎症反应，因此肥胖人群罹患关节炎的概率要比体重正常的人升高 2 倍以上。

如果有的读者正在忍受骨关节炎的痛苦，或者希望避免在将来成为骨关节炎患者，那么改变饮食就是我们可以选择的一种最简单有效的措施。

许多研究结果显示，调节食物中 ω-6 和 ω-3 脂肪酸之间的比例关系（而这正是 MMT 不可分割的部分之一），对于预防和治疗关节炎有令人兴奋的潜力。曾经有一项动物研究在 2011 年发表，其中利用豚鼠建立骨关节炎模型，结果显示摄入富含 ω-3 脂肪酸的食物能够缓解病情指标之中的大部分[16]，其中包括软骨和软骨下骨骼的改变。与此同时，首席研究员还注意到，有非常明显的证据显示 ω-3 脂肪酸不仅有助于预防骨关节炎，而且对于已经存在的病变有延缓作用。另外一项研究在 2013 年发表在《软骨》杂志上，它的结果显示，当把 ω-6 脂肪酸注入软骨细胞的时候，会激起一波炎症反应，然而单不饱和脂肪酸以及饱和脂肪酸表现出对软骨破坏的抑制作用。[17]

动物研究结果还显示，高脂饮食特别是生酮饮食可以缓解疼痛和炎症反应。[18][19]这也就意味着，选择一种有益于健康的高脂饮食（其中包括摄入更多的 ω-3 脂肪酸，减少 ω-6 脂肪酸的摄入），对于由骨关节炎所导致的疼痛和残疾，是一种可行的、非常有希望的缓解方式；作为一项附加的好处，还可以减去导致不适的多余体重，并使自己保持充沛的体力。

## 心血管疾病

在 2001—2010 年的 10 年时间里，全美心血管疾病的死亡率（其中包括由心肌梗死和中风所导致的死亡）下降了 29%，尽管医疗技术的进步在未来很可能使这种疾病的死亡率发生根本性变化，但心血管疾病目前仍然是导致美国人死亡的首要因素。根据美国疾病控制和预防中心（CDC）的统计，现在每年都会有大约 80 万美国人死于心血管疾病。[20]

在这部分人群之中，大约 1/4（也就是 20 万人）实际上仅仅通过改变生活方式就可以避免死亡。而在这些原本可以避免由于心脏病和中风而死亡的人群之中，又有超过一半（即大约 3/5）的死亡将发生在 65 岁之前。

如果有的读者想要了解心脏病的发生原因，就必须明白动脉损伤是如何发生的，以及有哪些因素会导致血栓形成。与目前流行的观点相反，实际上根本就不是脂肪（胆固醇）堵塞了血管。

我们在进行检查时所得到的总胆固醇数据并不能告知我们罹患心血管疾病的风险。依我看来，总胆固醇的指标异乎寻常地升高时，提示我们存在家族性高胆固醇血症，这是唯一一种需要使用降低胆固醇药物的情况。在反映心脏病风险的各项指标中，有两个比值的价值要远远超过总胆固醇水平。

- 高密度脂蛋白胆固醇和总胆固醇之间的比值。这个数值越大越好，较小的比值说明存在罹患心脏病的危险因素，它们之间有密切的相关性。我们只需用高密度脂蛋白胆固醇的数值除以总胆固醇的数值就可以得到这个比值，在理想情况下，该比值应该在 24% 以上，如果低于 10%，则罹患心脏病的风险将很大。
- 甘油三酯和高密度脂蛋白胆固醇之间的比值。在理想情况下，这个比值应该低于 2。

心脏病的附加风险因素如下。

- 空腹胰岛素水平。进食任何一种富含碳水化合物（例如果糖以及精制谷物）的膳食或者零食，都会导致血糖水平快速升高。随后为了应对血糖水平升高，胰岛素水平也会升高。这种由于摄入过多碳水化合物而导致的胰岛素释放会促进机体存储脂肪，在这种状态下，我们想要减肥将会困难重重，而机体内储存的脂肪过多，特别是腹部周围的脂肪过多，是导致心脏病的主要因素之一。如果我们想要进行空腹胰岛素水平检查，则只能去医院的化验室，不过这项检测比较便宜，花不了多少钱。
- 空腹血糖水平。研究结果显示，与空腹血糖水平低于 4.4 毫摩尔 / 升相比，空腹血糖水平为 5.6~6.9 毫摩尔 / 升的人员罹患冠心病的风险将会增加大约 300%。[21]我个人认为，每个人都需要对生活方式进行调整，使自己的空腹血糖水平低于 4.4 毫摩尔 / 升。空腹血糖水平非常容易检测，在家里利用一台快速血糖仪就可以完成（参阅第 6 章，了解如何进行这项检测）。
- 铁元素水平。铁元素是氧化应激强有力的驱动因素，因此，如果我们体内的铁元素水平升高，则会导致血管损伤，并且增加罹患心脏病的风险。铁元素水平可以通过检测血液中的铁蛋白来进行监控，在理想状态下，机体内的铁蛋白水平应该维持在 60~80 纳克 / 毫升。（关于铁蛋白检测的更多信息，请参阅第 4 章，在这一章中还可以了解其他能够帮助我们监控铁元素水平的方法。）

简而言之，预防心血管疾病需要减轻机体内的慢性炎症反应，在这个过程中选择一种恰当的饮食计划是基础。在最近的几十年时间里，饱和脂肪酸一直被当作导致心脏病的罪魁祸首，而现在医学界的主流观念逐渐开始认识到糖类消耗才是导致心脏病的元凶。

《美国医学协会杂志》在 2015 年曾经发表了一项研究，其中得出了如下结论：在增加糖类消耗和增加心血管疾病死亡风险之间存在着显著关联。这项研究持续了15 年，共纳入了 31000 名美国人，根据研究对象每日总能量摄入中碳水化合物所占的比例进行分组。结果显示，与那些在总能量供应中由碳水化合物提供的能量所占的比例低于 10% 的人员相比，如果碳水化合物提供的能量达到了总能量的 25% 甚至更多，那么这一部分人员死于心脏病的可能性将会增大两倍。基本上无论年龄、性别、身体活动的水平以及身高体重指数之间的差异如何，由于心脏病而死亡的概率会随着食物中糖类比例的提高而上升。[22]

2014 年发表的一项研究得到了非常相似的结论，研究结果显示，饮食中含糖量最高的人群（每日所摄取的总能量之中有大约 25% 是由碳水化合物所提供的）与那些将糖的摄入量限制在每日总能量 7% 以下的人群相比，他们死于心脏病的风险增加了 1 倍。[23]

通过高脂饮食，可以明显减少所摄入的糖类，同时还可以通过与胰岛素有关的重要途径减小发生心血管疾病的风险。正如罗斯代尔博士解释的那样，胰岛素会促使细胞储存镁元素，如果细胞出现胰岛素抵抗，镁元素将会通过尿液排出体外，而不是储存在细胞内。

有几项荟萃分析证实了高脂饮食在降低心血管疾病方面的价值。其中的一项荟萃分析在 2013 年发表在《营养和饮食学会杂志》上，它比较了高脂饮食和低脂饮食对血脂水平的影响，共纳入了 32 项独立研究。结果显示，高脂饮食可以显著改善血脂状况，降低总胆固醇、低密度脂蛋白胆固醇以及甘油三酯水平，同时会增加有益的高密度脂蛋白胆固醇。[24]

对于中风来说，曾经有一篇关于动物研究的综述 [25] 于 2012 年发表在《神经化学杂志》上。结果显示，对于那些由于动脉阻塞而发生的缺血性脑卒中（即中风），生酮饮食或者补充酮体都会有一定的防护作用，即使是在中风发作以后，生酮饮食或者补充酮体也会发挥保护神经的效果。正如研究人员在这篇综述性论文中阐述的那样，当动物处于生酮状态的时候，能够显著改善线粒体的功能，降低炎症反应，增加神经营养因子（例如脑源性神经营养因子）的表达。

## 癫痫发作

在美国深受癫痫困扰的成年人大约有 430 万，而年龄小于 17 岁的儿童差不多有 75 万。[26] 癫痫是一种神经方面的慢性疾患，以反复发作的抽搐为主要特征，出现意外和受伤的风险很大，因此对患者的生活质量有非常明显的影响。

癫痫的标准治疗方案包括使用抗癫痫药物，尽管这些药物会增加自杀的想法和行为，还常常伴随着记忆减退和脱发，但是 60%~65% 的患者可以依靠药物来控制症状，而对于剩余的 35%~40% 的患者，药物治疗无效，但是生酮饮食常常可以发挥作用。

20 世纪 20 年代，人类首次认识到高脂饮食对癫痫有很好的治疗作用。[27] 当时没有什么药物能够控制痉挛发作，因此直到人类开发出苯妥英钠之前，高脂饮食一直是治疗癫痫的最佳方案。时至今日，美国癫痫学会中还有一个特别的兴趣小组，他们专门研究生酮饮食。这个小组由托马斯·塞弗里德博士组建，目前他已经成为专门研究利用生酮饮食治疗癌症的领军人物之一。

基于塞弗里德博士和其他研究人员的成果，在查理基金会的大力倡导下，生酮饮食现在已经作为食疗的一种，被广泛用于治疗那些难治性（药物抵抗）的癫痫患者，特别是儿童患者。

2016 年，考克兰协作组发布了一份荟萃分析 [28]，评估了 7 个以癫痫患儿为研究对象的随机对照研究。这些研究的结果显示，应用经典的高脂生酮饮食（指机体从食物中所获得的全部能量中的 90% 来自脂肪）3 个月以后，55% 的患儿免于痉挛发作，痉挛发作的总频率下降了 85%。对于接受改良阿特金斯饮食的患儿来说，只有 10% 没有出现痉挛发作，而痉挛发作的总频率下降了 60%，提示经典的高脂生酮饮食具有更好的疗效。在这份荟萃分析的结尾，研究人员总结道："对于那些难治性癫痫患者以及不适合接受手术治疗的癫痫患者来说，生酮饮食是一种可供选择的治疗方案。"

# 纤维性肌痛、慢性疲劳综合征以及慢性疼痛

30多年前在我刚刚开始执业的时候，纤维性肌痛是一种常常被忽略的疾病，当时的患者往往需要被不同的医师反复检查评估9~10年以后，才能够确诊。而现在钟摆又摆向了另一边，它成了各种抱怨的替罪羊。然而不管怎么说，纤维性肌痛确实是一种非常现实的、令人痛苦不堪甚至会使人体慢慢衰竭的疾病。

据估计，目前美国有500万人罹患纤维性肌痛，其中的90%是女性。[29]不幸的是，迄今为止还没有哪种特异性的检查可以明确这种疾病的诊断。当然，如果患者的症状符合某些临床标准，也可以做出判断。这种疾病最常见的表现是身体上的某些特定区域对疼痛过度敏感，这些区域包括以下部位。

- 肘部内侧。
- 锁骨。
- 膝关节内侧。
- 臀部。

患者也常常抱怨全身疼痛，包括每块肌肉、韧带以及肌腱，同时还伴有筋疲力尽的感觉。基于这个原因，在这里我把纤维性肌痛、慢性疲劳综合征以及慢性疼痛放在一起讨论。

传统的内科医生通常会给纤维性肌痛患者开具一些止痛药物或者精神类药物，例如抗抑郁药。但是，我并不建议使用这两类药物，因为它们都不能从根本上解决问题。

最新的数据提示，脊髓内的神经元由于炎症或者细胞损伤而变得敏感，即所谓的中枢敏感化，参与纤维性肌痛患者所经历的疼痛过程。[30]

目前发现的问题是，纤维性肌痛是由多种因素共同导致的，涉及一系列复杂的症状，包括全身广泛的疼痛和疲乏无力，而没有哪一种治疗方案能够有效地针对所有的原因，消除各种症状。

如果有的人已经罹患纤维性肌痛、慢性疲劳综合征或者慢性疼痛，就能够体会到对它们进行治疗是多么让人感到沮丧。目前医学界针对这些疾患所提供的营养学建议也是相互矛盾的，面对纷繁复杂的建议，每个人都会迷惑，不知道该吃些什么。事实上，现在还没有充分的证据支持某一种饮食计划对罹患这三种疾患的患者都有效。

不过我相信一份高脂饮食将会戏剧性地缓解这些患者的症状，改善他们的生活质量。这是因为高脂饮食可以改善线粒体的功能，从而提高机体产生能量的能力。

目前一些证据显示，如果从食物中剔除一种或几种能够导致过敏或者增加机体敏感性的食物，纤维性肌痛患者的症状就会减轻。在能够导致过敏或者增加机体敏感性的食物中，最常见的是玉米、小麦、大豆、奶制品（所有类型的奶制品都非常容易被草甘膦所污染）、柑橘以及糖。排在前三位的是：经过巴氏消毒法处理的牛奶、大豆以及面筋（谷物蛋白，来自小麦及类似的谷物）。曾经有一项研究以 17 例纤维性肌痛患者为研究对象，结果显示，当他们从食物中剔除玉米、小麦、奶制品、柑橘以及糖以后，大约一半患者的疼痛症状明显减轻。[31]

科学界已经开始认识到健康问题（例如慢性疲劳综合征和纤维性肌痛）与氧化应激和线粒体功能障碍之间存在着联系[32]，而高脂饮食正是针对氧化应激和线粒体功能障碍这两种情况的，能够使机体恢复平衡状态。

尽管现在没有多少研究专门调查高脂饮食对纤维性肌痛、慢性疲劳综合征和慢性疼痛的治疗效果，不过在 2013 年 10 月一项非常有前途的研究发表在《肌肉与骨骼疼痛杂志》上。[33] 这项研究中所采用的饮食并不是明确的生酮饮食，这也就意味着无论是通过高脂成分还是规律性禁食，设计这种饮食计划的目的都不是促进酮体的产生。不过，这种饮食具有生酮饮食的一个特点，那就是碳水化合物的含量很低。最终的结果显示，33 名采取这种饮食计划的中年女性表现出了精力增强和疼痛减轻。关于纤维性肌痛影响的调查问卷的结果也显示，症状评分得到了改善。

如果有的读者正在忍受这几种无处不在的、非常难以治疗的疾病的折磨，我希望本书所提供的知识能够赋予你能力，通过调整食物中营养成分的组成（由含有大量碳水化合物转变为富含高质量的脂肪）来改善自己的健康状况，提升生活质量。

## 胃食管反流病

根据美国胃肠病学会的估计，有 1500 万美国人每天都会因为胃酸反流而感到疼痛或者不舒服，每个月都会出现这种情况的美国人更是高达 6000 万。[34] 每年由于胃食管反流病而就医的人次大约为 900 万，因此而入院的人次也达到了 500 万。2014 年全美国仅仅在埃索美拉唑一种药物上就花费了 59 亿美元，埃索美拉唑[35]是目前用于治疗反流症状最热门的药物之一。

　　胃酸反流的标志性症状是所谓的"烧心"，这是一种胸骨后面被烧灼的感觉，有的时候会向上一直蔓延到喉咙的位置。在某些情况下，由胃酸反流导致的疼痛非常剧烈，以至于被误认为心脏病发作。食管远端括约肌不恰当地松弛，使胃酸从胃中流入（反流）食管，是导致出现胃食管反流病的原因。

　　人们曾经错误地认为，胃产生了过量的胃酸，从而导致了胃食管反流病。这也是在治疗胃食管反流病的时候，医生会建议或者直接开具阻断胃酸分泌的药物（例如埃索美拉唑）的原因。实际上，这是医学界中一种非常严重的误解，胃食管反流病实际上是在胃酸过少的基础上出现的，而使用阻断胃酸分泌的药物只会进一步降低胃液的酸度。在当前的医学文献中，我们可以发现，有1.6万多篇文章证实抑制胃酸分泌只能临时性地缓解症状，却不能解决反流的问题。更糟糕的是，这些药物都有副作用，其中包括消耗镁元素、干扰维生素 B2 的吸收以及导致骨质疏松症。

　　实际上，治疗胃食管反流病最有效的方式是通过饮食恢复消化系统的平衡。西方社会的典型饮食中含有大量加工过的食物和糖分，这种饮食结构会扰乱胃肠道中不同菌群之间的平衡关系，从而直接影响胃的功能，因此，它会加剧胃食管反流的症状就不言而喻了。而 MMT 是一种纠正反流的理想途径，这是因为在 MMT 的饮食计划中含有充足的蔬菜以及其他高质量、未经加工的食物，可以促进有益于健康的微生物菌群的发育，同时减轻患者的体重，而超重也是导致胃食管反流病的因素之一。调查结果显示，37% 的肥胖症患者伴有胃食管反流病。[36]

　　现在已经有研究专门调查富含脂肪而碳水化合物含量较低的饮食对胃食管反流病的影响，结果发现这种饮食结构可以明显减少反流进入食管的胃酸。这项研究在2006 年发表在《消化疾病和科学杂志》上[37]，在研究中调查人员在 8 名参与者接受富含脂肪而碳水化合物含量较低的饮食的前后，分别测定他们的胃和食管里的酸度。仅仅在接受这种干预性饮食几天之后，参与者症状发作的次数就明显减少，食管下段的酸度也有所下降。这些变化出现得如此迅速，充分调动了研究人员和参与者的积极性，使他们能够将饮食改变计划坚持下去。

　　由于高脂饮食已经被证实是一种有效的减肥手段，因此它也可以通过消除或者明显减轻导致胃食管反流病的主要因素之一——肥胖，对胃食管反流病起到治疗作用。一篇在 2013 年发表在《肥胖》杂志上的文章显示，减轻体重可以明显缓解胃食管反流病的症状，甚至使它们完全消失。在这项研究中[38]，332 名肥胖的中年人（男女都有）采用一种限制能量的食谱进行干预。在 6 个月以后，参与人员的体重平均下降了 6 千克，胃食管反流病症状有所减轻的人员比例达到了 15%，而完全缓解的人员比例高达 65%。

## 肠易激综合征

肠易激综合征以消化道症状为主要特征，其中包括腹部不适或疼痛、腹胀以及排气（放屁）增多，一部分患者会出现便秘，而其他人可能表现为腹泻，还有的人会同时或者交替出现便秘和腹泻症状。肠易激综合征患者有家族聚集现象，还常常伴有焦虑的症状。

尽管目前没有针对肠易激综合征的特异性检查方法，常常无法确诊，但是据专家的估计，在全世界的总人口中，罹患本病的比例高达 11%，其中女性的数量是男性的差不多两倍。

饮食在肠易激综合征的发生中扮演着重要角色，谷物和高糖食物是肠道内致病菌的食物，而这些致病菌会导致腹部胀气和胃部不适，还会触发严重的肠道炎症。根据我的经验，肠易激综合征患者在肠道菌群失衡的同时，常常伴有潜在的精神紧张和焦虑。正如现在科学界公认的那样，肠道健康和心理健康之间存在着紧密的联系。

研究结果显示，选择碳水化合物含量较低的饮食可以减轻肠易激综合征患者的症状，改善生活质量。在 2009 年进行的一项研究中 [39]，13 名主要表现为腹泻的肠易激综合征患者在 4 周的时间里将每日碳水化合物的摄入量控制在 20 克以下。4 周以后，试验参与者都汇报说，腹痛的症状明显减轻，每日大便次数减少，同时大便也更加黏稠，所有人员的体重平均减轻了 3 千克。更好的情况是，其中的 10 名参与者在试验进行的 4 周时间里一直存在症状缓解的现象，这也就意味着饮食调整非常迅速地发挥了作用。

一项在日本进行的研究将其结果发表在 2015 年的《公共科学图书馆 - 综合》杂志上，这项横断面研究旨在调查有规律地摄入富含碳水化合物的食物与肠易激综合征之间的相关性，共调查了 1082 名日本成年人。结果显示，以米饭、面包、意大利面以及荞麦面为主要食物的人群拥有较高的肠易激综合征流行率。[40] 高脂饮食可以自然而然地减少碳水化合物的摄入，其中还会用富含纤维素的蔬菜、坚果和植物种子代替碳水化合物，而这几种类型的食物正好又是肠道有益菌的食物，因此我们有理由相信利用高脂饮食对自己所摄入的食物进行调整将会有助于纠正肠易激综合征。

## 偏头痛

3700多万美国人正在忍受偏头痛的折磨，其中500万人的偏头痛每个月都会至少发作1次。[41]据估计，全世界总人口中的13%都患有或轻或重的偏头痛。这种疾病在女性中出现的概率较高，在世界范围内，女性发作偏头痛的比例为15%~18%，而男性只有6%~7%。

尽管偏头痛非常流行，但是它依然是人类最不了解的疾病之一。在偏头痛发作的时候，一部分患者的症状非常严重。除了并不一定局限在头部一侧的搏动性或者烧灼样的疼痛以外，有些人在疼痛发作之前还会出现视力障碍，不过这种情况没有普遍性。还有可能出现的症状包括恶心、呕吐、发热、寒战、出汗以及对光、声音或者气味刺激敏感。由于中风也可能伴随视力丧失以及神经感觉方面的异常，偏头痛的症状常常会被误认为中风。

饮食同样在偏头痛的发作中发挥作用，如果在PubMed上用"偏头痛"和"食物过敏"作为关键词查询相关文献，我们可以找到160多项不同的研究。[42]其中一项发表于2010年的随机双盲交叉对照试验显示，如果在6周的时间里从饮食中剔除所有已知的食物过敏原，那么患者偏头痛发作的次数就会明显减少，头痛持续的时间也会缩短。[43]

最近的几项研究注意到，高脂肪、低碳水化合物饮食和偏头痛发作次数显著减少之间存在着一定的关联。一项研究的结果在2015年发表在《欧洲神经学杂志》上[44]，在这项研究中，45名定期发作偏头痛的女性被分配到试验组，她们在1个月的时间里接受生酮饮食，随后再接受标准的能量限制饮食5个月，而对照组的患者在全部6个月的时间里一直接受标准的能量限制饮食。结果显示，在摄入高脂肪、低碳水化合物饮食的时间里，患者偏头痛发作的次数明显减少，头痛持续的时间更短，需要服用的药物也更少，而标准的低能量饮食没有这种效果。一旦试验组的女性改用标准的低能量饮食，尽管与起初的基线相比，症状还是有所改善，不过和接受生酮饮食的时候相比，症状会出现恶化。至于对照组，头痛持续的时间也会缩短，不过这种现象直到研究进行到第 3 个月的时候才会出现，而一直到第 6 个月才观察到偏头痛的发作频率减少。是在一个月内就获得明显的缓解还是等待 3~6 个月？患者更希望接受哪种方案？答案不言而喻。

2013 年《功能性神经学》杂志上发表了一篇非常引人注目的文章 [45]，根据这篇来自意大利的个案报道，一对 47 岁的双胞胎女性仅仅在开始接受低碳水化合物、高脂肪的减肥饮食 3 天之后，经常困扰她们的偏头痛症状就出人意料地消失了。这对双胞胎所采取的饮食计划由两部分组成，首先是连续 4 周的生酮饮食，紧接着调整为 2 个月的限制能量但是不会生成酮体的饮食，随后重复这个循环。

在开始这种饮食计划之前，姐妹俩的偏头痛每个月都要发作 5~7 次。在生酮饮食周期，她们的头痛症状完全消失，在随后的两个月时间里，症状再次复发，但是频率、持续时间以及疼痛的强度都有所改观。研究人员推断，生酮饮食可以减轻患者神经系统的炎症和氧化应激，加强线粒体的生成，由此导致偏头痛发作次数显著减少。

# 多发性硬化

多发性硬化（MS）是一种由于大脑和脊髓内的神经髓鞘脱失而出现的慢性、退行性疾病。髓鞘是一层非常柔软的、像蜡一样的物质，在中枢神经系统内，它们包绕在神经周围，发挥绝缘作用。一旦髓鞘通过自毁过程而被破坏，相应神经的功能会逐渐变差，导致一系列症状出现。

- 肌肉无力。
- 感觉障碍。
- 认知和记忆问题。
- 协调能力失衡或者完全丧失。
- 散光或者视力丧失。
- 震颤。

多发性硬化可能会表现为症状的逐步进展，或者在急性发作以后，症状在一段时间内有所缓解。早先的研究结果显示，维生素 D 可以调控被称为细胞因子的化学物质，从而对多发性硬化产生积极的影响，这些细胞因子对免疫系统的功能具有调节作用。有些方法既能够改善自己的健康状况，还可以应对自身免疫性疾病（例如多发性硬化），其中最好的策略之一就是定期晒太阳，使机体产生足够的维生素 D。

研究结果显示，血液中维生素 D 处于较高水平有助于避免多发性硬化的发生，因此，如果我们无法保证定期晒太阳，也没有安全的紫外线床（一种利用太阳灯进行照晒的浴床），就需要认真考虑是否应该口服维生素 D3 的补充剂。

一项研究的结果在 2004 年发表，这项研究发现，与没有补充维生素的女性相比，那些服用多种维生素补充剂（其中包括维生素 D）的女性发生多发性硬化的可能性会降低 40%[46]。我们要知道，在这项研究中，那些女性所服用的维生素补充剂中维生素 D 的剂量要远远低于我们现在已知的需要量，因此，如果读者能够使自己体内的维生素 D 达到最佳水平，就应该会明显降低发生多发性硬化的风险，幅度远远不止 40%。

近几年逐渐开始出现有关高脂饮食和多发性硬化之间相关性的研究，其结果也证实，对于治疗多发性硬化来说，高脂饮食非常值得期待。其中的一项动物试验旨在观察生酮饮食对于记忆障碍和神经系统炎症反应的作用，而记忆障碍和神经系统的炎症反应都是多发性硬化的标志。在试验过程中，那些接受高脂饮食的小鼠的炎症反应指标以及活性氧（我们在前面已经介绍过，活性氧会通过氧化作用对细胞造成损伤）的水平更低，同时它们在接受有关空间学习能力、记忆力以及运动能力测试的时候表现得更好。这项研究的结果于 2012 年发表。[47]

逐渐增多的证据显示，线粒体的功能障碍是神经退行性疾病的根源[48]，其中包括多发性硬化。这就提示我们，能够改善线粒体健康状态的饮食（例如 MMT）将会有助于管理和治疗多发性硬化，相关研究的结果正是如此。[49]

## 非酒精性脂肪肝

非酒精性脂肪肝的定义是，在没有明显饮酒的情况下，肝脏内积累了过多的脂肪，其重量超过了肝脏总重量的 5%。在正常情况下，肝脏内也会含有一定的脂肪，不过，如果肝脏中的脂肪含量过多，由此导致肝脏无法控制血糖的时候，就会引起一系列严重的健康问题。如果不接受治疗，非酒精性脂肪肝会导致肝脏肿胀，它甚至与肝癌和肝脏功能衰竭都有一定的关系。

有意思的是，以甘油三酯的形式储存在肝脏内的脂肪并不是来自我们所摄入的油腻食物，而是那些富含碳水化合物的食物。这也是为了制造鹅肝酱（foie gras）而强迫给那些鸭子和鹅饲喂玉米的原因。实际上，法语中的"foie gras"正是脂肪肝的意思。

典型的美国饮食富含糖分，这很可能是目前美国非酒精性脂肪肝非常流行的原因。根据统计，25%的美国成年人[50]以及10%的美国儿童[51]患有这种疾病，而在不久之前我们几乎没有听说过这种疾病有如此高的流行率。在绝大部分加工食品中，我们都可以发现果糖，它们常常以玉米糖浆的形式出现，而果糖只能被肝脏代谢。

差不多所有的果糖都被转运到肝脏。而如果我们所选择的是典型的西式饮食，食物中则会含有大量果糖。过多的果糖最终会超出机体所能承担的负荷，并且通过与酒精和其他毒素相同的途径对肝脏造成损害。我们甚至不必非常粗暴地摄取大量果糖就可以将肝脏置于危险之中。来自塔夫斯大学的一项研究于2015年发表，这项研究揭示每天仅饮用一杯含糖饮料就可以增加肝脏受损及导致非酒精性脂肪肝的风险。[52]

有一个好消息，如果我们显著减少食物中的碳水化合物，就会对治疗非酒精性脂肪肝带来非常大的好处。2011年《美国临床营养学杂志》上曾经发表了一篇文章[53]，其中将非酒精性脂肪肝患者分为两组，他们分别在两周的时间里接受低能量饮食和低碳水化合物饮食。当两周结束的时候，两组患者都出现了体重减轻和甘油三酯水平下降现象。与此同时，与接受低能量饮食的患者相比，接受低碳水化合物饮食的患者肝脏中的脂肪含量明显降低，要知道他们接受这种饮食仅仅只有两周的时间。

2011年，西班牙的一项初步研究发表在《药膳杂志》上，其中14名非酒精性脂肪肝患者接受一种西班牙生酮饮食，为期12周。在3个月以后，全部患者的甘油三酯和高密度脂蛋白胆固醇都处于正常水平。在这些患者中，非酒精性脂肪肝的症状完全消失的比例为21%，而92%的患者肝脏中储存的脂肪总量有所减少[54]。更早一些的一项研究的结果与之相似，在这项发表于2007年的研究中，5名非酒精性脂肪肝患者接受低碳水化合物生酮饮食，随访6个月。其中的4名患者坚持了下来，体重平均减轻了12.6千克，随后的活检证实，他们肝脏中脂肪的比例明显降低，同时还伴有瘢痕形成情况的改善。这种瘢痕的形成又称为纤维化，常常会伴随着非酒精性脂肪肝一同出现。[55]

# 肥　胖

目前，每三名美国人中就有两名处于超重或者肥胖状态。一篇于2014年发表在《纽约时报》上的文章注意到，在从20世纪60年代到2002年的40年时间里，美国人的平均体重增长了 11 千克。[56]

这不单纯是体重增加的问题，与肥胖有直接关联的 8 种疾病（其中包括 2 型糖尿病、高血压、心脏病、非酒精性脂肪肝、老年痴呆以及癌症等）的治疗费用就占据了美国全部医疗保健费用的 75%！

然而，读者应该牢记，尽管肥胖与这些疾病有一定的关联，但是肥胖并不是导致它们出现的原因，肥胖只是一个标志。把肥胖和其他健康问题连接在一起的潜在根源是代谢功能紊乱。而代谢功能紊乱最主要的驱动因子是过量消耗碳水化合物而导致的胰岛素抵抗。这也就意味着，与公众普遍的看法相反，肥胖并不仅仅是能量摄入过多而活动量不足的结果，实际上体重增加是自身总体健康处于危险状态的标志之一。

正如《经过篡改的数据：如何从废话中挑选出医疗建议》一书的作者马尔科姆·肯德里克博士在书中所描述的那样，我们奉为真理的很多医学建议都没有科学基础和支持证据，是被编造出来的，"卡路里理论"看上去也属于这一类的范畴。

尽管在 1 千克脂肪中含有多少能量是有科学根据的，但是据此就说为了减少多少千克脂肪，我们所需要做的只是消耗相应的能量就有逻辑上的问题了。我偶然发现，佐伊·哈尔科姆在他所撰写的书籍《肥胖流行：是由什么原因导致的，我们该如何停止》中率先揭露了"卡路里理论"在科学上的瑕疵，并为此收集了最全面的文献。如果有的读者希望更深入地研究这个问题，阅读佐伊和肯德里克的书籍将会是非常好的起点。

我知道让你们彻底放弃那种摄取更少的能量并进行更多的锻炼就可以减轻体重的想法是非常困难的，不过好消息是，你们可以通过选择能量的不同来源，达到摆脱肥胖的目的。当你们开始远离那些源源不断的净碳水化合物，并且把定期进行大餐—饥饿循环整合到自己的饮食计划之中时，就会使身体重新获得对胰岛素的敏感性。而当我们用高质量的脂肪代替非纤维性碳水化合物的时候，机体就会获得代谢脂肪的能力，利用自己储存的脂肪提供能量，从而减轻体重。此外，与低能量饮食和低脂饮食相比，脂肪可以让我们产生饱腹感和满足感，从而使我们更容易坚持这种饮食方式。

## 创伤性脑损伤

根据美国疾病预防控制中心（CDC）的统计，美国每年会出现大约 170 万例创伤性脑损伤，主要来自运动性损伤和车祸。

当创伤性脑损伤患者的状况处于稳定状态时，目前没有任何一种标准的治疗手段可以帮助他们的大脑功能恢复。取而代之的是，绝大部分医生都会选择观望态度，一边等待，一边观察患者大脑的功能能否恢复。

在人类的大脑中，60% 都是脂肪组织，仅仅 DHA 在大脑皮层中就占据了总重量的 15%~20%。DHA 在神经元（指中枢神经系统的细胞体）中的含量很高，为神经元提供结构上的支持。

由于可以毫不夸张地说大脑是由脂肪组成的，因此我们有理由认为，在损伤以后，选择脂肪中最有益的成分进行大剂量的补充，可能会支持大脑进行天然的愈合过程。实际上，科学界已经在评估以下两种特定的脂肪相关物质对创伤性脑损伤的治疗价值。

- ω-3 脂肪酸。
- 酮体（在摄入高脂肪、低碳水化合物、蛋白质含量适中的食物时，机体会产生酮体）。

ω-3 脂肪酸将会怎样帮助大脑从创伤性损伤中恢复过来？目前已知的途径如下。

- 抑制细胞死亡。[57]
- 帮助受损的神经元重建联络。[58]
- 活化那些有助于应对脑损伤的基因，同时关闭促进大脑炎症形成的基因。[59]

研究结果表明，在补充了 ω-3 脂肪酸以后，创伤性脑损伤患者的状况得到了显著改善。[60][61] 不幸的是，补充 ω-3 脂肪酸目前仍然被认为是一种非正统的治疗方式，没有被列入创伤性脑损伤的标准治疗方案。导致这种情况的最主要的原因是，目前还没有进行大规模的人体试验。由于 ω-3 脂肪酸很容易通过非处方形式获得，制药公司很难获得专利，因此进行相关的大规模人体试验几乎没有可能。不过，尽管制药公司都漠不关心，但是我们目前还是得到了以下证据。

- 出现创伤性脑损伤的时候，葡萄糖在大脑内的代谢过程也会受到损害。[62] 当我们摄入高脂肪、低碳水化合物食物的时候，机体会产生酮体，它们作为葡萄糖的替代"燃料"供大脑使用。
- 大脑损伤会导致神经炎症反应（指神经系统的炎症反应）[63]，而酮体和高脂饮食具有抗炎作用。
- 随着时间的推移，大脑损伤会导致癫痫发作[64]，而既往的研究结果已经显示生酮饮食可以降低癫痫发作的频率。

- 小鼠在大脑损伤以后接受生酮饮食，可以减小受损的范围（挫伤体积）。[65]
- 小鼠在大脑损伤以后接受生酮饮食，可以减轻组织肿胀，减少细胞死亡。[66]

如果有的读者或者其家人正在面临损伤后的大脑功能恢复问题，高脂饮食可以提供大脑修复所需的关键性原材料。

## 2型糖尿病

每三个美国人之中就有一个[67]已经罹患不同类型的糖尿病或者处于糖尿病前期，而差不多27%的糖尿病患者对自己已经被这种疾病所困扰毫不知情[68]。这种情况的存在增加了他们出现潜在致死性并发症的可能性。

根据2014年发布的数据，2001—2009年10~19岁的青少年罹患2型糖尿病的概率增加了30%！[69]在这里我使用了一个感叹号，这是因为2型糖尿病通常被认为是一种成人疾病，而现在它已经开始影响我们的孩子。

诸如此类的统计数据揭示了两个非常重要的事实。首先，统计数据告诉我们不能将糖尿病的主要根源归结到遗传上；其次，这些触目惊心的数据显示，我们一直在做的某些事情是极端错误的，需要义无反顾地进行纠正。

传统的医学仅仅把2型糖尿病看作血糖控制方面的问题，这是一种误解。实际上，糖尿病的根源在于胰岛素抵抗，而胰岛素抵抗通常是由饮食中含有过多的糖分和碳水化合物所导致的。一旦出现了胰岛素抵抗，血液循环中就会存在大量的胰岛素，但是胰岛素受体对它们毫无反应。

现在科学界逐渐意识到胰岛素并不是治疗2型糖尿病的有效途径。

2014年6月30日，一项研究的结果发表在《美国医学会内科医学期刊》上[70]，其中得出了如下结论：实际上，利用胰岛素治疗2型糖尿病时，患者受到的损害很可能要超过收益。尽管如此，传统医学界在面对高血糖现象时，还是会开具胰岛素来进行治疗。除此以外，那些接受过常规训练的医生会将那些明显存在缺陷的营养学信息提供给糖尿病患者，从而使这种疾病逐渐扩大流行比例。

尽管在传统的医学建议中很大一部分都集中在胰岛素之上，但是在2型糖尿病的形成过程中，还有另外一种激素发挥着不可或缺的作用，那就是瘦素。瘦素主要由脂肪细胞产生，其主要作用包括调控食欲和体重。瘦素会告知大脑什么时候应该进食，需要吃多少，其中最重要的是它会提示什么时候应该停止进食。另外，瘦素还会告知大脑可以利用那些可用的能量做些什么。

当血糖水平升高的时候，胰岛素将会被释放出来，指挥机体将过多的能量储存起来。在这个过程中，最主要的方式是形成脂肪，而这些脂肪细胞会产生瘦素。对于一个人来说，拥有的脂肪越多，产生的瘦素就会越多。这正是我在谈及 2 型糖尿病的时候通常会提到胰岛素抵抗和瘦素抵抗的原因，它们会协同工作。此外，瘦素主要负责胰岛素信号的精确度，以及机体是否会变到胰岛素抵抗状态。如果有的人员已经处于胰岛素抵抗状态，那么他们很可能同样也存在瘦素抵抗，特别是在超重或者肥胖的情况下。与胰岛素一样，想要让瘦素信号重新恢复正常，目前已知的唯一途径只有调整饮食，使其结构变得适当。

过度消耗碳水化合物特别是果糖，是导致胰岛素抵抗和瘦素抵抗的最主要原因。这也就意味着，改变饮食结构有很大的潜力能够同时消除 2 型糖尿病的这两个主要的触发因素。

高脂饮食看上去在治疗糖尿病方面特别有前途。

查尔斯·穆亨利博士是一位动物研究人员，就职于位于纽约市西奈山的伊坎医学院。2011 年，他在《公共科学图书馆 – 综合》杂志上发表了一项研究结果。[71]他在研究中用高脂的生酮饮食（含有 87% 的脂肪）饲喂罹患 1 型糖尿病或者 2 型糖尿病的小鼠（同时伴有早期肾病），8 周后小鼠的肾脏状况得到了完全缓解。如果人类也能够达到这种完全缓解，就意味着可以避免透析治疗。

2015 年，《营养》杂志发表了一篇评论[72]，其中收集了之前的研究结果。证据显示，通过降低饮食中碳水化合物的含量，增加脂肪，可以改善糖尿病的病情。其中最关键的两个方面是：首先，限制食物中碳水化合物的含量是一种经过验证能够降低血糖水平的途径，在这一点上，比单纯限制能量摄入更有效；其次，很多的研究结果都显示，高脂饮食可以减少 2 型糖尿病患者的药物需求。当然，高脂饮食还可以有效地减轻体重，而肥胖也是 2 型糖尿病已知的触发因素。

根据美国糖尿病学会的推荐，糖尿病患者每餐可以用 3/4~1 杯富含净碳水化合物的原料制作食物。[73]这个建议是有缺陷的，对于 2 型糖尿病患者来说，最好选择一种低碳水化合物、高脂肪的食谱，它能够更好地对这种疾病进行控制，甚至使其完全缓解。

# 附录 B

## 可可粉、可可粒以及可可油

大部分人都喜欢巧克力，但是很少有人知道制作巧克力的原料来自一种树，而这种树有一个奇怪的名字：可可。

可可以可可粉、可可粒以及可可油的形式出售。生可可粉的抗氧化作用差不多是普通黑巧克力的 4 倍，因此它是我们能够找到的最有效的抗氧化剂之一。另外，可可粉中含有蛋白质、钙元素、胡萝卜素、硫胺素、核黄素、镁元素、硫元素等多种物质，其中的植物素超过 380 种。

食用可可粉的最佳方法是购买生可可粒，在食用之前利用咖啡豆研磨机将它们磨成粉末。也可以购买生可可油，它的苦味较轻，更容易被耐受，但是抗氧化作用不如可可粒和可可粉。无论购买的是哪种类型，都应该是有机产品。

如何食用：我们可以在可可油和可可粉之中选择一种，也可以两者同时食用，在其中加入少量的天然增甜剂，然后用来制作果汁牛奶。这种果汁牛奶的味道很好。在各种天然增甜剂中，我发现添加甜叶菊之后的口味最好，我每天都会饮用 3 小杯果汁牛奶。可可中完全没有多不饱和脂肪酸，因此我们在食用可可粉的时候，不必担心会像食用其他大部分坚果和植物种子那样摄入过多的 ω-6 脂肪酸。无论是什么食物，只要是在制作过程中可以使用黄油，都可以用可可油代替。

## 黑芝麻

很多人都吃过白吉饼，其中含有白芝麻，不过黑芝麻是和白芝麻完全不同的食物，它没有去壳，从而使滋味更加丰富，所附加的营养功效也更多。

在明朝的时候，中国出现了一部传统中药经典著作《本草纲目》，在黑芝麻的条目中写道：连续服用黑芝麻 100 天以后，可以治愈各种慢性疾病；连续服用 1 年，会改善身体和面部皮肤的张力；连续服用 2 年，会使白发变黑；而连续服用 3 年，可以重新长出牙齿。

每克黑芝麻之中所含有的钙元素高于其他任何一种食物，它还是镁元素、铜元素以及锌元素的优质来源，因此，黑芝麻是矿物质的天然宝库。同时，它还含有木脂素。这是一种植物化合物，其中富含多酚和不能溶解的纤维素，木脂素被人体摄入以后，会转化为一种较弱的雌激素，可以帮助机体调控激素平衡，还有可能减小罹患激素相关性肿瘤（例如乳腺癌、子宫癌、卵巢癌和前列腺癌）的风险。曾经有一项研究的结果显示，绝经后的女性通过饮食摄入较多的木脂素，可以将罹患乳腺癌的风险降低 17%。[1]

如何食用：利用旺火爆炒碳水化合物含量很低的蔬菜，然后撒上黑芝麻，也可以把一小把黑芝麻加入到沙拉中，甚至直接吃也没有问题，只不过不能一口吞下，而是要好好咀嚼。我们还可以把 1 汤匙黑芝麻和其他植物的种子一起加入到果汁牛奶之中。

## 亚麻籽

人类种植亚麻有很长的历史，主要利用它来制造面料。不过，不仅仅是为人类提供衣服，亚麻籽对人体同样有益，益处表现在以下三个方面。

- 亚麻籽富含 ω-3 脂肪酸，并以 α-亚麻酸的形式存在，具有抗炎作用。
- 正如在黑芝麻条目中介绍的那样，其中富含多酚和不能溶解的纤维素，机体能够将木脂素转变为植物雌激素。亚麻籽中木脂素的含量要远远高于黑芝麻，差不多是黑芝麻的 10 倍。
- 亚麻籽是纤维素的优质来源，包括可溶性纤维素和不能溶解的纤维素。

如何食用：在食用之前，可以使用咖啡豆或者香料研磨机将完整的亚麻籽磨碎。更胜一筹的方法是将亚麻籽浸泡一夜，然后用来制作果汁牛奶，每次加入差不多 1 汤匙的量。也可以把研磨后的亚麻籽加入到果汁牛奶、蔬菜汁之中，或者混入鸡蛋或者牛油果酱（用来掩盖亚麻籽有些古怪的口味）中，还可以在制作肉丸或者蟹肉饼的时候用磨碎的亚麻籽代替面包渣。

在这里有一项非常重要的提示：应该避免使用那些提前已经研磨好的亚麻籽，更不要用亚麻籽油，尽管巴德维格癌症治疗方案非常提倡使用亚麻籽油。我们应该可以理解，差不多所有的亚麻籽油都已经被严重氧化，应该被丢弃。另外，利用等价的经过浸泡的亚麻籽就可以很轻易地替代亚麻籽油。

记住：MMT 中最重要的原则之一是，尽可能使用高质量的原材料，还要尽可能保证它们的新鲜程度，只有这样才能充分发挥 MMT 的作用。

## 野鼠尾草籽

野鼠尾草籽(奇亚籽)曾经被古代的阿兹特克人和玛雅人看作珍贵的食物。"Chia"是一个古老的玛雅词汇，意味着强壮。这种微小的种子最大的价值在于它们可以补充能量的特性。

野鼠尾草籽富含蛋白质、有益于健康的 ω-3 脂肪酸、膳食纤维、矿物质、维生素以及抗氧化成分。所有这些都被包含在小小的种子里面，能够被迅速而容易地利用。野鼠尾草籽在人体健康方面的价值和亚麻籽类似，但是它可以提前研磨，更不容易腐败。实际上，以前人们认为，在没有冰箱的情况下，野鼠尾草籽可以储存两年。这可能与野鼠尾草籽中含有高水平的抗氧化成分有关。

野鼠尾草籽最大的价值在于它们含有大量的纤维素，仅仅 1 汤匙野鼠尾草籽中就含有差不多 5 克纤维素。

如何食用：在经过水或者椰子汁浸泡一夜以后，野鼠尾草籽会呈现出类似于木薯淀粉的质地，在其中添加一些肉桂或者生可可粉，用一点点甜叶菊调味，然后制成类似于布丁的样子，就可以随时食用了。还可以把野鼠尾草籽撒在果汁牛奶或者汤中，不过它们会吸收水分形成凝胶，如果不想咬着吃，就需要在马上要吃的时候放野鼠尾草籽。我们还可以像培育草头娃娃那样，让野鼠尾草籽发芽，然后食用嫩芽或者把这种营养方面的超级巨星拌入沙拉之中。

注意：如果有的人员曾经有吞咽困难的历史，或者给儿童喂食野鼠尾草籽，那么要小心，不要在吃了一小把野鼠尾草籽之后马上饮水，否则它们会迅速形成类似凝胶的球体，有可能阻塞食管，有时需要采取医疗手段才能去除。

## 黑孜然

黑孜然，又被称为黑籽、黑种草、黑色小茴香或罗马香菜，很早以前在传统医疗体系（包括印度草医学）之中就已经开始被使用。有一点非常重要，黑孜然和香料孜然并不是同一个物种。与其他的大部分种子不同，黑孜然很难在杂货店中买到，不过可以网购。

有 650 多项经过同行评议的研究旨在观察黑孜然对健康的好处，这些研究发现黑孜然具有抗菌、保护肝脏、免疫支持、解痉止痛以及抗氧化等多种特性。[2]

黑孜然还可能具有对抗肥胖的效果，其中包括减轻体重、缩小腰围和臀围。[3]

如何食用：黑孜然尝起来有些像百里香、牛至和肉豆蔻的混合物，有一种暖暖但是略带苦味的味道，能够增加食物的风味。我们可以在旺火炒菜的时候加入黑孜然，或者把它加入沙拉调味汁中。例如，尝试用黑孜然、柠檬香菜和芝麻酱一起调制沙拉酱。我们也可以直接把黑孜然撒入沙拉中，甚至将它们混入咖啡或者茶中。其他的食用方法包括用热水冲泡大约一汤匙的黑孜然，浸泡 10 分钟以后，一杯黑孜然茶就做好了。对于我自己来说，每天早晨都会将一汤匙的黑孜然（差不多 11 克）加入到我的早餐果奶中。

# 葵花子

尽管向日葵在法国南部有大面积种植，实际上它是北美洲土生土长的植物。早在公元前 3000 年，印第安人就开始栽培向日葵，把葵花子当作食物、油脂的来源，甚至会把它们磨成粉。

葵花子富含维生素 E 和 B、铜元素、锰元素、硒元素、磷元素以及镁元素。其中的维生素 E 具有很强的抗氧化作用，能够保护细胞膜和胆固醇，使细胞膜和胆固醇免于自由基的损伤，由此赋予它强大的抗炎属性。

如何食用：我坚信食用葵花子的最佳方法是让它们发芽以后再食用。通常情况下，让植物种子发芽能够把那些未经加工的、有利于生存的营养物质传递下去。在所有的芽菜之中，葵花子芽的营养密度最高，差不多是绝大部分蔬菜芽的 30 倍。我们可以定期在沙拉中添加一些葵花子芽。直接购买葵花子芽的费用比较高，不过可以自己培育。

葵花子直接拿来作为零食也不错。还可以把它们加入富含脂肪、由草饲牛肉制成的汉堡包中，或者加入不含谷类的格兰诺拉麦片中。为了清爽的口感，可以把它们撒入沙拉中，还能够用高性能的搅拌机把葵花子研磨成向日葵黄油。由于葵花子中富含 ω-6 脂肪酸，它们很容易腐败，因此如果可能的话，应该将其放在冰箱或冷冻箱里保存，储存的时候还需要避光。

# 南瓜子

如果有的读者希望零食既有嘎吱作响的口感，又对健康有明显的好处，那么南瓜子是不二之选。小小的南瓜子中包含着多种营养物质，如镁元素、锰元素、铜元素、锌元素和蛋白质，可以说南瓜子是天然的营养供应站。

镁元素参与机体内的多种生理过程，例如 ATP 的产生、RNA 和 DNA 的合成、心脏对血液的泵送、骨骼和牙齿的形成、血管的舒张以及正常肠道功能的维持。目前已经有研究结果显示，镁元素有助于降低血压，预防心脏骤停、心肌梗死和中风的发作。然而据估计，80% 的美国人缺乏这种重要的矿物质。

和葵花子一样，南瓜子中也含有高水平的植物固醇以及具有清除自由基作用的抗氧化剂。葵花子和南瓜子还都含有大量的纤维素。

南瓜子是锌元素的丰富来源，30 克南瓜子中所含有的锌元素超过 2 毫克。锌元素对机体来说非常重要，免疫功能的维持、细胞的生长和分裂、睡眠和情绪的调控等很多方面都离不开锌元素。此外，在机体内的全部器官中，前列腺中锌元素的浓度最高[4]，锌元素对于维持前列腺的健康状况是不可或缺的。

如何食用：最好直接食用生南瓜子，也可以把它们加入不含谷类的格兰诺拉麦片、沙拉或者汤之中，新鲜研磨后用来制作果汁牛奶也是一个不错的选择。

## 欧车前子壳

如果有的读者正在寻找一种补充纤维素摄入量的健康方法（这是 MMT 的重要组成部分之一），带壳的有机欧车前子是一种既简单又便宜的选择。实际上，我在这里提到的欧车前子壳是指将卵叶车前草的种子外皮研磨以后得到的壳粉，这是一种富含纤维素的食物来源，其中可溶性纤维素和不能溶解的纤维素的含量都非常高。我在第 5 章中曾经提到过，这些纤维素对于维持机体的生理健康有非常大的价值。

每日在饮食中添加 3 次欧车前子壳粉，可以增加摄入 18 克左右的膳食纤维，从而使我们更加接近推荐的纤维素每日最低需要量（每摄入 4200 千焦能量需要配合 50 克纤维素）。在这里大家要理解一个问题，那就是这种方式只是补充，不能用它完全取代通过进食蔬菜来摄取纤维素。另外，在添加欧车前子壳粉的时候，需要逐步增加，也不是每个人都必须达到这个剂量。

警告：如果有的读者推测自己患有肠梗阻或者曾经有肠道粘连的病史，则必须在医疗监督下服用欧车前子壳。

如何食用：欧车前子壳很适合加入果汁牛奶中，当它们充分混合以后，欧车前子壳能够改善果汁牛奶的质地，使它变得更加浓稠。我们也可以把满满一汤匙欧车前子壳混入一杯水中饮用，为了帮助纤维素顺利地通过消化系统，此后可以再饮用一杯水，每天 3 次。我们要记住，车前草是一种普遍种植的农作物，这也就意味着其中的很大一部分可能被杀虫剂、除草剂和化肥所污染。基于这个原因，在食用之前必须保证欧车前子是有机产品，同时还要保证是纯粹的欧车前子壳。这是因为很多品牌的纤维素补充剂使用的都是人工合成或者半合成的成分，例如甲基纤维素或者多羧钙（聚卡波非钙），并不含有欧车前子。我还建议选择不含添加剂和增甜剂的欧车前子壳粉，因为添加剂和增甜剂会对机体内的微生物产生不利的影响，特别是糖会被潜在的致病微生物用作食物，由此产生我们并不希望看到的后果。同时，这些添加剂和增甜剂还会增加我们的总碳水化合物摄入量，使我们的 MMT 计划事与愿违。使用人工增甜剂时同样需要当心，逐渐增多的证据显示这些物质也能够减少有益菌的数量，从而对机体内的微生物菌群产生负面的影响。

## 夏威夷果

当读者想起这种坚果的时候，脑海里一定会浮现出夏威夷这个地区，不过实际上这种坚果原产于澳大利亚和新西兰地区，这正是它还被称为澳洲坚果或者昆士兰坚果的原因。世界上有一些特别受欢迎的坚果，人们都希望购买，并且多多益善，而夏威夷果正是其中之一。

在所有的坚果中，夏威夷果的脂肪含量最高，而蛋白质和碳水化合物的含量最低。生夏威夷果还含有丰富的维生素 B1、镁元素和锰元素。对于锰元素来说，只需一份生夏威夷果就足以为我们提供每日所需量的 58%，同时还有大量的维生素 B1，能够达到每日推荐量的 23%。

在夏威夷果所含有的全部脂肪中，80% 都是单不饱和脂肪酸，而在这些脂肪酸中，绝大部分都是油酸——一种 ω-9 脂肪酸。这种脂肪酸同样存在于橄榄油中，因此夏威夷果和橄榄油有相似的健康价值。不过由于存在于夏威夷果中的油酸都是完整的，没有经过提取，因此在通常情况下，它们被氧化的可能性要低于橄榄油。如果有的读者正在考虑食用夏威夷果，我建议选择生的，越新鲜越好。

如果有的读者饲养了宠物，就需要注意，对于狗来说夏威夷果是有毒的，它可以使狗变得虚弱，出现呕吐、共济失调、颤抖和体温过高等现象。

如何食用：这种美味的坚果可以当作完美的零食直接食用。我们可以把它们磨碎，制成坚果黄油；压成碎末后撒在肉食或者鱼上；剁成较粗的颗粒后拌入沙拉中，还可以煮进汤里，此时吃起来会有一种咯吱咯吱的口感。需要注意的是，我们每天的食入量不要超过 60 克。

# 美洲山核桃

追踪起源，美洲山核桃树最早出现在北美洲。在几千年的时间里，美洲山核桃一直是印第安人食物供应中的重要组成部分，印第安人还曾经教授那些早期的殖民者如何收获、利用以及储存美洲山核桃，并且把它们作为度过寒冬的重要食物来源。

研究结果显示，食用美洲山核桃可以降低低密度脂蛋白胆固醇的水平，改善动脉功能。[5] 在脂肪和蛋白质比例方面，美洲山核桃的价值仅仅略逊于夏威夷果。它还含有具有抗炎作用的镁元素、有益于心脏健康的油酸、酚类抗氧化剂以及促进免疫功能的锰元素，其中所含有的维生素和矿物质种类超过了 19 种。

经过美国农业部鉴定，在各种食物中，美洲山核桃的抗氧化活性位居前 15 位。它还富含锰元素，而我们很难从日常的饮食中获得这种元素。

如何食用：生吃美洲山核桃就很美味，也可以将其剁碎以后和椰子油、可可粒、肉桂、甜叶菊混合在一起作为甜点。而如果想制作一道真正美味的零食，则可以把生的美洲山核桃放入黄油中，撒上少许海盐，然后低温烘焙。

# 巴西坚果

巴西坚果来自南美洲的巴西坚果树，它是一种美味且富含营养的坚果。

巴西坚果最值得注意的是，它是硒元素的优秀来源。硒元素是人体必需的矿物质之一，有助于预防癌症和其他一些类型的慢性病，还是汞的拮抗剂。巴西坚果紧随夏威夷果和美洲山核桃之后，也是一种富含脂肪而蛋白质含量很低的食物。巴西坚果也富含锌元素，而实际上很多美国人都存在锌元素缺乏现象。

巴西坚果可以为我们的健康带来多种令人印象深刻的好处，其中包括：刺激机体生长和修复、改善消化和免疫功能、提升心脏的健康水平、平衡激素功能、降低罹患癌症的风险、提升男性的生育力、帮助减肥、协助改善皮肤的健康状况以及延缓衰老，等等。

巴西坚果还含有 L- 精氨酸，这是一种氨基酸，对于那些已经罹患心脏病或者由于具有多种心血管疾病的风险因素，未来很有可能出现心脏病的人员来说，能够为保护血管提供多种益处。

尽管巴西坚果有如此众多的好处，但只建议每日食用少数几颗。其中的原因之一是，过多食用巴西坚果很容易使硒元素超出理想的摄入量，从而对健康产生不利的影响，另外，由于巴西坚果树的根系非常发达，巴西坚果中常常含有少量的镭元素。[6]

如何食用：剥去外壳直接食用就是一个好的选择，不过要注意，在剥壳后应该马上食用，这是因为巴西坚果中含有大量的脂肪，很快就会变质。和本章中其他的坚果一样，巴西坚果也可以在切碎以后撒在其他符合 MMT 要求的食物之上。

# 巴旦木

在严格意义上，巴旦木（扁桃仁）是种子，并不属于果实。巴旦木树和桃树、杏树以及樱桃树同属一个大家庭。和这些近亲一样，巴旦木树的果实有一个石头样的种子，或者说果核，巴旦木正是这种果核。

巴旦木中含有 L– 精氨酸，还是钾元素的优秀来源，这种矿物质有助于恢复血压。

不过要注意，不要过量食用巴旦木。巴旦木中富含蛋白质，4 颗中就含有 1 克蛋白质。同时，巴旦木中 ω-6 脂肪酸的含量相对较高，差不多达到了 30%，过多食用会破坏 ω-6 脂肪酸和 ω-3 脂肪酸之间的比例，对健康造成不良影响。另外，在巴旦木所含有的脂肪酸中，60% 都是饱和脂肪酸，单不饱和脂肪酸只占 10%。

巴旦木在北美销售的时候，尽管标称"生的"，但是经过了巴氏消毒法处理，因此在美国找到真正的生巴旦木有一定的难度。这些巴氏消毒法包括以下措施。

- 加油烘焙、直接烘焙或者开水烫。
- 蒸汽加工。
- 环氧丙烷处理。环氧丙烷是一种高度可燃的化合物，在由于安全原因而被禁止使用之前曾经用作赛车燃料。

实际上还是有可能在美国购买到生巴旦木的，此时需要通过合适的供应商，他们会少量销售没有经过巴氏消毒法处理的巴旦木。因此，关键问题是找到一个已经获得批准、不需要对巴旦木进行巴氏消毒法处理的公司。

如果有的读者选择食用巴旦木，则在食用巴旦木之前需要进行浸泡，这样有助于去除巴旦木天然含有的植酸和酶抑制剂。在坚果和种子的形成过程中，其中的酶抑制剂会起保护作用，降低酶的活性，防止过早出芽。而在被吃进人体以后，这些酶抑制剂会干扰人体内参与消化和代谢的酶的功能。为了使经过浸泡的坚果更加美味，我们可以使用干燥机来改善它们的口感。

如何食用：我们可以直接拿巴旦木当零食吃，还可以利用高功率搅拌机把它们研磨成杏仁黄油，然后涂抹在芹菜杆上食用，或者与可可粒等一起做成巧克力口味的多坚果奶昔。在储存的时候，为了保鲜和预防腐败，我们需要把带壳的巴旦木放置在阴凉的橱柜或者冰箱里，也可以冷冻保存。

就我个人而言，我从来不吃巴旦木。这是因为我想让自己的 ω-6 脂肪酸维持在低水平，不过只要有所节制，少量食用也没有什么问题。与种子一样，我们每天摄入的巴旦木最好限制在 15 克以下。

下表列出了有益于执行 MMT 计划的坚果和种子的营养水平。

| 种子 / 坚果 | 脂肪（Fat） | 蛋白质（P） | Fat/P 比例 | 碳水化合物（C） | 膳食纤维（F） | C/F 比例 |
|---|---|---|---|---|---|---|
| 可可粒 | 4.7 | 1.6 | 2.9 | 3.9 | 3.5 | 1.1 |
| 黑芝麻 | 5.2 | 1.8 | 2.9 | 2.8 | 1.5 | 1.9 |
| 亚麻籽 | 4.2 | 1.8 | 2.3 | 2.9 | 2.7 | 1.1 |
| 野鼠尾草籽 | 2.8 | 1.5 | 1.9 | 3.8 | 3.1 | 1.2 |
| 大麻籽 | 2.1 | 1.5 | 1.4 | 1.7 | 1.7 | 1.0 |
| 黑孜然 | 1.5 | 1.2 | 1.3 | 3.0 | 0.8 | 3.8 |
| 葵花子 | 2.1 | 1.8 | 1.2 | 2.7 | 0.8 | 3.4 |
| 南瓜子 | 1.7 | 1.7 | 1.0 | 4.8 | 1.7 | 2.8 |
| 欧车前子 | 0 | 0 | — | 4 | 4 | 1.0 |
| 夏威夷果 | 7.6 | 0.8 | 9.5 | 1.4 | 0.9 | 1.6 |
| 美洲山核桃 | 7.2 | 1.4 | 5.1 | 1.4 | 1.0 | 1.4 |
| 巴西坚果 | 6.6 | 1.4 | 4.7 | 1.2 | 0.8 | 1.5 |
| 巴旦木 | 4.0 | 1.7 | 2.4 | 1.7 | 1.9 | 0.9 |

注：为了使测量更加简便，上表中的数值都是基于一平汤匙的坚果或者种子测量的。对于每一种坚果或者种子来说，重量有较大的差距，比如从欧车前子的 4 克一直到可可粒的 11 克。

# 参考文献

## 前　言

[1] K. M. Adams, W. S. Butsch, and M. Kohlmeier, "The State of Nutrition Education at US Medical Schools", *Journal of Biomedical Education*, vol. 2015 (January 2015), Article ID 357627, 7 pages. DOI:10.1155/2015/357627.

[2] "Cancer Facts & Figures 2016", American Cancer Society, Atlanta, Georgia, 2016.

[3] "Global Cancer Facts & Figures, 3rd Edition", American Cancer Society, Atlanta, Georgia, 2015.

[4] N. Howlader et al. (eds.), "SEER Cancer Statistics Review, 1975–2013", National Cancer Institute, Bethesda, MD, April 2016.

[5] M. Harper, "David Graham on the Vioxx Verdict", Forbes, August 19, 2005.

## 第 1 章

[1] N. Lane, *Power, Sex, Suicide: Mitochondria and the Meaning of Life* (New York: Oxford University Press, 2006), 3.

[2] Ibid.

[3] Ibid, location 5926.

[4] "Our Best Days Are Yours", Kellogg's.

[5] L. B. Wrenn, *Cinderella of the New South* (Knoxville, TN: University of Tennessee Press, 1995), 84.

[6] T. G. Graham and D. Ramsey, *The Happiness Diet* (New York: Rodale Books, 2012), 25.

[7] F. G. Mather, "Waste Products: Cotton-Seed Oil", *Popular Science Monthly*, May 1894, 104.

[8] Graham and Ramsey, *The Happiness Diet*.

[9] "Our Heritage", Crisco.

[10] S. Gokhale, "Marketing Crisco", Weston A. Price Foundation, June 25, 2013.

[11] Graham and Ramsey, *The Happiness Diet.*

[12] T. L. Blasbalg et al., "Changes in Consumption of Omega-3 and Omega-6 Fatty Acids in the United States During the 20th Century", *American Journal of Clinical Nutrition*, 93, no. 5 (May 2011): 950–62: DOI: 10.3945/ajcn.110.006643. Epub 2011 Mar 2.

[13] S. F. Halabi, *Food and Drug Regulation in an Era of Globalized Markets* (Cambridge, MA: Academic Press, 2015), 148.

[14] T. Neltner, M. Maffini, "Generally Recognized as Secret: Chemicals Added to Food in the United States", National Resources Defense Council, April 2014.

[15] R. J. de Souza et al., "Intake of Saturated and Trans Unsaturated Fatty Acids and Risk of All Cause Mortality, Cardiovascular Disease, and Type 2 Diabetes: Systematic Review and Meta-analysis of Observational Studies", *BMJ* (2015): 351, DOI: 10.1136/bmj.h3978.

[16] V. T. Samuel, K. F. Petersen, and G. I. Shulman, "Lipid-induced Insulin Resistance: Unraveling the Mechanism", *Lancet*, 375, (2010): 2267–77, DOI: 10.1016/S0140-6736(10)60408-4.

[17] K. Kavanagh et al., "Trans Fat Diet Induces Abdominal Obesity and Changes in Insulin Sensitivity in Monkeys", *Obesity*, 15, no. 7 (July 2007): 1675–84, DOI: 10.1038/oby.2007.200.

[18] M. C. Morris et al., "Dietary fats and the risk of incident Alzheimer's disease", *Archives of Neurology*, 60, no. 2 (2003):194–200, DOI: 10.1001 /archneur.60.2.194.

[19] C. M. Benbrook, "Impacts of Genetically Engineered Crops on Pesticide Use in the U.S.—the First Sixteen Years", *Environmental Sciences Europe*, 24, no. 1 (2012): 24, DOI: 10.1186/2190-4715-24-24.

[20] N. Defarge et al., "Co-Formulants in Glyphosate-Based Herbicides Disrupt Aromatase Activity in Human Cells below Toxic Levels", *International Journal of Environmental Research and Public Health*, 13, no. 3 (2016): 264, DOI: 10.3390 / ijerph13030264.

[21] A. Keys, "Mediterranean Diet and Public Health: Personal Reflections", *American Journal of Clinical Nutrition*, 61, no. 6 supplement (1995): 1321S–1323S.

[22] A. Keys, "Atherosclerosis: A Problem in Newer Public Health", *Journal of Mt. Sinai Hospital*, New York, 20, no. 2 (July–August 1953): 134.

[23] N. Teicholz, *The Big Fat Surprise* (New York: Simon & Schuster, 2014), 32–33.

[24] Central Committee for Medical and Community Program of the American Heart Association, "Dietary Fat and Its Relation to Heart Attacks and Strokes", *Circulation* 23 (1961): 133–36.

[25] H. M. Marvin, *1924–1964: The 40 Year War on Heart Disease* (New York: American Heart Association, 1964).

[26] A. Keys, "Coronary Heart Disease in Seven Countries", *Circulation*, 41, no. 1 (1970): 1186–95.

[27] Dietary Guidelines Advisory Committee, "History of the Dietary Guidelines for Americans", *Nutrition and Health: Dietary Guidelines for Americans, 2005*, U.S. Department of Health and Human Services.

[28] Z. Harcombe et al., "Evidence from Randomised Controlled Trials Did Not Support the Introduction of Dietary Fat Guidelines in 1977 and 1983: A Systematic Review and Meta-analysis", *Open Heart*, 2, no. 1 (2015): DOI: 10.1136/openhrt-2014-000196.

[29] U.S. Department of Health and Human Services and U.S. Department of Agriculture, "Key Recommendations: Components of Healthy Eating Patterns", 2015–2020 *Dietary Guidelines for Americans, 8th Edition* (December 2015): 15.

[30] Centers for Disease Control and Prevention, Division of Diabetes Translation, "Long-term Trends in Diabetes" (2016).

[31] C. D. Fryar, M. Carroll, and C. Ogden, Division of Health and Nutrition Examination Surveys, "Prevalence of Overweight, Obesity, and Extreme Obesity Among Adults Aged 20 and Over: United States, 1960–1962 Through 2013–2014", table 1, Centers for Disease Control and Prevention.

[32] N. Howlader et al. (eds.), "SEER Cancer Statistics Review, 1975–2013."

[33] "SEER Stat Fact Sheets: Cancer of Any Site", National Cancer Institute.

[34] P. A. Heidenreich et al., "Forecasting the Future of Cardiovascular Disease in the United States", *Circulation*, 123, no. 8, (2011): 933-944, DOI: 10.1161 /CIR.0b013e31820a55f5.

[35] P. Leren, "The Effect of Plasma-Cholesterol-Lowering Diet in Male Survivors of Myocardial Infarction: A Controlled Clinical Trial", *Bulletin of the New York Academy of Medicine*, 44,

no. 8 (1968):1012–20.

[36] S. Dayton et al., "A Controlled Clinical Trial of a Diet High in Unsaturated Fat in Preventing Complications of Atherosclerosis", *Circulation*, 40 (1969): II-1- II-63, DOI: 10.1161/01.CIR.40.1S2.II-1.

[37] I. D. Frantz et al., "Test of effect of lipid lowering by diet on cardiovascular risk. The Minnesota Coronary Survey", *Arteriosclerosis*, 9, no. 1, (January–February 1989):129–35, DOI: 10.1161/01.ATV.9.1.129.

[38] O. Turpeinen et al., "Dietary Prevention of Coronary Heart Disease: The Finnish Mental Hospital Study", *International Journal of Epidemiology*, 9, no. 2 (1979): 99–118, DOI: 10.1093/ije/8.2.99.

[39] "Controlled Trial of Soya-Bean Oil in Myocardial Infarction", *The Lancet*, 292, no. 7570 (1968): 693–700, DOI: 10.1016/S0140-6736(68)90746-0.

[40] "Multiple Risk Factor Intervention Trial Group: Public Annual Report, Multiple Risk Factor Intervention Trial, June 30, 1975 to July 1, 1976", *Journal of the American Medical Association*, 248, no. 12 (1982): 1465–77.

[41] P. W. Siri-Tarino et al., "Meta-analysis of Prospective Cohort Studies Evaluating the Association of Saturated Fat with Cardiovascular Disease", *American Journal of Clinical Nutrition*, 91, no. 3 (2010): 535–46, DOI:10.3945/ajcn.2009.27725.

[42] R. Chowdhury et al., "Association of Dietary, Circulating, and Supplement Fatty Acids With Coronary Risk: A Systematic Review and Meta-analysis", *Annals of Internal Medicine*, 160 (2014): 398–406, DOI: 10.7326/M13-1788.

[43] De Souza et al., "Intake of Saturated and Trans Unsaturated Fatty Acids and Risk of All Cause Mortality, Cardiovascular Disease, and Type 2 Diabetes."

[44] C. E. Ramsden et al., "Use of Dietary Linoleic Acid for Secondary Prevention of Coronary Heart Disease and Death: Evaluation of Recovered Data From the Sydney Diet Heart Study and Updated Meta-analysis", *BMJ*, 346 (2013): DOI: 0.1136/bmj.e8707.

[45] Ibid.

[46] M. A. Austin et al., "Low-Density Lipoprotein Subclass Patterns and Risk of Myocardial Infarction", *Journal of the American Medical Association*, 260, no. 13 (1988):1917–21, DOI: 10.1001/jama.1988.03410130125037.

[47] D. M. Dreon et al., "Change in Dietary Saturated Fat Intake Is Correlated with

Change in Mass of Large Low-Density-Lipoprotein Particles in Men", *American Journal of Clinical Nutrition*, 67, no. 5 (1998): 828–36, accessed 12/2/16.

[48] K. Gunnars, "Saturated Fat, Good or Bad", Authority Nutrition.

[49] P. W. Siri-Tarino et al., "Saturated Fat, Carbohydrate, and Cardiovascular Disease", *American Journal of Clinical Nutrition*, 91, no. 3 (2010): 502–9, DOI: 10.3945/ajcn.2008.26285.

## 第 2 章

[1] L. Cordain, "The Nutritional Characteristics of a Contemporary Diet Based Upon Paleolithic Food Groups", *Journal of the American Nutraceutical Association*, 5, no. 5, (2002): 15–24.

[2] J. J. Meidenbauer, P. Mukherjee, and T. N. Seyfried, "The Glucose Ketone Index Calculator: A Simple Tool to Monitor Therapeutic Efficacy for Metabolic Management of Brain Cancer", *Nutrition & Metabolism*, vol. 12 (2015):12. DOI:10.1186/s12986-015-0009-2.

[3] R. Agrawal and F. Gomez-Pinilla, "'Metabolic Syndrome' in the Brain: Deficiency in Omega-3 Fatty Acid Exacerbates Dysfunctions in Insulin Receptor Signalling and Cognition", *The Journal of Physiology*, 590, no. 10, (2012): 2485, DOI: 10.1113/jphysiol.2012.230078.

[4] J. R. Ifland et al., "Refined Food Addiction: A Classic Substance Use Disorder", *Medical Hypotheses*, 72, no. 5, (May 2009): 518–26, DOI: 10.1016/j .mehy.2008.11.035.

[5] T. R. Nansel et al., "Greater Food Reward Sensitivity Is Associated with More Frequent Intake of Discretionary Foods in a Nationally Representative Sample of Young Adults", *Frontiers in Nutrition*, 3, no. 33, 8/18/2016, DOI: 10.3389 / fnut.2016.00033.

[6] S. D. Phinney and J. S. Volek, *The Art and Science of Low-Carbohydrate Living* (Miami, FL: Beyond Obesity LLC, 2011), 10.

[7] G. D. Maurer, et al., "Differential Utilization of Ketone Bodies by Neurons and Glioma Cell Lines: a Rationale for Ketogenic Diet as Experimental Glioma Therapy", *BMC Cancer* 11 (2011): 315, DOI:10.1186/1471-2407-11-315.

[8] R. Sender, S. Fuchs, and R. Milo, "Revised Estimates for the Number of Human and Bacteria Cells in the Body", *PLoS Biology*, 14, no. 8 (2016): e1002533, DOI:10.1371/ journal.pbio.1002533.

[9] R. Rosedale, "Life, Death, Food and the Disease of Aging", presented at the American Academy of Anti-Aging in Orlando, Florida, 2011.

[10] C. E. Forsythe et al., "Comparison of Low Fat and Low Carbohydrate Diets on Circulation Fatty Acid Composition and Markers of Inflammation", *Lipids*, 43, no. 1 (2008): 65–77, DOI: 10.1007/s11745-007-3132-7.

[11] S. McKenzie, "Yoshinori Ohsumi Wins Nobel Prize for Medical Research on Cells", October 3, 2016.

[12] K. J. Bough et al., "Mitochondrial Biogenesis in the Anticonvulsant Mechanism of the Ketogenic Diet," *Annals of Neurology*, 60 (2006): 223–35, DOI:10.1002 / ana.20899.

[13] P. J. Cox, K. Clarke, "Acute Nutritional Ketosis: Implications for Exercise Performance and Metabolism", *Extreme Physiology & Medicine*, 3 (2014): 1, DOI: 10.1186/2046-7648-3-17.

[14] O. E. Owen et al., "Liver and Kidney Metabolism During Prolonged Starvation", *Journal of Clinical Investigation*, 48, no. 3 (1969): 574–83.

[15] M. Akram, "A Focused Review of the Role of Ketone Bodies in Health and Disease", *Journal of Medicinal Food*, 16, no. 11 (November 2013): 965–67, DOI: 10.1089/ jmf.2012.2592.

[16] Ibid.

[17] Phinney and Volek, *The Art and Science of Low-Carbohydrate Living*, 10.

[18] Interview with Jeff Volek, PhD.

[19] J. C. Newman and E. Verdin, "β-hydroxybutyrate: Much More Than a Metabolite", *Diabetes Research and Clinical Practice*, 106, no. 2 (2014): 173–81, DOI: 10.1016/ j.diabres.2014.08.009.

[20] A. Paoli et al., "Ketogenic Diet in Neuromuscular and Neurodegenerative Diseases", *BioMed Research International*, 2014 (2014), DOI:10.1155/2014/474296.

[21] M. A. McNally and A. L. Hartman, "Ketone Bodies in Epilepsy", *Journal of Neurochemistry*, 121, no. 1 (2012): 28–35, DOI: 10.1111/j.1471-4159.2012.07670.x.

[22] J. Moore, *Keto Clarity* (Victory Belt Publishing, 2014), 58.

[23] A. J. Brown, "Low-Carb Diets, Fasting and Euphoria: Is There a Link between Ketosis and Gamma-hydroxybutyrate (GHB)", *Medical Hypotheses*, 68, no. 2 (2007): 268–71, DOI: 10.1016/j.mehy.2006.07.043.

## 第 3 章

[1] E. L. Knight et al., "The Impact of Protein Intake on Renal Function Decline in Women with Normal Renal Function or Mild Renal Insufficiency", *Annals of Internal Medicine*, 138. no. 6 (2003): 460–67, DOI: 10.7326/0003-4819-138-6-200303180-00009.

[2] M. I. Frisard et al., "Effect of 6-Month Calorie Restriction on Biomarkers of Longevity, Metabolic Adaptation, and Oxidative Stress in Overweight Individuals: A Randomized Controlled Trial."

[3] M. E. Levine et al., "Low Protein Intake Is Associated with a Major Reduction in IGF-1, Cancer, and Overall Mortality in the 65 and Younger but Not Older Population", *Cell Metabolism*, 19, no. 3 (2014): 407–17, DOI: 10.1016/j .cmet.2014.02.006.

[4] J. Guevara-Aguirre et al., "Growth Hormone Receptor Deficiency Is Associated With a Major Reduction in Pro-aging Signaling, Cancer and Diabetes in Humans", *Science Translational Medicine*, 3, no. 70 (2011): 70, DOI: 10.1126 /scitranslmed.3001845.

[5] S. I. A. Apelo and D. W. Lamming, "Rapamycin: An InhibiTOR of Aging Emerges From the Soil of Easter Island", *Journal of Gerontology*, 71, no. 7 (2016): 841-849, DOI: 10.1093/gerona/glw090.

[6] S. M. Solon-Biet et al., "The Ratio of Macronutrients, Not Caloric Intake, Dictates Cardiometabolic Health, Aging, and Longevity in Ad Libitum-Fed Mice", *Cell Metabolism*, 19, no. 3 (2014): 418–30, DOI: 10.1016/j .cmet.2014.02.009.

## 第 4 章

[1] "Ferritin: The Test", American Association for Clinical Chemistry.

[2] E. D. Weinberg, "The Hazards of Iron Loading", *Metallomics*, 2, no. 11 (November, 2010):732–40, DOI: 10.1039/c0mt00023j.

[3] M. D. Beaton and P. C. Adams, "Treatment of Hyperferritinemia", *Annals of Hepatology*, 11, no. 3 (2012): 294–300, PMID: 22481446.

[4] G. Ortíz-Estrada et al., "Iron-Saturated Lactoferrin and Pathogenic Protozoa: Could This Protein Be an Iron Source for Their Parasitic Style of Life", *Future Microbiology*, 7, no. 1 (2012): 149–64, DOI: 10.2217/fmb.11.140.

[5] D. J. Fleming et al., "Dietary Factors Associated with the Risk of High Iron Stores in the Elderly Framingham Heart Study Cohort", *American Journal of Clinical Nutrition*, 76, no. 6 (2002): 1375–84, PMID: 12450906.

[6] T. Iwasaki et al., "Serum Ferritin Is Associated with Visceral Fat Area and Subcutaneous Fat Area", *Diabetes Care*, 28, no. 10 (2005): 2486–91, PMID: 16186284.

[7] S. K. Park et al., "Association between Serum Ferritin Levels and the Incidence of Obesity in Korean Men: A Prospective Cohort Study", *Endocrine Journal*, 61, no. 3 (2014): 215–24, DOI: 10.1507/endocrj.EJ13-0173.

[8] Ibid.

[9] J. M. Fernandez-Real et al., "Serum Ferritin as a Component of the Insulin Resistance Syndrome", *Diabetes Care*, 21, no. 1 (1998): 62–68, DOI: 10.2337 /diacare.21.1.62.

[10] J. Montonen et al., "Body Iron Stores and Risk of Type 2 Diabetes: Results from the European Prospective Investigation into Cancer and Nutrition (EPIC)- Potsdam Study", *Diabetologia*, 55, no. 10 (2012): 2613–21, DOI: 10.1007 /s00125-012-2633-y.

[11] J. M. Fernández-Real, A. López-Bermejo, and W. Ricart, "Iron Stores, Blood Donation, and Insulin Sensitivity and Secretion", *Clinical Chemistry*, 51, no. 7 (June 2005): 1201–5, DOI: 10.1373/clinchem.2004.046847.

[12] B. J. Van Lenten et al., "Lipid-Induced Changes in Intracellular Iron Homeostasis in Vitro and in Vivo", *Journal of Clinical Investigation*, 95, no. 5 (1995): 2104–10, DOI: 10.1172/JCI117898.

[13] N. Stadler, R. A. Lindner, and M. J. Davies, "Direct Detection and Quantification of Transition Metal Ions in Human Atherosclerotic Plaques: Evidence for the Presence of Elevated Levels of Iron and Copper", *Arteriosclerosis, Thrombosis, and Vascular Biology*, 24 (2004): 949–54, DOI: 10.1161/01.ATV.0000124892.90999.cb.

[14] W. B. Kannel et al., "Menopause and Risk of Cardiovascular Disease: The Framingham Study", *Annals of Internal Medicine*, 85 (1976): 447–52, DOI: 10.7326/0003-4819-85-4-447.

[15] M. A. Lovell et al., "Copper, Iron and Zinc in Alzheimer's Disease Senile Plaques",

*Journal of the Neurological Sciences*, 158, no. 1 (June 11, 1998): 47–52, DOI: 10.1016/S0022-510X(98)00092-6.

[16] K. Jellinger et al., "Brain Iron and Ferritin in Parkinson's and Alzheimer's diseases", *Journal of Neural Transmission*, 2 (1990): 327, DOI: 10.1007 /BF02252926.

[17] G. Bartzokis et al., "Brain Ferritin Iron as a Risk Factor for Age at Onset in Neurodegenerative Diseases", *Annals of the New York Academy of Sciences*, 1012, (2004): 224–36, DOI: 10.1196/annals.1306.019.

[18] S. Ayton et al., "Ferritin Levels in the Cerebrospinal Fluid Predict Alzheimer's Disease Outcomes and Are Regulated by APOE", *Nature Communications*, 6 (2015): 6760, DOI: 10.1038/ncomms7760.

[19] W. Z. Zhu et al., "Quantitative MR Phase-Corrected Imaging to Investigate Increased Brain Iron Deposition of Patients with Alzheimer's Disease", *Radiology*, 253 (2009): 497–504, DOI: 10.1148/radiol.2532082324.

[20] A. A. Alkhateeb and J. R. Connor, "The Significance of Ferritin in Cancer: Anti-Oxidation, Inflammation and Tumorigenesis", *Biochimica et Biophysica Acta*, 1836, no. 2 (Dec 2013):245–54, DOI: 10.1016/j.bbcan.2013.07.002.

[21] J. I. Wurzelmann et al., "Iron Intake and the Risk of Colorectal Cancer", *Cancer Epidemiology, Biomarkers and Prevention*, 5, no. 7 (July 1, 1996): 503–7. PMID: 8827353.

[22] Y. Deugnier, "Iron and Liver Cancer", *Alcohol*, 30, no. 2 (2003): 145–50.

[23] L. R. Zacharski et al., "Decreased Cancer Risk after Iron Reduction in Patients with Peripheral Arterial Disease: Results from a Randomized Trial", *JNCI: Journal of National Cancer Institute*, 100, no. 14 (2008): 996–1002, DOI: 10.1093/jnci/djn209.

[24] L. Valenti et al., "Association between Iron Overload and Osteoporosis in Patients with Hereditary Hemochromatosis", *Osteoporosis International*, 20, no. 4 (April, 2009): 549–55, DOI: 10.1007/s00198-008-0701-4.

[25] "Hemochromatosis", National Institute of Diabetes and Digestive and Kidney Disease (2016).

[26] "Welcome", Iron Disorders Institute (2016).

[27] "Serum Iron Test", MedlinePlus Medical Encyclopedia (2016).

[28] "TIBC, UIBC, and Transferrin Test: Iron Binding Capacity; IBC; Serum Iron-Binding Capacity; Siderophilin; Total Iron Binding Capacity; Unsaturated Iron

Binding Capacity", Lab Tests Online (2016).

[29] L. Zacharski, "Ferrotoxic Disease: The Next Great Public Health Challenge", *Clinical Chemistry*, 60, no. 11 (November 2014): 1362–4, DOI: 10.1373 / clinchem.2014.231266.

[30] P. Mangan, *Dumping Iron: How to Ditch This Secret Killer and Reclaim Your Health*, Phalanx Press, 2016, locations 308–12.

[31] Ibid., locations 1353–56.

[32] Ibid., locations 1609–12.

[33] Ibid., locations 416–18.

[34] Ibid., locations 428–31.

[35] Ibid., locations 582–95.

# 第 5 章

[1] C. Manisha Chandalia et al., "Beneficial Effects of High Dietary Fiber Intake in Patients with Type 2 Diabetes Mellitus", *New England Journal of Medicine*, 342 (2000):1392–98, DOI: 10.1056/NEJM200005113421903.

[2] M. Wien et al., "A Randomized 3x3 Crossover Study to Evaluate the Effect of Hass Avocado Intake on Post-ingestive Satiety, Glucose and Insulin Levels, and Subsequent Energy Intake in Overweight Adults", *Nutrition Journal*, 12, (2013): 155, DOI: 10.1186/1475-2891-12-155.

[3] "Potassium", University of Maryland Medical Center.

[4] M. E. Cogswell et al., "Sodium and Potassium Intakes among U.S. Adults: NHANES 2003–2008", *The American Journal of Clinical Nutrition*, 96, no. 3 (2012): 647–57, DOI: 10.3945/ajcn.112.034413.

[5] M. L. Dreher and A. J. Davenport, "Hass Avocado Composition and Potential Health Effects", *Critical Reviews in Food Science and Nutrition*, 53, no. 7 (2013): 738–50, DOI: 10.1080/10408398.2011.556759.

[6] R. E. Kopec et al., "Avocado Consumption Enhances Human Postprandial Provitamin A Absorption and Conversion from a Novel High-β-Carotene Tomato Sauce and from Carrots", *Journal of Nutrition*, 8 (2014), DOI: 10.3945 /jn.113.187674.

[7] N. Z. Unlu et al., "Carotenoid Absorption from Salad and Salsa by Humans Is

Enhanced by the Addition of Avocado or Avocado Oil", *Journal of Nutrition*, 135, no. 3 (2005): 431–36.

[8] E. A. Lee et al., "Targeting Mitochondria with Avocatin B Induces Selective Leukemia Cell Death", *Cancer Research*, 75, no. 12 (June 15 2015): 2478–88, DOI: 10.1158/0008-5472.CAN-14-2676.

[9] M. Notarnicola et al., "Effects of Olive Oil Polyphenols on Fatty Acid Synthase Gene Expression and Activity in Human Colorectal Cancer Cells", *Genes & Nutrition*, 6, no. 1 (2011): 63–69, DOI: 10.1007/s12263-010-0177-7.

[10] A. Ca.uelo et al., "Tyrosol, a Main Phenol Present in Extra Virgin Olive Oil, Increases Lifespan and Stress Resistance in Caenorhabditis Elegans", *Mechanisms of Ageing and Development*, 133, no. 8 (2012): 563–74, DOI: 10.1016/j.mad.2012.07.004.

[11] A. H. Rahmani, A. S. Albutti, and S. M. Aly, "Therapeutics Role of Olive Fruits/ Oil in the Prevention of Diseases via Modulation of Anti-Oxidant, Anti- Tumour and Genetic Activity", *International Journal of Clinical and Experimental Medicine*, 7, no. 4 (2014): 799–808, PMID: 24955148.

[12] J. M. Fernández-Real et al., "A Mediterranean Diet Enriched with Olive Oil Is Associated with Higher Serum Total Osteocalcin Levels in Elderly Men at High Cardiovascular Risk", *The Journal of Clinical Endocrinology and Metabolism*, 97, no. 10 (2012): 3792 98, DOI: 10.1210/jc.2012-2221.

[13] O. García-Martínez et al., "Phenolic Compounds in Extra Virgin Olive Oil Stimulate Human Osteoblastic Cell Proliferation", *PLoS ONE*, 11, no. 3 (2016): e0150045, DOI: 10.1371/journal.pone.0150045.

[14] "Food Fraud Database", U.S. Pharmacopeial Convention.

[15] "Sardines", The George Mateljan Foundation.

[16] K. Warner, W. Timme, B. Lowell, and M. Hirshfield, "Oceana Study Reveals Seafood Fraud Nationwide", February 2013.

[17] N. Greenfield, "The Smart Seafood Buying Guide."

[18] M. Neuhouser et al., "Food and Nutrient Intakes, and Health: Current Status and Trends", Dietary Guidelines Advisory Committee.

[19] B. S. Luh, W. S. Wong, and N. E. El-Shimi, "Effect of Processing on Some Chemical Constituents of Pistachio Nuts", *Journal of Food Quality*, 5 (1982): 33–41, DOI: 10.1111/

j.1745-4557.1982.tb00954.x.

[20] S. M. Solon-Biet et al., "The Ratio of Macronutrients, Not Caloric Intake, Dictates Cardiometabolic Health, Aging, and Longevity in Ad Libitum-Fed Mice", *Cell Metabolism*, 19, no. 3 (418–30), DOI: 10.1016/j.cmet.2014.02.009.

[21] A. Villalvilla et al., "Lipid Transport and Metabolism in Healthy and Osteoarthritic Cartilage", *International Journal of Molecular Sciences*, 14, no. 10 (2013): 20793-20808, DOI: 10.3390/ijms141020793.

## 第 6 章

[1] J. A. Vasquez and J. E. Janosky, "Validity of Bioelectrical-Impedance Analysis in Measuring Changes in Body Mass During Weight Reduction", *American Journal of Clinical Nutrition*, 54, no. 6 (1991): 970–5, PMID 1957829.

## 第 7 章

[1] A. G. Bergqvist et al., "Fasting Versus Gradual Initiation of the Ketogenic Diet: A Prospective, Randomized Clinical Trial of Efficacy", *Epilepsia*, 46, no. 11 (November 2005): 1810–19, DOI: 10.1111/j.1528-1167.2005.00282.x.

## 第 8 章

[1] "A Daily Walk Can Add Seven Years to Your Life", *The Independent*.

## 第 9 章

[1] C. Newell et al., "Ketogenic Diet Modifies the Gut Microbiota in a Murine Model of Autism Spectrum Disorder", *Molecular Autism*, 7, no. 1 (2016): 37, DOI: 10.1186/s13229-016-0099-3.

[2] S. B. Eaton and M. Konner, "Paleolithic Nutrition—A Consideration of Its Nature and Current Implications", *New England Journal of Medicine*, 312 (1985): 283–289, DOI: 10.1056/NEJM198501313120505.

[3] D. Piovesan et al., "The Human 'Magnesome': Detecting Magnesium Binding Sites on Human Proteins", *BMC Bioinformatics*, 13, no. 14 supplement (2012):S10, DOI: 10.1186/1471-2105-13-S14-S10.

[4] "Magnesium: Fact Sheet for Health Professionals", U.S. Department of Health and

Human Services.

# 第 10 章

[1] "Overweight and Obesity Statistics", U.S. Department of Health and Human Services.

[2] S. Gill and S. Panda, "A Smartphone App Reveals Erratic Diurnal Eating Patterns in Humans that Can Be Modulated for Health Benefits", *Cell Metabolism*, 22, no. 5 (November 3, 2015): 789–98, DOI: 10.1016/j .cmet.2015.09.005.

[3] "Autophagy Key to Restoring Function in Old Muscle Stem Cells", Sens Research Foundation.

[4] A. M. Johnstone et al., "Effect of an Acute Fast on Energy Compensation and Feeding Behaviour in Lean Men and Women", *International Journal of Obesity*, 26, no 12 (2002): 1623-8, DOI: 10.1038/sj.ijo.0802151.

[5] Gill and Panda, "A Smartphone App Reveals Erratic Diurnal Eating Patterns in Humans."

[6] V. K. M. Halagappa et al., "Intermittent Fasting and Caloric Restriction Ameliorate Age-Related Behavioral Deficits in the Triple-Transgenic Mouse Model of Alzheimer's Disease", *Neurobiology of Disease*, 26, no. 1 (2007): 212– 20, DOI: 10.1016/j.nbd.2006.12.019.

[7] A. M. Stranahan and M. P. Mattson, "Recruiting Adaptive Cellular Stress Responses for Successful Brain Ageing", *Nature Reviews Neuroscience*, 13, no. [3] (March 2012): 209–16, DOI: 10.1038/nrn3151.

[8] S. Brandhorst et al., "A Periodic Diet That Mimics Fasting Promotes Multi- System Regeneration, Enhanced Cognitive Performance, and Healthspan", *Cell Metabolism*, 22, no. 1 (July 7, 2015): 86–99, DOI: 10.1016/j.cmet.2015.05.012.

[9] K. Varady et al., "Alternate Day Fasting for Weight Loss in Normal Weight and Overweight Subjects: A Randomized Controlled Trial", *Nutrition Journal*, 12 (2013): 146, DOI: 10.1186/1475-2891-12-146.

[10] I. Ahmet et al., "Chronic Alternate Day Fasting Results in Reduced Diastolic Compliance and Diminished Systolic Reserve in Rats", *Journal of Cardiac Failure*, 16, no. 10 (2010):843-853, DOI: 10.1016/j.cardfail.2010.05.007.

[11] C. R. Marinac et al., "Prolonged Nightly Fasting and Breast Cancer Prognosis",

*Journal of the American Medical Association Oncology*, 2, no. 8 (2016):1049–55, DOI: 10.1001/jamaoncol.2016.0164.

[12] R. Pamplona, "Mitochondrial DNA Damage and Animal Longevity: Insights from Comparative Studies", *Journal of Aging Research*, 2011 (2011): DOI: 10.4061/2011/807108.

[13] P. Sonksen and J. Sonksen, "Insulin: Understanding Its Action in Health and Disease", *British Journal of Anaesthesia*, 85, no. 1 (2000): 69–79, DOI: 10.1093 / bja/85.1.69.

[14] M. J. Wargovich and J. E. Cunningham, "Diet, Individual Responsiveness and Cancer Prevention", *The Journal of Nutrition*, 133 (July 2003): 2400S–2403S, PMID 12840215.

[15] M. V. Chakravarthy and F. W. Booth, "Eating, Exercise, and 'Thrifty' Genotypes: Connecting the Dots toward an Evolutionary Understanding of Modern Chronic Diseases", *Journal of Applied Physiology*, 96, no. 1 (2004): 3–10, DOI:10.1152/ japplphysiol.00757.2003.

[16] V. D. Longo and M. P. Mattson, "Fasting: Molecular Mechanisms and Clinical Applications", *Cell Metabolism*, 19, no. 2 (2014):181–92, DOI:10.1016/j. cmet.2013.12.008.

# 第 11 章

[1] G. Chevalier et al., "Earthing: Health Implications of Reconnecting the Human Body to the Earth's Surface Electrons", *Journal of Environmental and Public Health*, 2012, (2012), DOI: 10.1155/2012/291541.

[2] J. L. Oschman, G. Chevalier, and R. Brown, "The Effects of Grounding (Earthing) on Inflammation, the Immune Response, Wound Healing, and Prevention and Treatment of Chronic Inflammatory and Autoimmune Diseases", *Journal of Inflammation Research*, 8 (2015): 83–96, DOI: 10.2147/JIR.S69656.

[3] D. Z. Kochan et al., "Circadian Disruption and Breast Cancer: An Epigenetic Link", *Oncotarget*, 6, no. 19 (2015): 16866–16682. DOI:10.18632 /oncotarget.4343.

[4] M. Dunbar and R. Melton, "The Lowdown on Light: Good vs. Bad, and Its Connection to AMD", *Review of Optometry*.

[5] D. Peretti et al., "RBM3 Mediates Structural Plasticity and Protective Effects of

Cooling in Neurodegeneration", *Nature*, 518, no. 7538 (2015):236–39, DOI: 10.1038/nature14142.

# 附录 A

[1] H. H. Kwon et al., "Clinical and Histological Effect of a Low Glycaemic Load Diet in Treatment of Acne Vulgaris in Korean Patients: A Randomized, Controlled Trial", *Acta Dermato Venereologica*, 92, no. 3 (May 2012): 241–46, DOI: 10.2340/00015555-1346.

[2] L. Knott et al., "Regulation of Osteoarthritis by Omega-3 (n-3) Polyunsaturated Fatty Acids in a Naturally Occurring Model of Disease", *Osteoarthritis Cartilage*, 19, no. 9 (September 2011): 1150–57, DOI: 10.1016/j.joca.2011.06.005.

[3] L. Cordain et al., "Acne Vulgaris: A Disease of Western Civilization", *Archives of Dermatology*, 138, no. 12 (December 2002): 1584–0, DOI: 10.1001 / archderm.138.12.1584.

[4] R. N. Smith et al., "A Low-Glycemic-Load Diet Improves Symptoms in Acne Vulgaris Patients: A Randomized Controlled Trial", *American Journal of Clinical Nutrition*, 86, no. 1 (July 2007): 107–115.

[5] Kwon et al., "Clinical and Histological Effect of a Low Glycaemic Load Diet in Treatment of Acne Vulgaris in Korean Patients."

[6] S. N. Mahmood and W.P. Bowe, "Diet and Acne Update: Carbohydrates Emerge as the Main Culprit", *Journal of Drugs in Dermatology*, 13, no. 4, (April 2014): 428–35.

[7] "2015 Alzheimer's Disease Facts and Figures", Alzheimer's Association.

[8] World Health Organization. "Dementia: a Public Health Priority" (Geneva, SUI: World Health Organization, 2012), PMID: 19712582.

[9] B. D. James et al., "Contribution of Alzheimer Disease to Mortality in the United States", *Neurology*, published online before print March 5, 2014, DOI: 10.1212/WNL.0000000000000240.

[10] V. R. Bitra, D. Rapaka, and A. Akula, "Prediabetes and Alzheimer's Disease", *Indian Journal of Pharmaceutical Sciences*, 77, no. 5 (2015): 511–14.

[11] S. M. de la Monte, "Insulin Resistance and Alzheimer's Disease", *BMB Reports*, 42, no. 8 (2009): 475–81.

[12] R. O. Roberts et al., "Relative Intake of Macronutrients Impacts Risk of Mild Cognitive Impairment or Dementia", *Journal of Alzheimer's Disease*, 32, no. 2 (2012), 329–39. DOI: 10.3233/JAD-2012-120862.

[13] S. T. Henderson et al., "Study of the Ketogenic Agent AC-1202 in Mild to Moderate Alzheimer's Disease: A Randomized, Double-Blind, Placebo- Controlled, Multicenter Trial", *Nutrition & Metabolism*, 6 (2009): 31. DOI: 10.1186/1743-7075-6-31, PMID: 19664276.

[14] J. Yao and R. D. Brinton, "Targeting Mitochondrial Bioenergetics for Alzheimer's Prevention and Treatment", *Current Pharmaceutical Design*, 17, no. 31, (2011): 3474–79, PMID: 21902662.

[15] J. M. Hootman et al., "Updated Projected Prevalence of Self-Reported Doctor-Diagnosed Arthritis and Arthritis-Attributable Activity Limitation Among US Adults, 2015–2040", *Arthritis & Rheumatololgy*, 68, no. 7 (July 2016):1582–87, DOI: 10.1002/art.39692.

[16] Knott et al., "Regulation of Osteoarthritis by Omega-3 (n-3) Polyunsaturated Fatty Acids in a Naturally Occurring Model of Disease."

[17] Y. M. Bastiaansen-Jenniskens et al., "Monounsaturated and Saturated, but Not n-6 Polyunsaturated Fatty Acids Decrease Cartilage Destruction under Inflammatory Conditions: A Preliminary Study", *Cartilage*, 4 no. 4 (2013), 321–28. DOI: 10.1177/1947603513494401.

[18] D. N. Ruskin, M. Kawamura, and S. A. Masino, "Reduced Pain and Inflammation in Juvenile and Adult Rats Fed a Ketogenic Diet", *PLoS ONE*, 4, no. 12 (2009): e8349, DOI:10.1371/journal.pone.0008349.

[19] S. A. Masino and D. N. Ruskin, "Ketogenic Diets and Pain", *Journal of Child Neurology*, 28, no. 8 (2013): 993–1001. DOI: 10.1177/0883073813487595.

[20] "Vital Signs: Preventable Deaths from Heart Disease & Stroke", Centers for Disease Control and Prevention.

[21] B. Hoogwerf et al., "Blood Glucose Concentrations ≤ 125 mg/dl and Coronary Heart Disease Risk", *American Journal of Cardiology*, 89, no. 5, (2002): 596–99, DOI: 10.1016/S0002-9149(01)02302-5.

[22] N. V. Dhurandhar and D. Thomas, "The Link between Dietary Sugar Intake

and Cardiovascular Disease Mortality: An Unresolved Question", *Journal of the American Medical Association*, 313, no. 9 (2015): 959–60. DOI:10.1001 / jama.2014.18267, accessed 12/2/16.

[23] Q. Yang et al., "Added Sugar Intake and Cardiovascular Diseases Mortality Among US Adults", *JAMA Internal Medicine*, 174, no. 4 (2014), 516–24, DOI: 10.1001/ jamainternmed.2013.13563.

[24] L. Schwingshackl et al., "Comparison of Effects of Long-Term Low-Fat vs High- Fat Diets on Blood Lipid Levels in Overweight or Obese Patients: A Systematic Review and Meta-Analysis", *Journal of the Academy of Nutrition and Dietetics*, 113, no. 12 (2013), 1640–61, DOI: 10.1016/j.jand.2013.07.010.

[25] C. L. Gibson, A. N. Murphy, and S. P. Murphy, "Stroke Outcome in the Ketogenic State: A Systematic Review of the Animal Data", *Journal of Neurochemistry*, 123, no. 2 (2012), 52–57, DOI:10.1111/j.1471-4159.2012.07943.x.

[26] "Epilepsy Fast Facts", Centers for Disease Control and Prevention.

[27] J. W. Wheless, "History of the Ketogenic Diet", *Epilepsia*, 49, Suppl. 8 (November 2008): 3–5, DOI: 10.1111/j.1528-1167.2008.01821.x.

[28] K. Martin et al., "Ketogenic Diet and Other Dietary Treatments for Epilepsy", *Cochrane Database of Systematic Reviews*, 2 (2016), DOI: 10.1002/14651858 . CD001903.pub3.

[29] "What Is Fibromyalgia", November 2014.

[30] Mayo Clinic, "Diseases and Conditions: Fibromyalgia".

[31] Paper presented at the Annual Meeting of the American College of Nutrition in Orlando, Florida, October 2001.

[32] M. Meeus et al., "The Role of Mitochondrial Dysfunctions Due to Oxidative and Nitrosative Stress in the Chronic Pain or Chronic Fatigue Syndromes and Fibromyalgia Patients: Peripheral and Central Mechanisms as Therapeutic Targets", *Expert Opinion on Therapeutic Target*, 17, no. 9 (2013): 1081–89, DOI: 10.1517/14728222.2013.818657.

[33] A. Ernst and J. Shelley-Tremblay, "Non-Ketogenic, Low Carbohydrate Diet Predicts Lower Affective Distress, Higher Energy Levels and Decreased Fibromyalgia Symptoms in Middle-Aged Females with Fibromyalgia Syndrome as Compared to

the Western Pattern Diet", *Journal of Musculoskeletal Pain*, 21, no. 4 (2013): 365–70, DOI: 10.3109/10582452.2013.852649.

[34] "GERD", American Gastroenterological Association.

[35] "A Sunny Day in Pharmaland: The 2015 Pharma Report", Medical Marketing & Media.

[36] Singh et al., "Weight Loss Can Lead to Resolution of Gastroesophageal Reflux Disease Symptoms: A Prospective Intervention Trial", *Obesity*, 21, no. 2 (2013), DOI: 10.1002/oby.20279.

[37] G. L. Austin et al., "A Very Low-Carbohydrate Diet Improves Gastroesophageal Reflux and Its Symptoms", *Digestive Diseases and Sciences*, 51, no. 8 (August 2006): 1307–12, DOI: 10.1007/s10620-005-9027-7.

[38] Singh et al., "Weight Loss Can Lead to Resolution of Gastroesophageal Reflux Disease Symptoms."

[39] G. L. Austin et al., "A Very Low-Carbohydrate Diet Improves Symptoms and Quality of Life in Diarrhea-Predominant Irritable Bowel Syndrome", *Clinical Gastroenterology and Hepatology: The Official Clinical Practice Journal of the American Gastroenterological Association*, 7, no. 6 (2009): 706–08.e1. DOI: 10.1016/j.cgh.2009.02.023.

[40] Z. Zheng et al., "Staple Foods Consumption and Irritable Bowel Syndrome in Japanese Adults: A Cross-Sectional Study", *PLoS ONE*, 10, no. 3 (2015): e0119097, DOI:10.1371/journal.pone.0119097.

[41] "Migraine Statistics," Migraine.

[42] PubMed.

[43] K. Alpay et al., "Diet Restriction in Migraine, Based on IgG Against Foods: A Clinical Double-blind, Randomised, Cross-over Trial", *Cephalalgia*, 30, no. 7 (2010): 829–37, DOI:10.1177/0333102410361404.

[44] C. Di Lorenzo et al., "Migraine Improvement During Short Lasting Ketogenesis: A Proof-of-Concept Study", *European Journal of Neurology*, 22, no. 1 (2015):170–7, DOI: 10.1111/ene.12550.

[45] C. Di Lorenzo et al., "Diet Transiently Improves Migraine in Two Twin Sisters: Possible Role of Ketogenesis", *Functional Neurology*, 28, no. 4 (2013): 305–308.

[46] K. L. Munger et al., "Vitamin D Intake and Incidence of Multiple Sclerosis", *Neurology*, 62, no. 1, (2004): 60–65, PMID:14718698.

[47] D. Y. Kim et al., "Inflammation-Mediated Memory Dysfunction and Effects of a Ketogenic Diet in a Murine Model of Multiple Sclerosis", *PLoS ONE*, 7, no. 5 (2012): e35476, DOI: 10.1371/journal.pone.0035476.

[48] M. Storoni and G. T. Plant, "The Therapeutic Potential of the Ketogenic Diet in Treating Progressive Multiple Sclerosis", *Multiple Sclerosis International*, 2015 (2015): 681289, DOI: 10.1155/2015/681289.

[49] Ibid.

[50] "Non-Alcoholic Fatty Liver Disease", American Liver Foundation.

[51] S. S. Sundaram, "Pediatric Non-Alcoholic Fatty Liver Disease", American Liver Foundation.

[52] J. Ma et al., "Sugar-sweetened Beverage, Diet Soda, and Fatty Liver Disease in the Framingham Heart Study Cohorts", *Journal of Hepatology*, 63, no. 2 (2015): 462–69, DOI: 10.1016/j.jhep.2015.03.032.

[53] J. D. Browning et al., "Short-term Weight Loss and Hepatic Triglyceride Reduction: Evidence of a Metabolic Advantage with Dietary Carbohydrate Restriction", *The American Journal of Clinical Nutrition*, 93, no. 5 (2011): 1048–52. DOI: 10.3945/ ajcn.110.007674.

[54] J. Pérez-Guisado and A. Mu.oz-Serrano, "The Effect of the Spanish Ketogenic Mediterranean Diet on Nonalcoholic Fatty Liver Disease: A Pilot Study", *Journal of Medicinal Food*, 14, no. 7–8 (July–August 2011): 677-80, DOI: 10.1089 / jmf.2011.0075.

[55] D. Tendler et al., "The Effect of a Low-Carbohydrate, Ketogenic Diet on Nonalcoholic Fatty Liver Disease: A Pilot Study", *Digestive Diseases and Sciences*, 52, no. 2 (February, 2007): 589–93, DOI: 10.1007/s10620-006-9433-5.

[56] P. Kennedy, "The Fat Drug", *The New York Times*, March 8, 2014.

[57] H.-Y. Kim et al., "Phosphatidylserine-dependent Neuroprotective Signaling Promoted by Docosahexaenoic Acid", *Prostaglandins, Leukotrienes, and Essential Fatty Acids*, 82, no. 4–6 (2010): 165–72, DOI:10.1016/j.plefa.2010.02.025.

[58] H.-Y. Kim et al., "*N*-Docosahexaenoylethanolamide Promotes Development of

Hippocampal Neurons", *The Biochemical Journal*, 435, no. 2 (2011): 327–36, DOI: 10.1042/BJ20102118.

[59] R. Palacios-Pelaez, W. J. Lukiw, and N. G. Bazan, "Omega-3 Essential Fatty Acids Modulate Initiation and Progression of Neurodegenerative Disease", *Molecular Neurobiology*, 41, no. 2–3 (June 2010): 367-74, DOI: 10.1007/s12035 -010-8139-z.

[60] Interview with J. J. Virgin.

[61] S. Smith, "Fish Oil Helped Save Our Son", CNN.

[62] M. L. Prins and J. H. Matsumoto, "The Collective Therapeutic Potential of Cerebral Ketone Metabolism in Traumatic Brain Injury", *Journal of Lipid Research*, 55, no. 12 (2014):2450–57, DOI: 10.1194/jlr.R046706.

[63] H. Algattas and J. H. Huang, "Traumatic Brain Injury Pathophysiology and Treatments: Early, Intermediate, and Late Phases Post-Injury", *International Journal of Molecular Sciences*, 15, no. 1 (2014): 309–41, DOI: 10.3390 /ijms15010309.

[64] Ibid.

[65] M. L. Prins, L. S. Fujima, and D. A. Hovda, "Age-dependent Reduction of Cortical Contusion Volume by Ketones After Traumatic Brain Injury", *Journal of Neuroscience Research*, 82, no. 3 (November 1, 2005): 413–20, DOI: 10.1002 /jnr.20633.

[66] Z. G. Hu et al., "The Protective Effect of the Ketogenic Diet on Traumatic Brain Injury-Induced Cell Death in Juvenile Rats", *Brain Injury*, 23, no. 5 (2009): 459–65, DOI: 10.1080/02699050902788469.

[67] "National Diabetes Statistics Report, 2014", National Center for Chronic Disease Prevention and Health Promotion.

[68] "Diabetes Facts and Figures", International Diabetes Foundation.

[69] D. Dabelea et al., "Prevalence of Type 1 and Type 2 Diabetes Among Children and Adolescents From 2001 to 2009", *Journal of the American Medical Association*, 311, no. 17 (2014): 1778–86, DOI: 10.1001/jama.2014.3201.

[70] S. Vijan et al., "Effect of Patients' Risks and Preferences on Health Gains with Glucose Lowering in Type 2 Diabetes", *JAMA Internal Medicine*, 174, no. 8 (2014): 1227–34, DOI: 10.1001/jamainternmed.2014.2894.

[71] M. M. Poplawski et al., "Reversal of Diabetic Nephropathy by a Ketogenic Diet", *PLoS ONE*, 6, no. 4 (2011): e18604, DOI: 10.1371/journal.pone.0018604.

[72] R. D. Feinman et al., "Dietary Carbohydrate Restriction as the First Approach in Diabetes Management: Critical Review and Evidence Base", *Nutrition*, 31, no. [1] (2015): 1–13, DOI: 10.1016/j.nut.2014.06.01.1.

[73] "Making Healthy Food Choices: Grains and Starchy Vegetables", American Diabetes Association.

# 附录 B

[1] M. S. Touillaud et al., "Dietary Lignan Intake and Postmenopausal Breast Cancer Risk by Estrogen and Progesterone Receptor Status", *Journal of the National Cancer Institute*, 2007, 99(6):475–86, DOI: 10.1093/jnci/djk096.

[2] A. Ahmad et al., "A Review on Therapeutic Potential of *Nigella Sativa*: A Miracle Herb", *Asian Pacific Journal of Tropical Biomedicine*, 2013, 3(5):337-352, DOI: 1016/S2221-1691(13)60075-1.

[3] S. Hasani-Ranjbar, Z. Jouyandeh, and M. A. Abdollahi, "A Systematic Review of Anti-Obesity Medicinal Plants—An Update", *Journal of Diabetes and Metabolic Disorders*, 2013, 12:28, DOI: 10.1186/2251-6581-12-28.

[4] M. Yadav et al., "Medicinal and biological Potential of Pumpkin: An Updated Review", *Nutrition Research Reviews*, 2010, 23(2), 184–90, DOI: 10.1017 /S0954422410000107.

[5] W. A. Morgan and B. J. Clayshulte, "Pecans Lower Low Density Lipoprotein Cholesterol in People with Normal Lipid Levels", *Journal of the American Dietetic Association*, March 2000, 100(3):312–18, DOI: 10.1016/S0002-8223(00)00097-3.

[6] Oakridge Associated Universities, "Brazil Nuts."

# 致　谢

我撰写本书的目的是为了促使慢性疾病（例如癌症、心脏病、神经退行性疾病、糖尿病以及肥胖症）的治疗现状发生根本性的变革。

在对这些疾病进行治疗的过程中，我不愿意完全依赖那些只能缓解症状的昂贵药物，而是希望为患者和临床医生提供一种具有实用价值的工具，用来解决线粒体功能障碍问题，而线粒体功能障碍是很多疾病的根本原因。

我衷心希望本书能够通过优化新陈代谢，帮助线粒体恢复正常功能，从而使患者无需再忍受那些不必要的痛苦和折磨。

尽管本书并不是一篇科学论文，但是我坚信书中呈现给大家的所有信息都可以通过同行评议来验证它们的准确性，为此我在将书稿提交给出版社之前，专门邀请了 30 多位本领域内最顶尖的专家对本书进行审查，非常感谢他们在百忙之中完成了这项工作。

随后我将对其中的部分专业人员进行简单介绍。在审查本书的过程中，他们为我提供了很多有价值的建议，我已经把这些建议都整合到了本书之中。

鉴于这些专业人员为本书做出了如此重大的贡献，我再一次衷心地感谢他们无与伦比的洞察力和无私的帮助。

## 罗恩·罗斯代尔，医学博士

罗斯代尔博士是罗斯代尔中心的创始人，代谢医学科罗拉多中心（位于科罗拉多州博尔德市）的联合创始人，代谢医学卡罗来纳中心（位于北卡罗来纳州阿什维尔市）的创始人。通过这些中心，罗斯代尔博士已经帮助数以千计的患者重获健康，而这些患者都曾经被认定罹患不治之症。他还创建了罗斯代尔饮食，在人类历史上首次设计了一种模拟禁食的饮食结构。另外，罗斯代尔博士还开发了多种针对糖尿病、心血管疾病、关节炎、骨质疏松症以及其他一些老龄化相关疾病的治疗方法，这些方法经过验证均有疗效。罗斯代尔博士的终身奋斗目标之一就是根除 2 型糖尿病。

1995 年，罗斯代尔博士帮助我第一次认识到胰岛素的重要意义。20 年以后，罗斯代尔博士使我明白蛋白质会影响 mTOR 信号通路，因此，我们非常有必要限制蛋白质的摄入。

## 詹森·冯，医学博士

詹森·冯博士是加拿大多伦多市的一位肾脏病学家。他在多伦多大学完成了自己的医学院学习以及内科医师培训，此后获得洛杉矶市加利福尼亚大学雪松—西奈医院（位于洛杉矶）的肾脏病学奖学金，2001 年进入士嘉堡综合医院继续执业。詹森·冯博士与他人一起编著的《禁食指南大全》向我们介绍了如何在临床工作中应用禁食方法，这是一部非常出色的书籍。在机体启动利用脂肪作为主要能量来源的代谢转变过程中，禁食是意义最深远的干预措施之一。

## 罗伯特·卢斯蒂格，医学博士，医学顾问

卢斯蒂格博士是加利福尼亚大学内分泌分部（位于旧金山）的儿科教授，他还是加利福尼亚大学青少年和儿童健康体重评估项目的前主任。2009 年，卢斯蒂格博士曾经做过一次演讲，题目是"糖：残酷的事实"，观看该视频的人数达到了 700 万。他在演讲中提到"过量果糖是一种代谢毒素"，这个问题引起了公众的极大关注。卢斯蒂格博士还是《希望渺茫》一书的作者，《60 分钟时事杂志》也曾经介绍过他对于糖类所进行的研究。

## 戴维·普尔穆特，医学博士

普尔穆特博士是一位获得认证的神经学家，毕业于迈阿密大学医学院，曾经荣获莱纳斯·鲍林奖。普尔穆特博士所撰写的书籍中曾经有 4 部登上《纽约时报》畅销书排行榜，其中包括（《谷物大脑：令人惊讶的真相——谷物、碳水化合物和糖分竟然是人类大脑的隐匿杀手》（销售量超过了 100 万册）和《强化大脑：谷物大脑食谱》。他最近出版的一部书籍是《谷物大脑以及谷物大脑终身计划》。

## 马尔科姆·肯德里克，医学博士

肯德里克博士和我一样，是一名家庭医生，现在住在英国的麦克尔斯菲尔德。肯德里克博士曾经出版了两本非常优秀的书籍《有关胆固醇的巨大骗局》和《经过

篡改的数据：如何从废话中挑选出医疗建议》，他还创建了自己的博客，就一系列健康问题进行了探讨，主要的关注焦点集中在心血管疾病上。

## 托马斯·塞弗里德，博士

塞弗里德博士是波士顿学院生物学教授，他率先提出了"癌症是一种代谢性疾病"的理论。为此，他曾经专门撰写了一部经典书籍《癌症是一种代谢性疾病》，他在书中运用自己的专业知识对该领域内的某些复杂问题进行了深入解析。非常荣幸有机会阅读这部书。

## 珍妮·A. 德里斯科，医学博士

德里斯科博士在堪萨斯大学医学中心获得了医学博士学位，现在她是堪萨斯大学医学中心矫正医学赖尔登特聘教授。她从 1988 年开始担任堪萨斯大学整合医学系主任。

## 威廉·拉瓦莱，医学博士

拉瓦莱博士毕业于贝勒医学院，该学院位于得克萨斯州的休斯敦市。从1988年开始，拉瓦莱博士先后取得了得克萨斯州奥斯汀市以及加拿大新斯科舍省的行医执照。拉瓦莱博士调整了某些抗肿瘤药物的用途，把它们和那些有证据支持的分子靶向抗肿瘤天然产品整合在一起，形成了先进的分子综合肿瘤学治疗方案，作为传统癌症治疗的补充（不是彻底取代）。在过去的 10 年时间里，拉瓦莱博士开发了一个先进的大规模关系数据库，内容涵盖了整个癌症的分子生物学领域。拉瓦莱博士把那项揭示胰岛素真正作用机制的研究发给了我，我们在此基础上开发出了大餐—饥饿循环模式。有关大餐—饥饿循环模式的相关问题，我已经在第 10 章中进行了介绍。

## 斯蒂芬尼·塞内夫，博士

塞内夫博士是麻省理工学院科学与人工智能实验室的高级研究员，她非常聪颖，是一位具有创造性思维的思想者。在她的诸多工作之中，有很大一部分都涉及草甘膦，她为我们展示出这种除草剂中的活性成分会对人类造成伤害。

## 米利亚姆·卡拉米安，教育学硕士，理学硕士，认证营养学家

在利用营养性酮症治疗癌症的领域，米利亚姆是世界上最顶尖的营养学家之一。

托马斯·塞弗里德博士和多米尼克·达戈斯蒂诺博士先后介绍了数百名患者向米利亚姆咨询，生酮领域的其他一些杰出人士也是如此，其中包括提倡低碳饮食的博主吉米·摩尔。她还专门开设了一门课程，用来为那些在营养性酮症领域工作的卫生技术人员进行认证。在我撰写本书的绝大部分时间里，为了保证准确性，我和米利亚姆进行了密切的合作。在编辑过程中，她同样发挥了无法估量的作用。

### 丹·庞帕，脊椎按摩医生

庞帕医生毕业于位于亚特兰大市郊的拉弗大学。他是一名优秀的自行车运动员，但是逐渐出现了慢性疲劳综合征，自身的疾病促使他成为了细胞排毒领域的专家。庞帕医生并没有直接治疗相关患者，但是他向数百名专业人员传授了如何将细胞排毒和营养性酮症整合在一起。对于如何利用营养性酮症，他拥有丰富的经验。2016年9月，庞帕医生和我共同出席了在奥兰多市举办的讨论会。在此期间，我们俩曾一起散步，讨论大餐—饥饿循环模式。当天我们走了很远，最终确定了循环模式的具体构成（我在本书的相应章节中已经介绍过）。可以说大餐—饥饿循环模式的具体构成，在很大程度上都是基于庞帕医生丰富的经验，而大餐—饥饿循环模式也正是代谢治疗能够长期坚持下去的关键。

### 帕特丽夏·戴利，爱尔兰营养治疗师协会会员，英国营养和生活方式医学协会会员

帕特丽夏是一名经验丰富的营养学治疗师，也是一名癌症幸存者，她专门为癌症患者提供支持，特别是在生酮饮食方面。帕特丽夏已经在爱尔兰和其他国家治疗过数百名癌症患者，还经常在爱尔兰营养与健康研究所进行演讲。无论是在研讨会上还是在癌症中心，她都是一位受人尊敬的演讲者。和米利亚姆一样，帕特丽夏在实际应用营养性酮症方面具有丰富的经验，她和多米尼·肯普共同撰写了《生酮厨房》。这是一部非常优秀的书籍，为实施营养性酮症治疗提供了很多具有应用价值的建议。

### 安德鲁·索尔，博士

索尔博士在自然健康教育方面有40多年的经验。他是畅销书《为自己治病》和《让自己的医生下岗》的作者，还和他人共同撰写了十余部其他书籍。索尔博

士的网站上有自然健康方面的大量信息，并且都已经通过了同行评议。索尔博士是《正分子医学杂志》的编委，还是同行评议正分子医学通讯社的主编，2013 年入选正分子医学名人堂。

## 迈克尔·施特罗卡，法学博士，工商管理硕士，理学硕士，认证营养学家，注册营养学家

迈克尔是一名律师，在我所列举出来的健康专业人员之中，只有他曾经是我治疗过的患者。在我帮助他从一种慢性消耗性疾病中恢复过来之后，迈克尔就改变了自己的职业，现在他是营养专家认证委员会的执行主任。这个组织为那些在临床工作中使用营养性酮症方案的专业人员提供认证框架。

## 史蒂夫·霍尔蒂万格，医学博士，获得认证的临床营养学家

霍尔蒂万格博士是一名内科医生，同时还是一名已获得认证的临床营养学家，执业时间超过了 25 年。众所周知，他曾经致力于电疗研究，现在是生命波公司（Life Wave）的健康与科学主任。他还广泛研究了光疗、磁场治疗以及营养治疗对生物组织细胞再生的影响。

## 威廉·威尔森，医学博士

威尔森博士毕业于明尼苏达大学医学院，现在是一名家庭医生。他特别关注食物和大脑功能之间的联系，利用模型复制了一种疾病——碳水化合物相关可逆性大脑综合征（简称 CARB 综合征）。他还积极参与我的网站互动，对如何获取低碳水化合物饮食的好处充满热情。为此，在对手稿进行审查的时候，我专门邀请他来做这项工作。

## 凯特·汉利

凯特是一名非常老练的健康记者和书籍协作者，本书的编辑工作也主要由她负责。凯特才华横溢，能够用容易理解的语言来描述复杂的医学问题，我非常荣幸能够和她一起工作。

## 芭芭拉·洛·费舍

芭芭拉是我非常珍视的一位朋友，她是疫苗安全以及知情同意伦理原则的捍卫

者。目前，她担任美国国家疫苗信息中心主席一职，这是一个非营利性慈善机构。1982 年美国出现了百白破疫苗导致儿童损伤的事件，此后芭芭拉和他人共同创建了这个组织。此外，芭芭拉还是我所认识的最好的编辑之一，她为我提供了很多建议，帮助我改进表达方法，从而使那些复杂的问题更容易被读者理解。

### 查理·布朗，法学博士

查理是另外一位我非常珍视的朋友，他曾经担任西弗吉尼亚州的司法部长，目前正在不知疲倦地宣扬无汞牙科。作为全世界无汞牙科联盟的主席，查理正在参与水俣公约（Minamata Convention on Mercury）的执行工作，着手处理汞合金。和芭芭拉一样，查理具有良好的沟通能力，他也为我提供了很大的帮助，使本书更加易读。

### 特拉维斯·克里斯托弗森

特拉维斯是一位有天赋的作家，在我决定撰写本书的过程中，他所撰写的书籍《被真相颠覆》发挥了很重要的促进作用。这部书籍中的绝大部分内容我都非常熟悉，但是在阅读之前，它们并没有在我的头脑里凝聚起来形成一个完整的故事。对于任何一位罹患癌症的患者，如果打算实施代谢治疗，《被真相颠覆》都是一部非常值得阅读的书籍，其中特拉维斯提供了相关的背景信息。

### 亚伦·戴维森

亚伦是开发 Cronometer 软件的程序员。我认为，如果打算执行本书中所介绍的 MMT，这个软件是必不可少的工具之一。另外，这款免费软件还有助于收集数据，从而能够帮助我和其他的研究人员进一步改善 MMT。